Dermatologie durch Histopathologie verstehen

Katarina Sima

Dermatologie durch Histopathologie verstehen

Lehrbuch für die Vorbereitung auf die Facharztprüfung

Springer

Katarina Sima
Harsum, Deutschland

ISBN 978-3-662-73078-2 ISBN 978-3-662-73079-9 (eBook)
https://doi.org/10.1007/978-3-662-73079-9

Die Deutsche Nationalbibliothek verzeichnet diese Publikation in der Deutschen Nationalbibliografie; detaillierte bibliografische Daten sind im Internet über https://portal.dnb.de abrufbar.

Planung/Lektorat: Diana Kraplow
Springer ist ein Imprint der eingetragenen Gesellschaft Springer-Verlag GmbH, DE und ist ein Teil von Springer Nature.
Die Anschrift der Gesellschaft ist: Heidelberger Platz 3, 14197 Berlin, Germany

Interessenkonflikt Die Autorin hat keine relevanten Interessenskonflikte im Zusammenhang mit dieser Publikation.

Inhaltsverzeichnis

Histologischer Aufbau der Haut

Inhaltsverzeichnis

K. Sima, *Dermatologie durch Histopathologie verstehen*, https://doi.org/10.1007/978-3-662-73079-9_1

Die Haut ist das größte Organ des menschlichen Körpers und besteht aus mehreren Schichten, die jeweils spezifische Funktionen haben. Der histologische Aufbau der Haut lässt sich in drei Hauptschichten unterteilen: die Epidermis, die Dermis sowie die Subkutis.

1.1 Epidermis

Die Epidermis ist die oberste Schicht der Haut, die aus mehrschichtigem verhorntem Plattenepithel besteht. Sie enthält verschiedene Zelltypen, darunter Keratinozyten, Melanozyten, Langerhans- und Merkel-Zellen. Alle Zellen gehen verschiedenen Aufgaben und Funktionen nach:

- **Keratinozyten:** Hauptzellen der Epidermis, die Keratin produzieren und für die Barrierefunktion verantwortlich sind.
- **Melanozyten:** Zellen, die das Pigment Melanin produzieren und somit zur Hautfarbe beitragen und einen gewissen Schutz vor ultravioletter (UV-)Strahlung bieten.
- **Langerhans-Zellen:** Immunzellen, die eine Rolle im Immunsystem der Haut spielen.
- **Merkel-Zellen:** Mechanorezeptoren, die an der Wahrnehmung von Druck beteiligt sind.

Histologisch und funktionell lassen sich in der Epidermis fünf Schichten unterscheiden: Stratum basale, Stratum spinosum, Stratum granulosum, Stratum lucidum und Stratum corneum (Tab. 1.1).

Tab 1.1 Schichten der Epidermis

Schicht	Zelltyp(en)	Hauptmerkmale	Funktionen
Stratum corneum	Verhornte Keratinozyten	Äußere Schicht aus toten, verhornten Zellen, Dicke variiert je nach Körperregion	Schutz vor Umwelteinflüssen und Wasserverlust
Stratum lucidum	Keratinozyten	Dünne, klare Schicht (nur in dicker Haut vorhanden) mit flachen und keratinisierten Zellen	Zusätzlicher Schutz in stark beanspruchten Bereichen (z. B. Handflächen, Fußsohlen)
Stratum granulosum	Keratinozyten	Zellen beginnen zu degenerieren und verlieren ihre Organellen.	Bildung von Keratin und Lipiden für die Barrierefunktion
Stratum spinosum	Keratinozyten, Langerhans-Zellen	Zellen haben stachelige Ausläufer (Desmosomen als interzelluläre Verbindungen).	Stärkung der Epidermis und Immunabwehr
Stratum basale	Keratinozyten, Melanozyten, Merkel-Zellen	Einzelne Schicht von sich teilenden Zellen	Zellproliferation und Anheftung an die Dermis

1.2 Dermis

Die Dermis liegt unter der Epidermis und besteht aus Bindegewebe, das elastische und kollagene Fasern enthält. Sie ist in zwei Hauptschichten unterteilt: das Stratum papillare und das Stratum reticulare.

- **Stratum papillare:** oberste Schicht der Dermis mit lockerem Bindegewebe, das Papillen bildet und viele Blutgefäße sowie Nervenenden enthält.
- **Stratum reticulare:** tiefere Schicht der Dermis mit dichterem Bindegewebe, das den Großteil der Dermis ausmacht und auch Haarfollikel, Talg- und Schweißdrüsen enthält.

1.3 Subkutis

Diese Schicht liegt unterhalb der Dermis und besteht hauptsächlich aus lockerem Binde- und Fettgewebe. Sie dient als Polsterung für den Körper, speichert Energie und verbindet die Haut mit den darunterliegenden Strukturen wie Muskeln und Knochen.

Pathologien der Epidermis

Inhaltsverzeichnis

K. Sima, *Dermatologie durch Histopathologie verstehen*, https://doi.org/10.1007/978-3-662-73079-9_2

Die Epidermis ist die äußere Schicht der Haut und besteht aus mehreren unterscheidbaren Schichten, die zusammen eine effektive Barriere gegenüber Umwelteinflüssen bilden. Sie enthält verschiedene Zelltypen, darunter Keratinozyten, Melanozyten und Langerhans-Zellen, die alle eine wichtige Rolle beim Schutz der Haut spielen. Veränderungen in der Struktur und Funktion dieser Zellen können durch verschiedene dermatologische Erkrankungen ausgelöst werden und sind unter dem Mikroskop sichtbar.

Die histologische Untersuchung der Epidermis ermöglicht es, diese Veränderungen zu identifizieren und die zugrunde liegende Erkrankung zu diagnostizieren. Jede Schicht der Epidermis kann von spezifischen pathologischen Prozessen betroffen sein, die zu unterschiedlichen Veränderungen des Zellaufbaus und -verhaltens führen. Diese Veränderungen beinhalten unter anderem eine Überproduktion von Hornzellen (Hyperkeratose), eine veränderte Struktur des Stratum granulosum (Hypergranulose oder Hypogranulose) oder eine Störung der Zellverbindungen (Akantholyse).

In ◘ Tab. 2.1 werden die häufigsten histologischen Veränderungen der Epidermis dargestellt, die von der obersten Schicht (Stratum corneum) bis hin zur untersten Schicht (Stratum basale) reichen.

In den nachfolgenden Kapiteln werden die histologischen Veränderungen der Epidermis eingehend beschrieben. Dabei wird ein besonderer Fokus auf die häufigsten und diagnostisch relevantesten Veränderungen gelegt, die in der mikroskopischen Analyse der Hautproben erkennbar sind. Jede dieser Veränderungen ist mit spezifischen pathophysiologischen Prozessen verbunden und kann als Marker für unterschiedliche dermatologische Erkrankungen dienen.

Ziel der folgenden Ausführungen ist es, die histologischen Merkmale dieser Epidermisveränderungen detailliert darzustellen und sie in Bezug auf ihre klinische Relevanz zu analysieren. Im weiteren Verlauf werden die typischen Erkrankungen, die mit diesen histologischen Mustern assoziiert sind, sowohl in histologischer als auch in klinischer Hinsicht miteinander verglichen. Dies ermöglicht eine differenzierte Betrachtung der Gemeinsamkeiten und Unterschiede zwischen den Erkrankungen und verdeutlicht, wie histologische Befunde zur präzisen Diagnosestellung beitragen.

◘ **Tab 2.1** Häufige histologische Pathologien der Epidermis

Epidermale Schicht	Veränderung	Beschreibung	Typische Erkrankungen
Stratum corneum	Hyperkeratose	Verdickung des Stratum corneum, meist ohne Veränderungen in den tieferen Schichten	Psoriasis, Ichthyosen, Lichen planus, Lichen simplex chronicus, chronische Ekzeme, Morbus Darier, Morbus Hailey-Hailey, Pityriasis rubra pilaris
	Parakeratose	Zellkerne bleiben in den Hornzellen erhalten.	Psoriasis, Ichthyosen, Lichen planus, Lichen simplex chronicus, chronische Ekzeme, Morbus Darier, Morbus Hailey-Hailey, Pityriasis rubra pilaris, Erythema anulare centrifugum, Pityriasis rosea

Tab 2.1 (Fortsetzung)

Epidermale Schicht	Veränderung	Beschreibung	Typische Erkrankungen
Stratum granulosum	Hypogranulose	Reduziertes oder fehlendes Stratum granulosum	Psoriasis, Ichthyosen, Morbus Darier, Keratosis pilaris
	Hypergranulose	Verdickung des Stratum granulosum mit vermehrter Zellzahl und stärkeren Keratohyalingranula	Psoriasis, Ichthyosen, Lichen planus, Pityriasis rubra pilaris, Erythema exsudativum multiforme, Virusexantheme
Stratum spinosum	Akanthose	Verdickung des Stratum spinosum durch vermehrte Zellproliferation	Psoriasis, Ichthyosen, Lichen planus, Lichen simplex chronicus, chronische Ekzeme, Morbus Darier, Morbus Hailey-Hailey, Pityriasis rubra pilaris, Acanthosis nigricans, Pemphigus vulgaris
	Spongiose	Ödem in den Zellen des Stratum spinosum, Zellen lösen sich voneinander	Ekzeme, entzündliche Erkrankungen, Infektionen, Autoimmunerkrankungen
	Akantholyse	Verlust der Verbindungen zwischen den Keratinozyten im Stratum spinosum, Zellen fallen auseinander	Pemphigus vulgaris, Pemphigus foliaceus, paraneoplastischer Pemphigus, Morbus Grover, Skabies, Morbus Darier, Morbus Hailey-Hailey
	Vakuolisierung	Zellen im Stratum spinosum zeigen Vakuolenbildung.	Lichen planus, Lupus erythematodes, GvHD, Virusinfektionen, bullöses Pemphigoid, paraneoplastscher Pemphigus, SJS/TEN, lichenifizierte Ekzeme, fixes Arzneimittelexanthem, Dermatomyositis, Pityriasis lichenoides, paravirale Exantheme
Stratum basale	Apoptose	Abnormer programmierter Zelltod, der zu Fragmentierung und Schrumpfung von Basalzellen führt	Lichen planus, Lupus erythematodes, Dermatitis solaris, SJS/TEN, fixes Arzneimittelexanthem, Dermatomyositis, Pityriasis lichenoides, paravirale Exantheme
	Dyskeratose	Abnorme Keratinisierung in den Basalzellen, unreife Zellen	Morbus Darier, Morbus Hailey-Hailey, Morbus Grover
	Hyperplasie	Vermehrte Zellproliferation der Basalzellen mit Verdickung der Epidermis	Psoriasis, Lichen simplex chronicus, chronische Ekzeme, Pityriasis rubrapilaris, chronisch lichenoide Reaktionen
	Pigmentinkontinenz	Austritt von Melanin aus den beschädigten Basalzellen in die Dermis infolge einer Schädigung der dermoepidermalen Junktionszone	Bei lang anhaltenden entzündlichen Reaktionen

GvHD Graft-versus-Host-Disease, *SJS* Stevens-Johnson-Syndrom, *TEN* toxisch epidermale Nekrolyse

2

2.1 Stratum corneum

Das Stratum corneum ist die äußerste Schicht der Epidermis und besteht aus mehreren Lagen von flachen, toten Hautzellen, den Keratinozyten. Diese Zellen sind mit Keratin, einem stabilen Strukturprotein, gefüllt und wirken als Barriere gegen Umwelteinflüsse wie ultravioletter (UV-) Strahlung, Mikroben und Wasserverlust.

Die Zellen im Stratum corneum sind vollständig verhornt und miteinander durch lipidhaltige Substanzen verbunden, die die Haut wasserabweisend machen. Diese Schicht spielt eine zentrale Rolle beim Schutz der Haut und sorgt dafür, dass die darunterliegenden, lebenden Hautzellen vor äußeren Schäden geschützt werden. Das Stratum corneum wird kontinuierlich durch den natürlichen Hauterneuerungsprozess erneuert, wobei abgestorbene Zellen nach außen abgestoßen werden.

2.1.1 Hyperkeratose

Hyperkeratose ist eine übermäßige Verdickung des Stratum corneum der Haut aufgrund einer verstärkten Produktion von Keratinozyten oder einer verzögerten Abschilferung abgestorbener Hautzellen. Sie kann als Schutzreaktion auf chronische Reizungen, Druck oder Entzündungen auftreten.

Merkmale der Hyperkeratose

- **Veränderung des Hautbildes:** Die betroffene Haut ist sicht- und tastbar verhärtet. Außerdem erscheint die Haut rau, spröder und kann rissig werden.
- **Histologische Untersuchung:** Unter dem Mikroskop zeigt sich eine charakteristische Verdickung des Stratum corneum. Bei manchen Erkrankungen kann auch zeitgleich eine Parakeratose (noch vorhandene Zellkerne im Stratum corneum) vorliegen.

Die Hyperkeratose kann durch verschiedene Faktoren verursacht werden, die entweder physiologischer oder pathologischer Natur sind. Eine der häufigsten Ursachen ist mechanische Belastung, wie anhaltender Druck oder Reibung auf der Haut, beispielsweise durch schlecht sitzendes Schuhwerk oder intensive manuelle Arbeit. In solchen Fällen bildet die Haut ein verstärktes Stratum corneum als Schutzreaktion. Auch wiederholte Belastungen, etwa bei Sportlern oder Menschen mit körperlich anstrengender Arbeit, können zur Entwicklung von Schwielen oder Hühneraugen führen.

Neben mechanischen Faktoren spielen auch chemische und physikalische Reize eine Rolle. Eine langfristige Exposition gegenüber UV-Strahlen kann beispielsweise aktinische Keratosen hervorrufen, eine Verhornungsstörung mit potenziell präkanzerösem Charakter. Ebenso können aggressive Chemikalien oder reizende Substanzen, etwa in bestimmten Berufsfeldern oder durch häufigen Kontakt mit Reinigungsmitteln, eine Hyperkeratose begünstigen.

Darüber hinaus gibt es eine Reihe von Erkrankungen und genetischen Faktoren, die mit einer verstärkten Verhornung der Haut einhergehen. Dazu gehört unter anderem die Psoriasis vulgaris, bei der es durch eine beschleunigte Zellneubildung zu einer übermäßigen Schuppung und Verhornung kommt. Häufige Hautkrankheiten mit ausgeprägter Hyperkeratose sind Ichthyosen, die sich oft durch trockene, schuppige Haut bemerkbar machen. Des Weiteren ist eine Hyperkeratose auch bei Lichen planus, Pityriasis rubra pilaris oder chronischen Ekzemen sichtbar.

Hyperkeratose sieht man also insbesondere bei chronischen Hauterkrankungen bzw. Hautreizungen, bei denen die Haut bereits klinisch verdickt erscheint.

2.1.1.1 Psoriasis vulgaris

Psoriasis vulgaris ist eine chronisch-entzündliche, immunvermittelte Hauterkrankung, die durch eine gestörte Keratinozytenproliferation und -differenzierung sowie eine Entzündungsreaktion gekennzeichnet ist.

In ◻ Tab. 2.2 sind die Pathophysiologie und Histologie der Psoriasis vulgaris gegenübergestellt.

▪ **Klinik**

- **Typische Hautveränderungen:** scharf begrenzte, erythematöse Plaques mit silbrig-weißer Schuppung
- **Bevorzugte Lokalisation:** Streckseiten der Extremitäten, Kopfhaut, Sakralregion
- **Klinische Phänomene:** Auspitz-Phänomen (punktförmige Blutungen nach Entfernen der Schuppen), Köbner-Phänomen (neue Läsionen nach mechanischer Reizung)
- **Nagelbeteiligung:** Tüpfelnägel, Onycholyse, Ölflecken
- **Psoriasis-Arthritis:** bei ca. 30 % der Patienten; Gelenkschmerzen, Daktylitis („Wurstfinger"), entzündliche Gelenkschwellungen

▪ **Therapie**

Die Behandlung der Psoriasis vulgaris richtet sich nach dem Schweregrad der Erkrankung und umfasst sowohl topische als auch systemische Therapieansätze. Ziel ist es, die entzündliche Reaktion zu kontrollieren, die Proliferation der Keratinozyten zu regulieren und die Symptome zu lindern. Bei leichten Formen der Psoriasis kommen meist topische Therapien zum Einsatz, während bei schwereren oder therapieresistenten Verläufen eine systemische Behandlung erforderlich ist (◻ Tab. 2.3). Zusätzlich kann bei Patienten die Phototherapie als ergänzende Maßnahme angewendet werden.

◻ **Tab 2.2** Pathophysiologie und Histologie der Psoriasis vulgaris

Aspekt	Pathophysiologie	Histologie
Keratinozyten-proliferation	Hyperproliferation der Keratinozyten durch Zytokine (v. a. IL-17, IL-23, TNF-α) → beschleunigte epidermale Erneuerung (3–5 Tage statt 28 Tage)	Akanthose mit verlängerten Reteleisten
Verhornungsstörung	Fehlgesteuerte Differenzierung der Keratinozyten → gestörte Abschilferung der Hornzellen	Hyperkeratose und Parakeratose
Entzündungs-reaktion	Aktivierte Th1- und Th17-Zellen setzen proinflammatorische Zytokine (TNF-α, IL-17, IL-23) frei → chronische Entzündung	Infiltration von Immunzellen, v. a. von neutrophilen Granulozyten und T-Zellen
Neutrophilenaktivierung	Chemotaxis durch IL-8 und andere Mediatoren → neutrophile Granulozyten wandern in die Epidermis	Munro-Mikroabszesse (Ansammlung von Neutrophilen in der Hornschicht) und spongiforme Pusteln
Gefäßveränderungen	VEGF → vermehrte Angiogenese in den Papillenspitzen	Dilatierte Kapillaren in den Dermispapillen → Auspitz-Phänomen (punktförmige Blutungen nach Schuppenentfernung).

IL Interleukin, *Th-Zelle* T-Helferzelle, *TNF-α* Tumornekrosefaktor-alpha, *VEGF* vascular endothelial growth factor

2

Tab 2.3 Therapieoptionen bei Psoriasis vulgaris

Therapieebene	Optionen	Indikation
Topische Therapie	Kortikosteroide, Vitamin-D3-Analoga, Dithranol, Keratolytika (Salicylsäure, Harnstoff)	1. Wahl bei leichter Psoriasis; Anwendung lokal auf Plaques; gut geeignet für Kopfhaut, Nägel oder kleine Areale
Phototherapie	UVB-311-nm-Schmalspektrum-, PUVA-Therapie	Mittelschwere bis schwere Psoriasis, wenn topische Therapie nicht ausreichend; nicht bei Kindern und Schwangeren; kumulative UV-Dosis beachten
Systemische Therapie (klassisch)	Methotrexat, Ciclosporin, Acitretin, Fumarsäureester	Indiziert bei mittelschwerer bis schwerer Psoriasis oder bei Gelenkbeteiligung; regelmäßige Laborkontrollen notwendig
Systemische Therapie (Biologika)	TNF-α-Inhibitoren, IL-12/23-Inhibitor, IL-17-Inhibitoren, IL-23-Inhibitoren	Sehr wirksam bei mittelschwerer bis schwerer Psoriasis; Auswahl abhängig von Komorbiditäten, Wirksamkeit und Verträglichkeit
Orale Substanzen (small molecules)	Apremilast (PDE-4-Inhibitor)	Alternative bei mittelschwerer bis schwerer Psoriasis; orale Gabe, weniger Nebenwirkungen als klassische Immunsuppressiva

IL Interleukin, *PDE-4-Inhibitor* Phosphodiesterase-4-Hemmer, *PUVA* Psoralen + UVA, *Th-Zelle* T-Helferzelle, *TNF-α* Tumornekrosefaktor-alpha, *UVA* Ultraviolettstrahlung A, *UVB* Ultraviolettstrahlung B

2.1.1.2 Ichthyosen

Ichthyosen sind eine Gruppe von genetischen Hauterkrankungen, die durch eine Störung der normalen Hautbarriere und der Hornhautbildung (Keratinisierung) gekennzeichnet sind. Diese Störungen führen zu einer übermäßigen Bildung von Hornhaut (Hyperkeratose) und einer verminderten Fähigkeit der Haut, Feuchtigkeit zu speichern. Infolgedessen entwickelt die Haut eine trockene, schuppige und oft rissige Erscheinung.

Die Ichthyosen können von milden Formen, die nur gelegentlich leichte Hauttrockenheit verursachen, bis zu schweren Formen reichen, bei denen die gesamte Haut betroffen ist und die häufig mit weiteren Komplikationen wie Infektionen einhergeht.

Es gibt verschiedene Typen von Ichthyosen, die entweder autosomal-dominant oder autosomal-rezessiv vererbt werden. Häufige Varianten sind unter anderem die Ichthyosis vulgaris (häufigste Form, bei der sich schuppige, trockene Haut v. a. an Extremitäten und Rumpf bildet), die X-chromosomale Ichthyosis (hauptsächlich bei Männern und betrifft auch v. a. den Bereich der Extremitäten und des Rumpfes) und die lamelläre Ichthyose (schwerwiegendere Form, bei der dicke, schuppige Hautplatten entstehen).

In Tab. 2.4 sind die Pathophysiologie und Histologie der Ichthyosen gegenübergestellt.

Klinik

Ichthyosis vulgaris

- Trockene, schuppige Haut, besonders an den Extensorflächen (Arme, Beine, Rumpf)
- Feine, silbrige Schuppenbildung, die mit Juckreiz einhergehen kann
- Häufige Verbesserung im Erwachsenenalter
- **Besonderheit:** meist keine systemischen Symptome, beginnt oft im Kindesalter

Tab 2.4 Pathophysiologie und Histologie der Ichthyosen

Aspekt	Pathophysiologie	Histologie
Allgemeine Ursache	Störung der normalen Hautbarriere und des Prozesses der Keratinisierung, häufig durch genetische Mutationen	Veränderte Struktur der Epidermis und Hornhaut, oft in Verbindung mit einer abnormen Bildung von Keratin
Funktionelle Störung	Beeinträchtigung der Hautbarriere, die zu erhöhtem transepidermalen Wasserverlust und verminderter Feuchtigkeitsspeicherung führt	Hyperkeratose, häufig mit einer verminderten oder fehlenden normalen Hautbarriere
Vererbung	Die meisten Ichthyosen sind genetisch bedingt und werden autosomal-dominant oder autosomal-rezessiv vererbt.	Histologische Veränderungen sind in der Regel bei allen Formen der Ichthyose ähnlich, jedoch variieren die Schwere der Symptome und die Dicke der Epidermis.
Molekulare Mechanismen	Mutation der Gene, die für Keratin, Filaggrin oder andere Komponenten der Hautbarriere verantwortlich sind	Abnormaler Aufbau von Keratin und anderen Proteinen, was zu einer Verdickung und fehlenden Differenzierung der Epidermis führt
Hyperkeratose	Häufige Folge der gestörten Keratinisierung, bei der die Hautzellen schneller verhornen und sich nicht richtig abstoßen	Erhöhte Dicke der Hornschicht, oft mit unvollständiger Abstoßung der Zellen und Verdickung der Epidermis
Keratine und Lipide	Fehlfunktion von Keratin und Lipiden, die normalerweise eine wichtige Rolle beim Hautschutz spielen	Abnorme Ansammlung von Keratin in den Epidermiszellen und eine abnorme Anordnung von Lipiden in der Hautbarriere, was zu Schuppung und Rissen führt
Zellveränderungen	Abnormalität bei der Bildung von Hautzellen, insbesondere von Keratinozyten, die zu einer übermäßigen Zellproduktion und -akkumulation führt	Zellen in der Epidermis sind oft unreif oder differenzieren sich nicht richtig, es kommt zu einer Verdickung der Hornschicht und unregelmäßiger Zellbildung

X-chromosomale Ichthyosis

- Bräunliche, dicke Schuppen, die insbesondere den Rumpf und die Extremitäten betreffen
- Schuppung oft stärker an den Streckseiten der Arme und Beine
- **Besonderheit:** hauptsächlich bei Männern, oft mit Begleiterkrankungen wie Katarakt oder neurologischen Auffälligkeiten

Lamelläre Ichthyose

- Dicke, gelblich-braune oder lamellenartige Schuppen, die oft den gesamten Körper betreffen
- Schuppenbildung in großen Platten, die sich leicht ablösen
- **Besonderheit:** kann mit entzündlichen Hautläsionen und Erythem einhergehen, gelegentlich auch mit Entwicklungsverzögerungen

Therapie

Die Behandlung der Ichthyosen zielt darauf ab, die Symptome zu lindern, die Hautbarriere zu stärken und das allgemeine Hautbild zu verbessern. Da es sich um eine chronische Hauterkrankung handelt, erfordert die Therapie eine kontinuierliche und angepasste Hautpflege. Die Maßnahmen umfassen sowohl topische als auch systemische Behandlungen, je nach Schweregrad der Erkrankung. Tab. 2.5 gibt einen Überblick über die wichtigsten therapeuti-

Tab 2.5 Therapieoptionen bei Ichthyosen

Therapieebene	Wirkung	Maßnahmen
Allgemeine Maßnahmen	Hautpflege, Feuchtigkeitsbewahrung, Reduktion von Reizfaktoren	Tägliche milde Hautreinigung (pH-neutrale Syndets, Öl- oder Salzbäder); Vermeidung von Austrocknung, Hitze, Wind, häufigem Waschen; Baumwollkleidung, keine Wolle
Topische Basistherapie	Wiederherstellung der Hautbarriere, Reduktion von Schuppung und Trockenheit	Rückfettende Cremes oder Salben, harnstoffhaltige Präparate (Urea 5–10 %, bei dicker Schuppung bis 20 %), Glycerin oder Milchsäure zur Feuchtigkeitsbindung
Keratolytische Therapie	Ablösung übermäßiger Hornschichten	Salicylsäure (2–5 %, nur bei Erwachsenen), Milchsäure (5–10 %), Harnstoff (10–20 %)
Topische Wirkstoffe	Regulierung der Keratinisierung	Retinoide (Tazaroten, Adapalen, off-label), Vitamin-D_3-Analoga
Systemische Retinoide	Verbesserung der generalisierten Hyperkeratose	Acitretin (0,25–0,5 mg/kg KG/Tag), Isotretinoin (leichtere Formen)

KG Körpergewicht

schen Ansätze zur Behandlung von Ichthyosen.

2.1.1.3 Lichen planus

Der Lichen planus, ist eine chronisch-entzündliche, nicht ansteckende Erkrankung der Haut und Schleimhäute, die durch eine fehlgeleitete Immunreaktion verursacht wird.

In Tab. 2.6 sind die Pathophysiologie und Histologie des Lichen planus gegenübergestellt.

Klinik

Kutaner Lichen planus (Hautbefall)

- **Primäre Effloreszenz:** flache, polygonale, violette, glänzende Papeln
- **Juckreiz:** oft stark ausgeprägt
- **Lokalisation:** häufig an Handgelenken, Knöcheln, Unterschenkeln, unterem Rücken
- **Wickham-Streifung:** feine weiße netzartige Linien auf den Papeln
- **Koebner-Phänomen:** neue Läsionen entlang mechanischer Reizstellen

Oraler Lichen planus (Mundschleimhautbefall)

- Weiße netzartige Plaques (Wickham-Streifen), meist schmerzlos
- Erosive oder atrophische Formen: schmerzhafte Rötungen, Ulzerationen
- **Lokalisation:** Wangenschleimhaut, Zunge, Zahnfleisch

Genitaler Lichen planus

- **Männer:** weiße Plaques oder Erosionen an der Glans penis
- **Frauen:** Schmerzen, Erosionen, Vernarbungen (v. a. im Vestibulum und an den kleinen Labien)

Tab 2.6 Pathophysiologie und Histologie des Lichen planus

Aspekt	Pathophysiologie	Histologie
Ursache	Autoimmunreaktion gegen Keratinozyten der Basalzellschicht	Lymphozytäre Infiltration an der dermoepidermalen Grenze
Immunkomponenten	T-Zell-vermittelte Zytotoxizität ($CD8^+$ T-Zellen)	Dominanz von T-Lymphozyten (v. a. $CD8^+$) und Makrophagen
Epithelveränderungen	Apoptose der Basalzellen, vakuoläre Degeneration	Hydropische Degeneration der Basalzellschicht
Dermale Reaktion	Chronische Entzündung mit Lymphozytenakkumulation	Bandförmiges lymphozytäres Infiltrat in der oberen Dermis
Charakteristische Merkmale	Hyperkeratose, Akanthose, Zerstörung der Basalzellschicht	Hypergranulose, sägezahnartige Reteleisten, apoptotische Keratinozyten (Civatte-Körperchen)

CD Cluster of Differentiation

Lichen planopilaris (Haarbcfall)

- Entzündliche, vernarbende Alopezie durch Follikelschädigung

Lichen planus der Nägel

- Längsrillen, Splitting, Verdünnung der Nägel, Nagelverlust

Therapie

Die Therapie des Lichen planus richtet sich nach der Schwere der Erkrankung, der betroffenen Körperregion und den Beschwerden des Patienten. In vielen Fällen, insbesondere bei milden Formen ohne Symptome, kann auf eine spezifische Behandlung verzichtet werden. Bei starkem Juckreiz oder schmerzhaften Schleimhautveränderungen steht die Entzündungshemmung im Vordergrund (Tab. 2.7). Zusätzlich kann bei Patienten die Phototherapie als ergänzende Maßnahme angewendet werden.

2.1.1.4 Lichen simplex chronicus

Lichen simplex chronicus ist eine Hauterkrankung, die durch wiederholtes, intensives Kratzen oder Reiben der Haut aufgrund von Juckreiz verursacht wird. Diese chronische Reizung führt zu einer Verdickung und Verhornung der Haut. Es entsteht eine länger anhaltende Entzündung in der betroffenen Region.

In Tab. 2.8 sind die Pathophysiologie und Histologie des Lichen simplex chronicus gegenübergestellt.

Klinik

- **Typische Hautveränderungen:** trockene, schuppige, verdickte Haut (Hyperkeratose), oft braun oder dunkelrot, besonders an Nacken, Handgelenken, Ellbogen und im Genitalbereich
- **Juckreiz:** intensiver, wiederholter Juckreiz, der zum Kratzen führt und den Teufelskreis aufrechterhält

2

Tab 2.7 Therapieoptionen bei Lichen planus

Therapieebene	Wirkung	Maßnahmen
Topische Therapie	Hochpotente Kortikosteroide, Calcineurin-Inhibitoren, Retinoide	1. Wahl bei lokalisierten kutanen oder mukosalen Formen; bei Mund- oder Genitalbefall besonders sinnvoll
Phototherapie	UVB-311-nm-Schmalspektrum-, PUVA-Therapie	Für ausgedehnten Hautbefall; oft gute Wirkung bei therapieresistenten Fällen
Systemische Therapie (klassisch)	Kortikosteroide, Ciclosporin, Methotrexat, Azathioprin, Mycophenolat-Mofetil	Mittelschwere bis schwere Formen, v. a. bei mukokutanem Befall, erosiven Läsionen oder Nagel-/Haarbeteiligung; Langzeitkontrolle und Laborüberwachung notwendig
Systemische Therapie (Retinoide)	Acitretin, Alitretinoin	Besonders bei hypertrophen oder therapierefraktären Formen

PUVA Psoralen + UVA, *UVA* Ultraviolettstrahlung A, *UVB* Ultraviolettstrahlung B

Tab 2.8 Pathophysiologie und Histologie des Lichen simplex chronicus

Aspekt	Pathophysiologie	Histologie
Ursache	Wiederholtes Kratzen oder Reiben aufgrund von Juckreiz, führt zu chronischer Hautreizung und Entzündung	Anhaltende Hautreizung führt zu einer Reaktion der Hautzellen.
Entzündung	Chronische Entzündung, hauptsächlich durch Aktivierung von T-Zellen und Mastzellen	Infiltration von Lymphozyten und Mastzellen in der Dermis
Veränderung der Epidermis	Hyperkeratose (Verdickung des Stratum corneum durch übermäßige Verhornung)	Akanthose (Verdickung der Epidermis aufgrund erhöhter Zellproliferation)
Veränderung der Dermis	Fibrose und Vermehrung von Blutgefäßen aufgrund chronischer Reizung	Papilläre Dermis mit erweiterten Blutgefäßen und Kollagenablagerungen
Hautstruktur	Verlust der Hautbarrierefunktion aufgrund der Verdickung des Stratum corneum	Zellen des Stratum basale zeigen Zeichen von Hyperplasie und Verhornung

- **Verlauf:** langsame, wiederkehrende Episoden, die unbehandelt Monate bis Jahre anhalten können.
- **Sekundäre Infektionen:** Offene Hautstellen durch Kratzen können sekundär infiziert werden.

Therapie

Die Therapie des Lichen simplex chronicus zielt darauf ab, den Juckreiz zu lindern, die Entzündung zu reduzieren und den Teufelskreis von Kratzen und Hautveränderungen zu durchbrechen (Tab. 2.9).

Tab 2.9 Therapieoptionen bei Lichen simplex chronicus

Therapieebene	Wirkung	Maßnahmen
Allgemeine Maßnahmen	Reduktion von Reizen, Unterbrechung des Kratzverhaltens	Aufklärung über Juck-Kratz-Kreislauf, Vermeidung von Reizstoffen (Wolle, Wärme, enge Kleidung), Nägel kurz halten, evtl. nachts Baumwollhandschuhe, kühlende Umschläge, mentholhaltige Lotionen (0,5–1 %)
Topische Therapie	Entzündungshemmung, Juckreizlinderung, Rückbildung der Lichenifikation	Hochpotente topische Glukokortikoide (Anwendung 1–2× täglich, evtl. unter Okklusion), Calcineurin-Inhibitoren als Steroidalternative, Keratolytika: Salicylsäure (2–5 %), Harnstoff (10–20 %)
Systemische Therapie	Juckreizlinderung, psychovegetative Entspannung	Sedierende Antihistaminika, trizyklische Antidepressiva, SSRI bei psychogener Komponente, bei schweren Fällen: Cyclosporin, Methotrexat, Dupilumab (Off-Label-Einsatz)
Physikalische Therapie	Entzündungshemmung, Juckreizreduktion	UVB- oder PUVA-Therapie, intraläsionale Kortikoidinjektionen (Triamcinolon, 10–40 mg/ml)

PUVA Psoralen + UVA, *SSRI* selektive Serotonin-Wiederaufnahmehemmer, *UVA* Ultraviolettstrahlung A, *UVB* Ultraviolettstrahlung B

2.1.1.5 Chronische Ekzeme

Chronische Ekzeme sind entzündliche Hauterkrankungen, die über einen längeren Zeitraum bestehen und durch wiederkehrende oder anhaltende Hautreizungen gekennzeichnet sind. Sie entstehen oft durch andauernde Entzündungsprozesse und eine gestörte Hautbarriere, die zu Trockenheit, Rötung, Schuppung und Verdickung der Haut (Lichenifikation) führen.

Typisch für chronische Ekzeme ist ein phasenhafter Verlauf, bei dem akute Schübe mit Entzündung und Juckreiz abwechselnd mit ruhigeren Phasen auftreten. Häufige Ursachen sind allergische Reaktionen, anhaltende Hautreizungen (z. B. durch Chemikalien oder mechanische Belastung) sowie genetische Faktoren.

In Tab. 2.10 sind die Pathophysiologie und Histologie der chronischen Ekzeme gegenübergestellt.

Klinik

- **Typische Hautveränderungen:** trockene, verdickte, schuppige Haut (Lichenifikation, Hyperkeratose), Rötung
- **Juckreiz und Schmerz:** chronischer Juckreiz, Brennen, Spannungsgefühl
- **Lokalisation:** häufig Hände, Füße, Ellenbeugen, Kniekehlen, Gesicht
- **Verlauf:** wechselnde Schübe, Verschlimmerung durch Kratzen
- **Sekundärveränderungen:** Rhagaden, Superinfektionen, Hautvergröberung

Therapie

Die Therapie chronischer Ekzeme zielt darauf ab, Entzündungen zu reduzieren, Juckreiz zu lindern und die Hautbarriere zu stabilisieren, um Schübe zu verhindern und die Lebensqualität der Betroffenen zu verbessern (Tab. 2.11).

2

Tab 2.10 Pathophysiologie und Histologie der chronischen Ekzeme

Aspekt	Pathophysiologie	Histologie
Ursache	Wiederholte Entzündungsreaktionen durch Allergene, Irritationen oder Autoimmunprozesse	Infiltration von Immunzellen (Lymphozyten, Makrophagen)
Entzündung	Chronische Aktivierung des Immunsystems, v. a. T-Zellen und Zytokine	Lymphozytenansammlungen
Hautbarrierestörung	Trockene Haut durch gestörte Lipidproduktion und Feuchtigkeitsverlust	Reduzierte interzelluläre Lipide, Hyperkeratose
Epidermale Veränderungen	Hyperproliferation der Keratinozyten, Verdickung des Stratum corneum (Lichenifikation)	Akanthose, Parakeratose
Dermale Veränderungen	Chronische Entzündung führt zu Fibrose und erweiterter Gefäßneubildung	Erweitere Kapillaren, ödematöse Dermis, vermehrte Fibroblasten

Tab 2.11 Therapieoptionen bei chronischen Ekzemen

Therapieebene	Wirkung	Maßnahmen
Allgemeine Maßnahmen	Reizvermeidung, Hautschutz, Barriereerhalt	Vermeidung irritativer oder allergener Stoffe (Seifen, Chemikalien, Feuchtarbeit, Nickel etc.), Verwendung von Schutzhandschuhen (Baumwollinnenhandschuhe), hautfreundliche Kleidung, milde Reinigungsprodukte
Basistherapie	Wiederherstellung der Hautbarriere	Regelmäßige Anwendung rückfettender Cremes und Salben (z. B. mit Harnstoff, 5–10 %, Glycerin, Ceramiden), Polidocanol zur Juckreizlinderung, bei Nässen: feuchte Umschläge, z. B. mit Schwarztee oder Kochsalz
Topische Therapie	Reduktion der Entzündung und des Juckreizes	Topische Glukokortikoide (Klasse II–IV) je nach Lokalisation und Schweregrad, Calcineurin-Inhibitoren (steroidfrei, v. a. für Gesicht/Intertrigines), bei Hyperkeratose: Salicylsäure (2–5 %), Harnstoff (10–20 %)
Phototherapie	Entzündungshemmend, juckreizlindernd	UVB-311-nm-, PUVA-Therapie (topisch oder systemisch), Balneophototherapie (Sole + UVB)
Systemische Therapie	Kontrolle der Entzündung bei therapierefraktären Verläufen	Je nach Ekzemursache

PUVA Psoralen + UVA, *UVA* Ultraviolettstrahlung A, *UVB* Ultraviolettstrahlung B

Tab 2.12 Pathophysiologie und Histologie des Morbus Darier

Aspekt	Pathophysiologie	Histologie
Ursache	Mutation des ATP2A2-Gens, führt zu gestörter Kalziumregulation in Keratinozyten	Unregelmäßige epidermale Differenzierung und gestörte Zelladhäsion
Zelladhäsion	Defekte Desmosomenfunktion führt zu suprabasaler Akantholyse	Suprabasale Spaltbildung, Verlust der Zellverbindungen
Verhornungsstörung	Dysregulierte Keratinozytendifferenzierung verursacht Dyskeratosen	Dyskeratose mit runden, eosinophilen Körpern
Hyperkeratose	Verdickung des Stratum corneum durch gestörte Abschilferung	Hyper- und Parakeratose
Entzündung	Chronische milde Entzündungsreaktion durch Barrierestörung	Perivaskuläres Lymphozyteninfiltrat in der oberen Dermis

ATP2A2-Gen Gen, das die Kalzium-pumpende ATPase im sarko- und endoplasmatischen Retikulum des Skelettmuskels codiert

2.1.1.6 Morbus Darier

Morbus Darier ist eine seltene autosomal-dominant vererbte Hauterkrankung, die durch eine Störung der epidermalen Zelladhäsion und -differenzierung gekennzeichnet ist. Ursache ist eine Mutation des ATP2A2-Gens, das für die Kalziumregulation in den Hautzellen verantwortlich ist.

In Tab. 2.12 sind die Pathophysiologie und Histologie des Morbus Darier gegenübergestellt.

Klinik

- **Typische Hautveränderungen:** raue, bräunlich-gelbe Papeln in seborrhoischen Arealen (Brust, Rücken, Stirn)
- **Nagelveränderungen:** Längsstreifen, Splitterhämorrhagien, verdickte Nägel
- **Palmoplantare Hyperkeratose:** Verhornung und Fissuren an Handflächen und Fußsohlen
- **Schleimhautbeteiligung:** weiße, netzartige Plaques im Mundraum
- **Verlauf:** Chronisch, schubweise Verschlechterung, oft in der Pubertät beginnend

Therapie

Die Therapie des Morbus Darier zielt darauf ab, die Symptome zu lindern, die Hautveränderungen zu kontrollieren und die Lebensqualität der Betroffenen zu verbessern. Die wichtigsten Therapieoptionen sind in Tab. 2.13 dargestellt.

2.1.1.7 Morbus Hailey-Hailey

Morbus Hailey-Hailey ist eine seltene autosomal-dominant vererbte Hauterkrankung, die durch wiederkehrende Blasenbildung und Erosionen der Haut gekennzeichnet ist. Sie resultiert aus Mutationen des ATP2C1-Gens, das für einen Kalziumkanal in den Zellen verantwortlich ist, was zu einer Störung der Zelladhäsion in der Epidermis führt.

In Tab. 2.14 sind die Pathophysiologie und Histologie des Morbus Hailey-Hailey gegenübergestellt.

Tab 2.13 Therapieoptionen bei Morbus Darier

Therapieebene	Wirkung	Maßnahmen
Allgemeine Maßnahmen	Vermeidung von Schüben und Verschlechterungen	Vermeidung von Wärme, Schwitzen, Reibung, Sonne (UV-Exposition), lockere Kleidung, gute Hautbelüftung, Vermeidung von okklusiven oder fettigen Cremes, regelmäßige, milde Hautreinigung
Topische Basistherapie	Verbesserung der Verhornung, Reduktion von Geruch und Mazeration	Keratolytika (z. B. Harnstoff, 5–10 %, Milchsäure, Salicylsäure, 2–5 %), Antiseptika (z. B. Octenidin, Chlorhexidin), adstringierende Lösungen (z. B. Zinkoxid, Gerbstoffe) bei nässenden Läsionen
Topische spezifische Therapie	Normalisierung der Keratinisierung, Entzündungshemmung	Topische Retinoide (Tretinoin, Adapalen, Tazaroten); topische Glukokortikoide bei Entzündungen oder Juckreiz; Calcineurin-Inhibitoren bei empfindlichen Arealen
Systemische Therapie	Kontrolle ausgedehnter oder therapieresistenter Fälle	Systemische Retinoide: Acitretin (0,25–0,5 mg/kg KG), Isotretinoin (→ Normalisierung der Keratinisierung, Reduktion der Papeln und Hyperkeratosen)
Physikalische/ chirurgische Verfahren	Behandlung lokal persistierender oder hypertropher Läsionen	Lasertherapie (CO_2-, Erbium-YAG-Laser), Dermabrasion, Kryotherapie

KG Körpergewicht, *UV* Ultraviolettstrahlung

Tab 2.14 Pathophysiologie und Histologie des Morbus Hailey-Hailey

Aspekt	Pathophysiologie	Histologie
Ursache	Mutation des ATP2C1-Gens, führt zu gestörter Kalziumregulation in Keratinozyten	Verlust der Zelladhäsion aufgrund von Defekten in Desmosomen
Zelladhäsion	Defekte in der Zellverbindung, führen zu Blasenbildung	Akantholyse zwischen Keratinozyten
Verhornungsstörung	Dysregulierte Differenzierung der Keratinozyten, verursacht eine gestörte Verhornung	Hyper-, Parakeratose
Entzündung	Chronische Entzündung aufgrund von Hautschädigungen und Infektionen	Perivaskuläre Entzündungsinfiltrate in der oberen Dermis

ATP2C1-Gen Gen, das die Kalzium-transportierende ATPase Typ 2C Mitglied 1 codiert

Tab 2.15 Therapieoptionen bei Morbus Hailey Hailey

Therapieebene	Wirkung	Maßnahmen
Allgemeine Maßnahmen	Vermeidung von Schüben, Reduktion mechanischer und physikalischer Reize	Vermeidung von Reibung, Wärme, Schwitzen und Feuchtigkeit; lockere, atmungsaktive Kleidung (Baumwolle, Leinen), Gewichtsreduktion bei Adipositas, Stressmanagement, tägliche milde Hautreinigung, pH-neutrale Syndets
Topische Basistherapie	Hautberuhigung, Reduktion von Entzündung und Mazeration	Antiseptika: Octenidin, Chlorhexidin, Polihexanid; adstringierende Umschläge: Zinkoxid, Gerbstoffe; trocknende Puder oder Pasten
Topische spezifische Therapie	Entzündungshemmung, Kontrolle akuter Läsionen	Topische Glukokortikoide (mittel- bis hochpotent, kurzfristig), Calcineurin-Inhibitoren bei empfindlichen Arealen oder zur Langzeitbehandlung
Systemische Therapie (bei schwerem Verlauf)	Kontrolle ausgedehnter oder rezidivierender Formen	Kurzzeitig systemische Glukokortikoide bei akuten Schüben, Doxycyclin (antiinflammatorisch und antibakteriell), Retinoide (Acitretin, Isotretinoin; variable Wirkung), Immunsuppressiva (Ciclosporin, Methotrexat, Azathioprin) in therapierefraktären Fällen
Physikalische/operative Verfahren	Zerstörung oder Entfernung therapieresistenter Herde	Laserablation (Erbium-YAG-/CO_2-Laser), Dermabrasion, Kryotherapie

Klinik

- **Typische Hautveränderungen:** wiederkehrende, schmerzhafte Blasen und erosive Läsionen
- **Lokalisation:** häufig in Hautfalten (z. B. Achseln, Leiste, Brust)
- **Juckreiz:** starker, anhaltender Juckreiz in den betroffenen Arealen
- **Erosive Läsionen:** Blasen können aufbrechen und zu schmerzhaften, nässenden Wunden führen.
- **Verlauf:** chronisch, mit Schüben und Remissionen; häufig durch Hitze, Schwitzen oder Reibung ausgelöst

Therapie

Die Behandlung des Morbus Hailey-Hailey verfolgt das Ziel, die Symptome zu lindern, die Hautveränderungen zu kontrollieren und die Lebensqualität der Patienten zu verbessern. Die wichtigsten Therapieoptionen sind in Tab. 2.15 dargestellt.

2.1.1.8 Pityriasis rubra pilaris

Pityriasis rubra pilaris ist eine seltene entzündliche Hauterkrankung, die durch das Auftreten von rot-orangefarbenen, schuppenden Plaques und Haarfollikelveränderungen gekennzeichnet ist. Die genaue Ursache der Erkrankung ist unbekannt, es wird jedoch vermutet, dass eine Störung der epidermalen Differenzierung und eine autoimmunologische Komponente beteiligt sind.

In Tab. 2.16 sind die Pathophysiologie und Histologie der Pityriasis rubra pilaris gegenübergestellt.

Klinik

- **Typische Hautveränderungen:** rot-orangefarbene, schuppende Plaques
- **Follikuläre Hyperkeratose:** kleine, raue Papeln um Haarfollikel
- **Palmoplantare Keratose:** Verdickung und Verhärtung der Handflächen und Fußsohlen

Tab 2.16 Pathophysiologie und Histologie der Pityriasis rubra pilaris

Aspekt	Pathophysiologie	Histologie
Ursache	Unklare Genese, vermutete Störung der epidermalen Differenzierung und Autoimmunreaktion	Epidermale Hyperproliferation mit gestörter Keratinozyten-Differenzierung
Zelladhäsion	Dysregulierte Zellproliferation, führt zu Verdickung und Hyperkeratose	Akanthose und Hypergranulose
Verhornungsstörung	Abnorme Keratinisierung mit fokaler follikulärer Hyperkeratose	Follikuläre Hyperkeratose mit verstopften Haarfollikeln
Entzündung	Chronische milde Entzündungsreaktion mit peripherer Beteiligung	Perivaskuläre lymphozytäre Infiltrate in der oberen Dermis

Tab 2.17 Therapieoptionen bei Pityriasis rubra pilaris

Therapieebene	Wirkung	Maßnahmen
Allgemeine Maßnahmen	Hautberuhigung, Pflege, Vermeidung irritierender Faktoren	Milde Reinigung (pH-neutrale Syndets), rückfettende, harnstoffhaltige Pflegecremes (Urea, 5–10 %), Vermeidung von Austrocknung, Wärme, Reibung, Baumwollkleidung
Topische Therapie	Keratolyse, Entzündungshemmung, Juckreizlinderung	Keratolytika (Harnstoff, 10–20 %, Salicylsäure, 2–5 %, Milchsäure); topische Glukokortikoide (mittel- bis hochpotent), Vitamin-D_3-Analoga, topische Retinoide (off-label)
Systemische Retinoide (1. Wahl)	Regulierung der Keratinisierung, Reduktion der Entzündung	Acitretin (0,25–0,5 mg/kg KG/Tag), alternativ: Isotretinoin
Systemische Immunsuppressiva (2. Wahl)	Entzündungshemmung bei therapierefraktären Fällen	Methotrexat (10–25 mg/Woche), Ciclosporin (3–5 mg/kg KG/Tag), Azathioprin (1–2 mg/kg KG/Tag), Mycophenolat-Mofetil
Phototherapie	Entzündungshemmung, Keratinregulation	UVB-311-nm-, PUVA-Therapie (Vorsicht bei Retinoidtherapie → Photosensibilisierung möglich)

KG Körpergewicht, *PUVA* Psoralen + UVA, *UVA* Ultraviolettstrahlung A, *UVB* Ultraviolettstrahlung B

- **Erythrodermie:** in schweren Fällen großflächige Rötung und Schuppung
- **Juckreiz und Brennen:** variable Intensität
- **Verlauf:** chronisch oder selbstlimitierend, oft mit Schüben und Remissionen

Therapie

Die Behandlung der Pityriasis rubra pilaris zielt darauf ab, die Symptome zu lindern, die Schuppung zu reduzieren und die Entzündungsreaktion zu kontrollieren (Tab. 2.17).

2.1.1.9 Übersicht

In Tab. 2.18 sind die typischen Erkrankungen mit Hyperkeratose zusammengefasst.

Alle in diesem Abschnitt genannten Hauterkrankungen können auch eine Parakeratose (Abschn. 2.1.2) aufweisen, da diese häufig miteinander einhergehen.

2.1.2 Parakeratose

Parakeratose bezeichnet eine pathologische Veränderung des Stratum corneum der Epidermis, bei der die Zellkerne der Keratinozyten in den verhornten Zellen erhalten bleiben. Normalerweise verlieren Keratinozyten während der Verhornung (Keratinisierung) im Stratum corneum ihre Zellkerne vollständig.

- **Merkmale der Parakeratose**
  - **Veränderung des Hautbildes:** Die Hornschicht wirkt dünner, lockerer aufgebaut und kann schuppig oder glanzlos erscheinen.
  - **Histologische Untersuchung:** Unter dem Mikroskop zeigt sich beim Vorliegen einer Parakeratose eine unvollständige Verhornung der Epidermis. Charakteristisch ist, dass im Stratum corneum noch Zellkerne erkennbar bleiben, die normalerweise während der Keratinisierung verloren gehen. Häufig ist das Stratum granulosum dabei reduziert oder fehlt ganz.

Die Parakeratose ist häufig mit einer beschleunigten Zellteilung oder einer unvollständigen Differenzierung der Keratinozyten

Tab 2.18 Pathophysiologie, Histologie und Klinik von Hauterkrankungen mit Hyperkeratose als Übersicht

Erkrankung	Pathophysiologie	Histologie	Klinik
Psoriasis	Autoimmunerkrankung, bei der T-Lymphozyten eine übermäßige Hautzellproliferation und Entzündung verursachen	Hyperkeratose, parakeratotische Schicht, Epidermisverdickung, entzündliche Infiltrate, Dilatation der Blutgefäße	Schuppende Plaques, häufig an den Streckseiten der Extremitäten, auf der Kopfhaut und im lumbosakralen Bereich; Juckreiz, Schmerzen möglich
Ichthyosen	Genetische Erkrankungen, die zu einer Störung der Hautbarriere und der Hornhautbildung führen	Hyperkeratose, teilweise orthokeratotisch, variierende Dicke der Epidermis, teils abnormal ausgebildete Hautanhangsgebilde	Trockene, schuppige Haut, die häufig zerschlissen oder rissig ist, besonders an Händen, Füßen und Extremitäten
Lichen planus	Entzündliche Hauterkrankung mit einer Immunreaktion gegen Basalzellen der Epidermis	Bandartige lymphozytäre Infiltrate an der Dermoepidermalgrenze, Hypergranulose, hyperkeratotische Schicht, häufig apoptotische Keratinozyten	Juckende, flache, lilafarbene Papeln, häufig an Hand- und Fußgelenken, am unteren Rücken, Mundschleimhaut betroffen
Lichen simplex chronicus	Chronischer Juckreiz führt zu Kratzen, was wiederum zu einer Verdickung der Haut und einer Verstärkung des Juckreizes führt.	Hyperkeratose, Akanthose, Verdickung der Epidermis, häufig lichenoide Entzündungsinfiltrate	Juckreiz, Verdickung, Hautläsionen, die durch chronisches Kratzen verstärkt werden, meist an Hals, Kopf, Extremitäten

(Fortsetzung)

Tab 2.18 (Fortsetzung)

Erkrankung	Pathophysiologie	Histologie	Klinik
Chronische Ekzeme	Überempfindlichkeitsreaktionen, die zu einer chronischen Entzündung der Haut führen, oft durch Umweltfaktoren oder genetische Prädisposition	Hyperkeratose, Spongiose, Parakeratose, Lymphozyteninfiltrate, Akkumulation von Entzündungszellen	Trockene, schuppende Haut, Rötung, stark juckende Stellen, oft an den Beugen der Arme und Beine
Morbus Darier	Störung der Epidermisbildung durch Mutationen des ATP2A2-Gens, die zu einer fehlenden Stabilität der Zellverbindungen führt	Hyperkeratose, Akantholyse, Parakeratose, Zystenbildung in der Epidermis, eosinophile Infiltrate, oft mit charakteristischen „Körnerzellen"	Verruköse, fettige Plaques, besonders im Bereich von Kopfhaut, Ohren, Stirn, Achselhöhlen; häufig auch Nagelveränderungen
Morbus Hailey-Hailey	Autosomal-dominante Erkrankung mit Störung der Kalzium-ATPase, die zu einer Abnormalität der Zelladhäsion führt	Hyperkeratose, Akantholyse, Blasenbildung, mikroskopische Erosionen, Verlust der Zelladhäsion in der Epidermis	Schmerzhafte Blasenbildung und Erosionen, v. a. in Körperfalten wie den Achseln, Leisten, am Nacken und im Genitalbereich
Pityriasis rubra pilaris	Unklare Ätiologie, möglicherweise eine Autoimmunreaktion, die die Epidermis betrifft und zu einer beschleunigten Zellproliferation führt	Parakeratose, Epidermisverdickung, perifollikuläre Infiltrate, Hypergranulose, Anzeichen einer follikulären Hyperkeratose	Rötliche, schuppende Plaques mit feinen Schuppen, die an den Extensorflächen und auf der Kopfhaut auftreten können; häufig mit Hautverdickung und Alopezie

ATP2A2-Gen Gen, das die Kalzium-pumpende ATPase im sarko- und endoplasmatischen Retikulum des Skelettmuskels codiert, *Kalzium-ATPase* von Adenosintriphosphat (ATP) abhängiger Ionenkanal

assoziiert. Zu den typischen Erkrankungen, bei denen Parakeratose auftritt, gehört v. a. Psoriasis vulgaris, die durch eine massiv beschleunigte Turnover-Rate der Epidermis charakterisiert ist. Dies führt zu einer Verdickung der Hornschicht (Hyperkeratose) und einer Parakeratose, die sich klinisch in Form von schuppenden Plaques zeigt.

Auch bei chronischen Ekzemen kann eine Parakeratose beobachtet werden, insbesondere im Rahmen einer langanhaltenden Entzündung. Dabei ist die Epidermis zusätzlich durch Spongiose (interzelluläres Ödem) gekennzeichnet, die ebenfalls zu sichtbarer Schuppung beiträgt.

Bei lichenifizierten oder hyperkeratotischen Formen von Lichen planus tritt eine Parakeratose gelegentlich auf, insbesondere in Arealen mit starker Hyperkeratose.

Alle zur Hyperkeratose genannten Hauterkrankungen (Abschn. 2.1.1) können auch eine Parakeratose aufweisen, da diese häufig miteinander einhergehen. Erkrankungen mit Parakeratose ohne vorliegende Hyperkeratose wären das Erythema anulare centrifugum und die Pityriasis rosea.

2.1.2.1 Erythema anulare centrifugum

Das Erythema anulare centrifugum ist eine entzündliche Hauterkrankung, die durch ringförmige (anuläre) Hautveränderungen gekennzeichnet ist, die sich von einem zentralen Punkt aus nach außen ausbreiten (zentrifugal). Diese Hautläsionen erscheinen in der Regel als rötliche bis bräunliche, abgeflachte oder erhabene Ränder, die einen helleren, zentralen Bereich aufweisen.

In Tab. 2.19 sind die Pathophysiologie und Histologie des Erythema anulare centrifugum gegenübergestellt.

Klinik

- **Typische Hautveränderungen:** ring- oder scheibenförmige Läsionen, erhöhter Rand, zentrale Abblassung
- **Ausbreitung:** zentrifugal (nach außen)
- **Lokalisation:** häufig an Rumpf und Oberschenkeln
- **Symptome:** meist mildes Jucken, keine Schmerzen
- **Verlauf:** Läsionen bilden sich meist eigenständig zurück.
- **Assoziationen:** häufig mit Infektionen, Medikamentenreaktionen oder Autoimmunerkrankungen, gelegentlich ohne erkennbare Ursache (idiopathisch)

Therapie

Die Therapie des Erythema anulare centrifugum richtet sich nach der Ursache, falls diese bekannt ist. Ist es idiopathisch, heilt es oft selbstständig. Bei symptomatischem Juckreiz können topische Kortikosteroide zur Linderung eingesetzt werden. Bei zugrunde liegenden Infektionen ist eine ursachenorientierte Behandlung wie Antibiotika oder Antimykotika erforderlich. In schwereren Fällen kommen systemische Kortikosteroide zum Einsatz. In den meisten Fällen ist eine Behandlung jedoch nur bei persistierenden oder störenden Symptomen notwendig.

Insgesamt ist das Erythema anulare centrifugum eine meist gutartige Hauterkrankung, die häufig von selbst ohne spezifische

Tab 2.19 Pathophysiologie und Histologie des Erythema anulare centrifugum

Aspekt	Pathophysiologie	Histologie
Ursache	Häufig assoziiert mit Infektionen (bakteriell, viral), Medikamentenreaktionen, Autoimmunerkrankungen oder malignen Erkrankungen; in einigen Fällen idiopathisch	Entzündliche Reaktion in der Dermis, oft als Reaktion auf eine zugrunde liegende Erkrankung oder Infektion
Mechanismus	Vermutlich durch eine immunologische Reaktion ausgelöst, bei der Entzündungszellen eine perivaskuläre Entzündung hervorrufen	Perivaskuläre Entzündung in der Dermis mit fokalen Infiltraten von Lymphozyten, Histiozyten und gelegentlich Neutrophilen
Hauterscheinungen	Ring- oder scheibenförmige Läsionen, die sich zentrifugal ausbreiten. Zentrale Abblassung mit erhabenen, rötlichen Rändern	Subepidermale Entzündung und Hautveränderungen in Form von scharf abgegrenzten Rändern
Entzündungszellen	T-Lymphozyten spielen eine Schlüsselrolle bei der Entzündungsreaktion. Auch Neutrophile und Makrophagen können beteiligt sein.	Perivaskuläre und periadnexielle Ansammlung von Lymphozyten, Histiozyten und in einigen Fällen auch neutrophilen Granulozyten
Entzündung	Verstärkte Epidermisreaktion auf Entzündung möglich	Geringe Parakeratose in der Epidermis möglich, besonders an den Rändern der Läsionen

Therapie abheilt. Eine Behandlung kann jedoch in Fällen von starkem Juckreiz oder einer persistierenden Form erforderlich sein.

2.1.2.2 Pityriasis rosea

Die Pityriasis rosea ist eine gutartige, akute Hauterkrankung, die sich durch runde bis ovale schuppende Hautläsionen auszeichnet. Typischerweise beginnt die Erkrankung mit einem größeren, meist runden „Mutterfleck" (Primärmedaillon), gefolgt von zahlreichen kleineren Läsionen, die sich in einer baumartigen oder weihnachtsbaumartigen Anordnung auf dem Rumpf und den Extremitäten ausbreiten. Die betroffenen Hautstellen sind in der Regel leicht gerötet und schuppen.

In ◘ Tab. 2.20 sind die Pathophysiologie und Histologie der Pityriasis rosea gegenübergestellt.

Klinik

- **Beginn:** meist mit einem großen, runden oder ovalen Primärmedaillon
- **Ausbreitung:** Innerhalb von Tagen bis Wochen entwickeln sich kleinere sekundäre Läsionen, die oft in einer baumartigen oder weihnachtsbaumartigen Anordnung auf dem Rumpf, Hals und den Oberschenkeln auftreten.
- **Läsionen:** rötlich, schuppend; ovale bis runde Flecken, 1–2 cm groß
- **Juckreiz:** häufig, aber in der Regel mild
- **Alter:** am häufigsten bei jungen Erwachsenen zwischen 10 und 35 Jahren
- **Assoziationen:** mögliche Verbindung zu einer Virusinfektion (insbesondere humane Herpesviren HHV-6 und -7)
- **Saison:** häufiger im Frühling und Herbst
- **Systemische Symptome:** selten, meist keine weiteren Beschwerden.

Therapie

Die Pityriasis rosea heilt meist spontan innerhalb von 6–8 Wochen ab. Zur Linderung des Juckreizes können topische Kortikosteroide oder Antihistaminika eingesetzt werden. In schweren Fällen kommen auch topische Calcineurin-Inhibitoren oder orale Antihistaminika zum Einsatz. Feuchtigkeitspflege und weichmachende Salben unterstützen die Hautregeneration. Eine spezifische antivirale oder antibiotische Therapie ist in der Regel nicht erforderlich.

2.1.2.3 Übersicht

In ◘ Tab. 2.21 sind die typischen Erkrankungen mit Parakeratose zusammengefasst.

◘ **Tab 2.20** Pathophysiologie und Histologie der Pityriasis rosea

Aspekt	Pathophysiologie	Histologie
Ursache	Vermutete Virusinfektion, hauptsächlich durch HHV-6 und -7. In einigen Fällen können auch andere Viren oder Infektionen eine Rolle spielen.	Entzündliche Reaktion in der Dermis, insbesondere durch Virus-vermittelte Zellschäden
Immunantwort	Wahrscheinlich eine T-Zell-vermittelte Immunantwort auf das Virus, die zu einer Hautentzündung führt	Perivaskuläre Infiltration von Lymphozyten und mononukleären Zellen, insbesondere T-Lymphozyten
Epidermale Reaktion	Akute entzündliche Hautreaktion mit verstärkter Hornhautbildung und Schuppung	Parakeratose und spongiotische Veränderungen (Ödeme in der Epidermis)
Lokalisation	Hauptsächlich Rumpf und Oberschenkel, gelegentlich auch an den Extremitäten und am Hals	Veränderungen sind am stärksten in der Epidermis und oberen Dermis sichtbar.

HHV-6 und -7 humane Herpesviren 6 und 7

Tab 2.21 Pathophysiologie, Histologie und Klinik von Hauterkrankungen mit Parakeratose als Übersicht

Erkrankung	Pathophysiologie	Histologie	Klinik
Psoriasis	Autoimmunerkrankung, bei der T-Lymphozyten eine übermäßige Hautzellproliferation und Entzündung verursachen	Hyperkeratose, parakeratotische Schicht, Epidermisverdickung, entzündliche Infiltrate, Dilatation der Blutgefäße	Schuppende Plaques, häufig an den Streckseiten der Extremitäten, auf der Kopfhaut und im lumbosakralen Bereich; Juckreiz, Schmerzen möglich
Ichthyosen	Genetische Erkrankungen, die zu einer Störung der Hautbarriere und der Hornhautbildung führen	Hyperkeratose, teilweise orthokeratotisch, variierende Dicke der Epidermis, teils abnormal ausgebildete Hautanhangsgebilde, in manchen Formen fokale Parakeratose	Trockene, schuppige Haut, die häufig zerschlissen oder rissig ist, besonders an Händen, Füßen und Extremitäten
Lichen planus	Entzündliche Hauterkrankung mit einer Immunreaktion gegen Basalzellen der Epidermis	Bandartige lymphozytäre Infiltrate an der Dermoepidermalgrenze, Hypergranulose, hyperkeratotische Schicht, häufig apoptotische Keratinozyten, in erosiven Varianten kann fokale Parakeratose auftreten.	Juckende, flache, lilafarbene Papeln, häufig an Hand- und Fußgelenken, am unteren Rücken, Mundschleimhaut betroffen
Lichen simplex chronicus	Chronischer Juckreiz führt zu Kratzen, was wiederum zu einer Verdickung der Haut und einer Verstärkung des Juckreizes führt.	Hyperkeratose, Akanthose, Verdickung der Epidermis, häufig lichenoide Entzündungsinfiltrate	Juckreiz, Verdickung, Hautläsionen, die durch chronisches Kratzen verstärkt werden, meist an Hals, Kopf, Extremitäten
Chronische Ekzeme	Überempfindlichkeitsreaktionen, die zu einer chronischen Entzündung der Haut führen, oft durch Umweltfaktoren oder genetische Prädisposition	Hyperkeratose, Spongiose, Parakeratose, Lymphozyteninfiltrate, Akkumulation von Entzündungszellen	Trockene, schuppende Haut, Rötung, stark juckende Stellen, oft an den Beugen der Arme und Beine
Morbus Darier	Störung der Epidermisbildung durch Mutationen des ATP2A2-Gens, die zu einer fehlenden Stabilität der Zellverbindungen führt	Hyperkeratose, Akantholyse, Parakeratose, Zystenbildung in der Epidermis, eosinophile Infiltrate, oft mit charakteristischen „Körnerzellen“	Verruköse, fettige Plaques, besonders im Bereich von Kopfhaut, Ohren, Stirn, Achselhöhlen; häufig auch Nagelveränderungen

(Fortsetzung)

Tab 2.21 (Fortsetzung)

Erkrankung	Pathophysiologie	Histologie	Klinik
Morbus Hailey-Hailey	Autosomal-dominante Erkrankung mit Störung der Kalzium-ATPase, die zu einer Abnormalität der Zelladhäsion führt	Hyperkeratose, Akantholyse, Blasenbildung, mikroskopische Erosionen, Verlust der Zelladhäsion in der Epidermis, gelegentlich kann begleitend Parakeratose auftreten.	Schmerzhafte Blasenbildung und Erosionen, v. a. in Körperfalten wie den Achseln, Leisten, am Nacken und im Genitalbereich
Pityriasis rubra pilaris	Unklare Ätiologie, möglicherweise eine Autoimmunreaktion, die die Epidermis betrifft und zu einer beschleunigten Zellproliferation führt	Parakeratose, Epidermisverdickung, perifollikuläre Infiltrate, Hypergranulose, Anzeichen einer follikulären Hyperkeratose	Rötliche, schuppende Plaques mit feinen Schuppen, die an den Extensorflächen und auf der Kopfhaut auftreten können; häufig mit Hautverdickung und Alopezie
Erythema anulare centrifugum	Hypersensitivitätsreaktion, teils paraneoplastisch oder infektassoziiert	Perivaskuläres lymphozytäres Infiltrat, Spongiose, meist milde Parakeratose an den Läsionsrändern	Kreisförmige, sich zentrifugal ausbreitende erythematöse Läsionen mit erhabenem Rand
Pityriasis rosea	Vermutlich virale Ätiologie (möglicherweise HHV-6/-7) mit immunologischer Reaktion	Fokale Parakeratose, Spongiose, Hypogranulose sowie perivaskuläres Infiltrat	Beginn mit einem „Primärmedaillon", gefolgt von ovalen, schuppenden Papeln und Plaques an Rumpf und proximalen Extremitäten

ATP2A2-Gen Gen, das die Kalzium-pumpende ATPase im sarko- und endoplasmatischen Retikulum des Skelettmuskels codiert, *HHV-6/-7* humane Herpesviren 6/7, *Kalzium-ATPase* von Adenosintriphosphat (ATP) abhängiger Ionenkanal

2.2 Stratum granulosum

Das Stratum granulosum ist eine Schicht der Epidermis, die zwischen dem Stratum spinosum und dem Stratum corneum liegt. Es besteht aus bis zu fünf Lagen abgeflachter Keratinozyten, die charakteristische Keratohyalingranula enthalten. Diese Granula sind reich an Proteinen wie Filaggrin und Loricrin, die eine zentrale Rolle bei der Keratinisierung und der Ausbildung der epidermalen Barriere spielen. Zusätzlich enthalten die Zellen des Stratum granulosum Lamellarkörperchen (auch Odland-Körperchen genannt), die Lipide freisetzen und dadurch die Hautbarriere stärken sowie den transepidermalen Wasserverlust minimieren.

Während des Übergangs in das Stratum corneum verlieren die Zellen nach und nach ihre Organellen und Zellkerne, wodurch sie sich in die schützenden Korneozyten umwandeln. Veränderungen dieser Schicht wie eine Verminderung oder Verdickung können bei verschiedenen Hauterkrankungen, z. B. bei Psoriasis oder Ichthyosen, auftreten und zu einer gestörten Barrierefunktion der Haut führen.

2.2.1 Hypogranulose

Hypogranulose bezeichnet eine Verminderung oder das Fehlen des Stratum granulosum in der Epidermis, was insbesondere bei Störungen der Keratinisierung auftritt. Sie ist ein charakteristisches Merkmal von Hauterkrankungen wie Psoriasis, bei der durch eine beschleunigte Zellteilung die normale Differenzierung der Keratinozyten gestört ist, oder Ichthyosis vulgaris, bei der das reduzierte Stratum granulosum zu trockener, schuppiger Haut führt. Da das Stratum granulosum eine wichtige Rolle für die Hautbarriere spielt, führt ihr Fehlen oft zu einer veränderten Hauttextur und einer gestörten Abschilferung der Hornschicht.

Merkmale der Hypogranulose

- **Veränderung des Hautbildes:** Die Haut erscheint glänzend. Sollte eine Parakeratose zeitgleich vorliegen, auch schuppend oder trocken.
- **Histologische Untersuchung:** Unter dem Mikroskop zeigt sich eine Verminderung oder das Fehlen des Stratum granulosum der Epidermis. Bei vielen Erkrankungen liegt zeitgleich eine Parakeratose vor.

Krankheitsbilder, die mit einer Hypogranulose einhergehen, sind meist durch eine gestörte Epidermisdifferenzierung und -verhornung (Keratinisierung) gekennzeichnet. Dazu gehören die Psoriasis vulgaris und die Ichthyosis vulgaris.

In seltenen Fällen kann eine Hypogranulose auch ohne Parakeratose vorliegen (◘ Tab. 2.22) – eine typische Erkrankung hier wäre der Morbus Darier, aber auch bei Ichthyosen in vereinzelten Fällen.

Tab 2.22 Erkrankungen mit Hypogranulose und mit/ohne Parakeratose im Vergleich

Merkmal	Erkrankungen mit Hypogranulose und Parakeratose	Erkrankungen mit Hypogranulose und ohne Parakeratose
Beispiele	Psoriasis vulgaris, Ichthyosis vulgaris, Keratosis pilaris	Morbus Darier, Ichthyosis vulgaris
Pathophysiologie	Beschleunigte Zellteilung und Keratinozytendifferenzierung mit vorzeitiger Bildung von Hornzellen und Zellkernresten	Gestörte Keratinozytendifferenzierung ohne vorzeitige Hornzellbildung
Klinisches Erscheinungsbild	Schuppende, entzündliche Hautveränderungen, oft mit Rötung und Schuppung	Trockene, schuppige Hautstellen ohne ausgeprägte Schuppung
Betroffene Bereiche	Streckseiten der Extremitäten, Kopfhaut, Handflächen, Fußsohlen	Bevorzugt behaarte Bereiche, aber auch andere Hautpartien
Begleiterscheinungen	Rötung, Juckreiz, schuppige Plaques	Weniger Juckreiz, keine oder mildere Schuppung

Tab 2.23 Pathophysiologie und Histologie der Keratosis pilaris

Aspekt	Pathophysiologie	Histologie
Keratinisierungsstörung	Übermäßige Keratinproduktion in den Haarfollikeln, führt zur Verstopfung der Follikelöffnungen	Orthokeratotische Hyperkeratose mit follikulärer Parakeratose (verhornte Pfropfen in den Follikelöffnungen)
Genetische Faktoren	Häufig mit Ichthyosis vulgaris oder atopischer Dermatitis assoziiert; Mutationen des Filaggringens möglich	Fehlende oder reduzierte Granulosumschicht im Bereich der Parakeratose
Epidermale Reaktion	Verminderte epidermale Barrierefunktion, führt zu trockener, rauer Haut	Leichte Akanthose der umgebenden Epidermis
Entzündungsreaktion	Meist mild oder nicht vorhanden, kann aber durch Reizung verstärkt werden	Fokale perifollikuläre lymphozytäre Infiltration, gelegentlich mit milder Entzündung

2.2.1.1 Keratosis pilaris

Keratosis pilaris („Reibeisenhaut“) ist eine häufige, harmlose Verhornungsstörung der Haarfollikel, die durch eine übermäßige Bildung von Keratin in den Follikelöffnungen entsteht. Dies führt zu kleinen, rauen, hautfarbenen bis rötlichen Papeln, die v. a. an den Oberarmen, Oberschenkeln, am Gesäß und manchmal im Gesicht auftreten. Die Erkrankung hat eine genetische Prädisposition und ist oft mit atopischer Dermatitis oder Ichthyosis vulgaris assoziiert. Keratosis pilaris ist meist asymptomatisch, kann aber ein raues Hautgefühl und gelegentlich Juckreiz verursachen.

In Tab. 2.23 sind die Pathophysiologie und Histologie der Keratosis pilaris gegenübergestellt.

▪ Klinik

- **Typische Hautveränderungen:** kleine, rau tastbare, follikuläre, hautfarben bis rötliche Papeln („Reibeisenhaut"), gelegentlich mit perifollikulärer Rötung
- **Lokalisation:** häufig symmetrische Verteilung, meist beidseitig an Oberarmen, Oberschenkeln, Gesäß und Wangen
- Trockene Haut als begleitendes Merkmal
- Meist asymptomatisch, gelegentlich milder Juckreiz oder Reizung
- Verschlechterung im Winter (durch Trockenheit) und Verbesserung im Sommer
- Häufig familiäre Häufung, oft mit atopischer Dermatitis oder Ichthyosis vulgaris assoziiert

▪ Therapie

Die Keratosis pilaris ist eine häufige, harmlose Verhornungsstörung der Haarfollikel, die v. a. an Oberarmen, Oberschenkeln und am Gesäß auftritt. Obwohl sie medizinisch unbedenklich ist, empfinden viele Betroffene die raue Haut als störend. Eine gezielte Therapie kann das Hautbild deutlich verbessern, auch wenn keine vollständige Heilung möglich ist. ◘ Tab. 2.24 gibt einen Überblick über die verschiedenen Behandlungsoptionen, ihre Wirkmechanismen und den zu erwartenden Nutzen.

Die Prognose der Keratosis pilaris ist in der Regel gut, da die Erkrankung zwar kosmetisch störend sein kann, jedoch keine gesundheitlichen Risiken mit sich bringt. In den meisten Fällen verläuft die Keratosis pilaris chronisch, mit Schwankungen in der Schwere der Symptome, die oft von äußeren Faktoren wie Jahreszeiten (z. B. Verschlechterung im Winter) oder Hautpflege abhängen. Im Allgemeinen ist die Erkrankung bei Kindern und Jugendlichen ausgeprägter, während sie sich bei vielen Betroffenen im Erwachsenenalter deutlich abschwächt oder

◘ **Tab 2.24** Therapieoptionen bei Keratosis pilaris

Therapieansatz	Maßnahmen	Wirkung
Allgemeine Maßnahmen	Regelmäßige Feuchtigkeitspflege, lauwarmes Duschen, pH-neutrale Hautreinigungsprodukte, Vermeidung von übermäßigem Kratzen und Reiben	Verhindert Austrocknung und reduziert Irritationen
Keratolytische Cremes	Harnstoff (5–10 %), Milchsäure (5–12 %), Salicylsäure (2–6 %)	Löst verhornte Pfropfen, fördert Abschuppung
Retinoide (topisch)	Tretinoin, Adapalen	Regulieren die Keratinisierung, können aber Hautreizungen verursachen
Peelings	Chemische Peelings mit AHA (Glykolsäure), BHA (Salicylsäure), mechanische Peelings (z. B. sanftes Bürsten)	Fördern die Hauterneuerung, reduzieren die Verhornung
Lasertherapie	Fraktionierte Laserbehandlung	Kann Rötung und Hyperkeratose verringern
Lichttherapie	UVB-Therapie in schweren Fällen	Mögliche Verbesserung bei ausgeprägter Keratinisierungsstörung

AHA Alpha-Hydroxysäure, *BHA* Beta-Hydroxysäure, *UVB* Ultraviolettstrahlung B

2

sogar ganz zurückbildet. Eine vollständige Heilung ist jedoch selten, und die Symptome können, besonders bei unzureichender Hautpflege, erneut auftreten.

Mit der richtigen Behandlung wie feuchtigkeitsspendenden und keratolytischen Cremes können die Hautveränderungen jedoch gut kontrolliert werden, und es lässt sich eine deutliche Verbesserung des Hautbildes erreichen. Auch wenn keine dauerhafte Heilung zu erwarten ist, können die Symptome durch kontinuierliche Hautpflege und ggf. therapeutische Maßnahmen gut gemildert werden.

2.2.1.2 Übersicht

In ◘ Tab. 2.25 sind die Pathophysiologie, Histologie und Klinik von Hauterkrankungen mit Hypogranulose in einer Übersicht gegenübergestellt.

◘ **Tab 2.25** Pathophysiologie, Histologie und Klinik von Hauterkrankungen mit Hypogranulose als Übersicht

Erkrankung	Pathophysiologie	Histologie	Klinik
Psoriasis	Autoimmunerkrankung, bei der T-Lymphozyten eine übermäßige Hautzellproliferation und Entzündung verursachen	Hyperkeratose, parakeratotische Schicht, Epidermisverdickung, entzündliche Infiltrate, Dilatation der Blutgefäße, Hypogranulose	Schuppende Plaques, häufig an den Streckseiten der Extremitäten, auf der Kopfhaut und im lumbosakralen Bereich; Juckreiz, Schmerzen möglich
Ichthyosen	Genetische Erkrankungen, die zu einer Störung der Hautbarriere und der Hornhautbildung führen	Hyperkeratose, teilweise orthokeratotisch, variierende Dicke der Epidermis, teils abnormal ausgebildete Hautanhangsgebilde, Hypogranulose, in manchen Formen fokale Parakeratose	Trockene, schuppige Haut, die häufig zerschlissen oder rissig ist, besonders an Händen, Füßen und Extremitäten
Morbus Darier	Störung der Epidermisbildung durch Mutationen des ATP2A2-Gens, die zu einer fehlenden Stabilität der Zellverbindungen führt	Hyperkeratose, Akantholyse, Parakeratose, Zystenbildung in der Epidermis, eosinophile Infiltrate, oft mit charakteristischen „Körnerzellen", Hypogranulose	Verruköse, fettige Plaques, besonders im Bereich von Kopfhaut, Ohren, Stirn, Achselhöhlen; häufig auch Nagelveränderungen
Keratosis pilaris	Übermäßige Keratinproduktion in den Haarfollikeln, führt zu verstopften Follikelöffnungen; genetische Prädisposition, häufig mit Ichthyosis vulgaris oder atopischer Dermatitis assoziiert	Orthokeratotische Hyperkeratose mit follikulärer Parakeratose, leichte Akanthose, perifollikuläre lymphozytäre Infiltration	Kleine, raue, hautfarbene bis rötliche Papeln an Oberarmen, Oberschenkeln, Gesäß, gelegentlich auch im Gesicht; trockene Haut, oft ohne Juckreiz, der aber gelegentlich auftreten kann

ATP2A2-Gen Gen, das die Kalzium-pumpende ATPase im sarko- und endoplasmatischen Retikulum des Skelettmuskels codiert

2.2.2 Hypergranulose

Hypergranulose bezeichnet eine Verdickung des Stratum granulosum der Epidermis, die durch eine vermehrte Ablagerung von Keratohyalingranula in den Keratinozyten gekennzeichnet ist.

- **Merkmale der Hypergranulose**
  - **Veränderung des Hautbildes:** Die Haut erscheint verdickt, aber nicht rau oder schuppig. Liegt gleichzeitig eine Hyperkeratose vor, ist die betroffene Haut sicht- und tastbar verhärtet.
  - **Histologische Untersuchung:** Unter dem Mikroskop zeigt sich eine charakteristische Verdickung des Stratum granulosum der Epidermis. Bei vielen Erkrankungen liegt zeitgleich eine Hyperkeratose vor.

Sie tritt häufig als Reaktion auf chronische mechanische Reize, Hauterkrankungen wie Lichen ruber planus, Psoriasis vulgaris oder Ichthyosen sowie durch chemische oder physikalische Einflüsse auf. Dann geht sie oft mit einer Hyperkeratose einher und führt zur Verdickung und Verhärtung der Haut (◘ Tab. 2.26).

Bei entzündlichen Erkrankungen liegt die Hypergranulose auch ohne Hyperkeratose vor. Sie ist dann aber oft mit anderen epidermalen Veränderungen verbunden, etwa einer vakuolären Degeneration oder spongiotischen Prozessen.

2.2.2.1 Erythema exsudativum multiforme

Das Erythema exsudativum multiforme ist eine akute, selbstlimitierende Hauterkrankung, die durch eine hypersensitive Immunreaktion auf Infektionen (häufig durch das Herpes-simplex-Virus [HSV]) oder seltener auf Medikamente ausgelöst wird. Klinisch zeigt es sich durch zielscheibenförmige (kokardenförmige) Läsionen mit einem roten Zentrum, einem blasseren Innenring und einem äußeren roten Rand. Die Erkrankung tritt meist an den Extremitäten und im Gesicht auf und kann in schwereren Fällen auch die Schleimhäute betreffen (Erythema exsudativum multiforme major).

In ◘ Tab. 2.27 sind die Pathophysiologie und Histologie des Erythema exsudativum multiforme gegenübergestellt.

◘ **Tab 2.26** Erkrankungen mit Hypergranulose und mit/ohne Hyperkeratose im Vergleich

Merkmal	Erkrankungen mit Hypergranulose und Hyperkeratose	Erkrankungen mit Hypergranulose und ohne Hyperkeratose
Beispiele	Lichen ruber planus (kutane Form), Psoriasis, Ichthyosen, Pityriasis rubra pilaris	Lichen ruber planus (mukosale Form), Erythema exsudativum multiforme, virale Exantheme
Pathophysiologie	Verdickung von Stratum corneum und Stratum granulosum durch verstärkte Keratinozytenreifung	Verdickung des Stratum corneum ohne übermäßige Hornzellbildung
Klinisches Erscheinungsbild	Verhornte, oft verdickte Hautstellen mit Schuppung oder Verhärtung	Keine oder nur minimale Schuppung, Haut bleibt geschmeidiger
Häufig betroffene Areale	Behaarte Kopfhaut, Streckseiten der Extremitäten, Handflächen, Fußsohlen	Schleimhäute (z. B. Mundhöhle), entzündliche Hautveränderungen ohne Verhornung
Begleiterscheinungen	Juckreiz, Schuppung, Risse, Hyperpigmentierung	Erosionen, Blasenbildung, entzündliche Rötung

Tab 2.27 Pathophysiologie und Histologie des Erythema exsudativum multiforme

Aspekt	Pathophysiologie	Histologie
Ursache	Hypersensitivitätsreaktion auf Infektionen (v. a. durch HSV, Mykoplasmen) oder seltener auf Medikamente	Vakuoläre Degeneration der Basalzellen, Zeichen einer zytotoxischen Immunreaktion
Immunantwort	T-Zell-vermittelte Reaktion (insbesondere $CD8^{+}$ T-Zellen greifen Keratinozyten an)	Lymphozytäres Entzündungsinfiltrat um Blutgefäße und in der oberen Dermis
Epidermale Schädigung	Apoptose von Keratinozyten durch eine zytotoxische Reaktion mit verstärkter Keratinozytenproliferation	Einzelzellnekrosen von Keratinozyten, Spongiose, subepidermale Blasenbildung, Hypergranulose durch gesteigerte Keratinozytenproliferation
Blasenbildung	Durch Apoptose von Keratinozyten kommt es zur Blasenbildung (bei schwereren Formen).	Subepidermale Blasen durch Basalzellschädigung
Entzündungsreaktion	Starke Entzündung mit Freisetzung von zytotoxischen Mediatoren (z. B. Granzyme, Perforin)	Perivaskuläres lymphozytäres Infiltrat, oft mit eosinophilen Granulozyten

CD Cluster of Differentiation, *HSV* Herpes-simplex-Virus

Klinik

- **Typische Hautveränderungen:** kokardenförmige Erytheme, symmetrisch an Extremitäten, im Gesicht
- **Schleimhautbeteiligung:** bei Erythema exsudativum multiforme major schmerzhafte Erosionen und Blasen (Mund, Genitalien)
- **Begleitsymptome:** leichter Juckreiz, Brennen, ggf. Prodromi (Fieber, Abgeschlagenheit)
- **Verlauf:** akut, selbstlimitierend (2–4 Wochen), Rezidive möglich, v. a. bei mit Herpes assoziiertem Erythema exsudativum multiforme

Therapie

Die Therapie des Erythema exsudativum multiforme richtet sich nach der Schwere der Erkrankung und der zugrunde liegenden Ursache. Bei milden Formen (Erythema exsudativum multiforme minor) reicht eine symptomatische Behandlung mit topischen Kortikosteroiden, typischen Antihistaminika und Feuchtigkeitspflege zur Linderung des Juckreizes und der Entzündung aus. In schwereren Fällen (Erythema exsudativum multiforme major) mit Schleimhautbeteiligung können systemische Kortikosteroide erforderlich sein.

Falls eine Infektion als Auslöser identifiziert wird, sollte diese gezielt behandelt werden, z. B. mit Aciclovir bei mit Herpes assoziiertem Erythema exsudativum multiforme oder Antibiotika bei bakteriellen Infektionen. Unterstützend können Schmerzmittel, antiseptische Mundspülungen und eine angepasste Ernährung bei oraler Beteiligung helfen. In schweren Fällen mit ausgedehnten Läsionen oder systemischer Beteiligung ist eine stationäre Behandlung erforderlich.

2.2.2.2 Virusexantheme

Virusexantheme sind akute generalisierte Hautausschläge, die als Reaktion auf eine virale Infektion auftreten. Sie können makulös, makulopapulös, vesikulär oder petechial

Tab 2.28 Pathophysiologie und Histologie der Virusexantheme

Aspekt	Pathophysiologie	Histologie
Ursache	Virale Infektion mit direkter Zellschädigung oder immunvermittelter Reaktion	Epidermale und dermale entzündliche Reaktion, oft mit lymphozytärem Infiltrat
Viruswirkung	Direkte zytopathische Effekte oder Immunreaktion durch T-Zellen und Zytokine	Apoptose oder Ballonierung von Keratinozyten, Vakuolisierung der Epidermis
Entzündungsreaktion	Aktivierung des Immunsystems mit Freisetzung von Zytokinen (z. B. IL-6, IFN-γ)	Perivaskuläre lymphozytäre Infiltrate in der oberen Dermis
Epidermale Schädigung	Variabel je nach Virus, kann Blasen, Nekrosen oder Schuppung verursachen	Epidermale Nekrose oder Spongiose je nach Virus, bei chronischem Verlauf auch Hypergranulose mit begleitender Parakeratose
Blasenbildung	Möglich bei vesikulären Exanthemen (z. B. Varizellen, Herpesviren)	Intraepidermale oder subepidermale Blasen mit degenerierten Keratinozyten
Gefäßbeteiligung	Immunkomplex-vermittelte Gefäßreaktionen möglich (z. B. Masern, Röteln)	Endothelzellschäden, perivaskuläre Monozyten- und Lymphozyteninfiltration

IFN-γ Interferon-gamma, *IL-6* Interleukin-6

sein und variieren je nach Erreger in Muster, Ausbreitung und Begleitsymptomen. Häufige Auslöser sind Masern, Röteln, Ringelröteln, Varizellen, Herpesviren und enterovirale Infektionen. Die Exantheme entstehen meist durch direkte Viruswirkung auf die Haut oder immunvermittelte Reaktionen und sind oft selbstlimitierend.

In Tab. 2.28 sind die Pathophysiologie und Histologie der Virusexantheme gegenübergestellt.

Klinik

- **Typische Hautveränderungen:** makulös (Röteln), makulopapulös (Masern, Ringelröteln), vesikulär (Varizellen, Herpesviren, Hand-Fuß-Mund-Krankheit)
- **Verlauf:** oft mit Fieber, Abgeschlagenheit, Lymphadenopathie
- **Verteilung:** Stamm → Extremitäten (Masern, Röteln), Gesicht → Körper (Ringelröteln), gürtelförmig (Herpes Zoster), Hand/Fuß (Coxsackie-Virus)

Therapie

Die Therapie der Virusexantheme ist meist symptomatisch, da sie in der Regel selbstlimitierend verlaufen. Fieber und Unwohlsein können mit Antipyretika (Paracetamol, Ibuprofen) behandelt werden. Juckreiz lässt sich mit topischen oder systemischen Antihistaminika lindern. Bei vesikulären Exanthemen (z. B. Varizellen) können antiseptische Lösungen Hautinfektionen vorbeugen.

Bei schweren Verläufen oder immunsupprimierten Patienten kann eine spezifische antivirale Therapie erforderlich sein, z. B. mit Aciclovir bei Herpesviren oder Varizellen.

2.2.2.3 Übersicht

In Tab. 2.29 sind die Pathophysiologie, Histologie und Klinik von Hauterkrankungen mit Hypergranulose in einer Übersicht gegenübergestellt.

Tab 2.29 Pathophysiologie, Histologie und Klinik von Hauterkrankungen mit Hypergranulose als Übersicht

Erkrankung	Pathophysiologie	Histologie	Klinik
Psoriasis	Autoimmunerkrankung, bei der T-Lymphozyten eine übermäßige Hautzellproliferation und Entzündung verursachen	Hyperkeratose, parakeratotische Schicht, Epidermisverdickung, Hypergranulose, entzündliche Infiltrate, Dilatation der Blutgefäße	Schuppende Plaques, häufig an den Streckseiten der Extremitäten, auf der Kopfhaut und im lumbosakralen Bereich. Juckreiz, Schmerzen möglich
Ichthyosen	Genetische Erkrankungen, die zu einer Störung der Hautbarriere und der Hornhautbildung führen	Hyperkeratose, teilweise orthokeratotisch, Hypergranulose, variierende Dicke der Epidermis, teils abnormal ausgebildete Hautanhangsgebilde	Trockene, schuppige Haut, die häufig zerschlissen oder rissig ist, besonders an Händen, Füßen und Extremitäten
Lichen planus	Entzündliche Hauterkrankung mit einer Immunreaktion gegen Basalzellen der Epidermis	Bandartige lymphozytäre Infiltrate an der Dermoepidermalgrenze, Hypergranulose, hyperkeratotische Schicht, häufig apoptotische Keratinozyten	Juckende, flache, lilafarbene Papeln, häufig an Hand- und Fußgelenken, am unteren Rücken, Mundschleimhaut betroffen
Pityriasis rubra pilaris	Unklare Ätiologie, möglicherweise eine Autoimmunreaktion, die die Epidermis betrifft und zu einer beschleunigten Zellproliferation führt	Parakeratose, Epidermisverdickung, perifollikuläre Infiltrate, Hypergranulose, Anzeichen einer follikulären Hyperkeratose	Rötliche, schuppende Plaques mit feinen Schuppen, die an den Extensorflächen und auf der Kopfhaut auftreten können; häufig mit Hautverdickung und Alopezie
Erythema exsudativum multiforme	Immunvermittelte Reaktion auf Infektionen (v. a. auf das HSV, Mykoplasmen) oder Medikamente. Führt zu apoptotischem Zelluntergang in der Epidermis	Nekrotische Keratinozyten, spongiotische Epidermis, lymphozytäre Perivaskulitis, manchmal subepidermale Blasenbildung, Hypergranulose	Target-Läsionen v. a. an Händen, Füßen, im Gesicht; milder bis schwerer Verlauf möglich
Virusexantheme	Hautausschläge als Folge von systemischen Virusinfektionen (z. B. Masern, Röteln, Ringelröteln, HHV-6). Immunreaktion auf virale Antigene	Meist perivaskuläre lymphozytäre Infiltrate, variable Epidermisveränderungen je nach Virus, Hypergranulose, Parakeratose möglich	Generalisierte makulopapulöse Exantheme, oft mit Fieber, evtl. Enanthem (Schleimhautbeteiligung), abhängig vom Virus

HHV-6 humanes Herpesvirus 6, *HSV* Herpes-simples-Virus

2.3 Stratum spinosum

Das Stratum spinosum ist eine mehrschichtige Zelllage der Epidermis, die zwischen dem Stratum basale und dem Stratum granulosum liegt. Es besteht aus polygonalen Keratinozyten, die durch zahlreiche Desmosomen miteinander verbunden sind. Diese Verbindungen sorgen für die mechanische Stabilität der Haut.

Das Stratum spinosum spielt eine wichtige Rolle bei der Differenzierung der Keratinozyten und enthält Langerhans-Zellen, die zur Immunabwehr beitragen. In dieser Schicht beginnen die Keratinozyten, Zytokeratinfilamente zu produzieren, die später zur Verhornung der Zellen im Stratum corneum beitragen.

2.3.1 Akanthose

Akanthose ist ein histopathologischer Begriff, der sich auf eine Verdickung der Epidermis bezieht, insbesondere des Stratum spinosum. Diese Veränderung kann bei verschiedenen dermatologischen Erkrankungen auftreten und ist oft mit einer erhöhten Zellproliferation verbunden.

■ **Merkmale der Akanthose**

- **Veränderung des Hautbildes:** Die betroffenen Hautareale erscheinen hyperpigmentiert und dicker als normal. Dies kann in Form von schuppigen oder rauen Stellen auftreten.
- **Histologische Untersuchung:** Bei der mikroskopischen Analyse zeigt sich eine Verdickung des Stratum spinosum, während die anderen Schichten je nach zugrunde liegender Erkrankung variieren können.

Akanthose ist ein Merkmal bei chronischen Hauterkrankungen, die zu einer Verdickung der Haut führen. In den meisten Fällen geht eine Akanthose auch mit einer Hyperkeratose oder einer Parakeratose einher. ◘ Tab. 2.30 vergleicht typische Erkrankungen der Haut mit Akanthose und Hyperkeratose mit denen nur mit vorliegender Akanthose.

2.3.1.1 Acanthosis nigricans

Acanthosis nigricans ist eine Hauterkrankung, die durch eine dunkle, verdickte und samtige Haut an bestimmten Körperstellen gekennzeichnet ist. Die betroffenen Bereiche sind häufig die Halsfalten, Achselhöhlen, Leisten oder auch Hände und Füße. Die Hautveränderungen entstehen durch eine Vermehrung der Epidermis durch Akanthose und auch, in ausgeprägteren Fällen, mit Hyperkeratose (verdickte Hornschicht). Die Haut erscheint oft bräunlich bis schwarz und hat eine wulstige oder glänzende Textur.

In ◘ Tab. 2.31 sind die Pathophysiologie und Histologie der Acanthosis nigricans gegenübergestellt.

◘ **Tab 2.30** Erkrankungen mit Akanthose und mit/ohne Hyperkeratose im Vergleich

Merkmal	Akanthose mit Hyperkeratose	Akanthose ohne Hyperkeratose
Beispiele	Psoriasis, Lichen simplex chronicus, Ichthyosen, Morbus Darier	Morbus Hailey-Hailey, Acanthosis nigricans, Pemphigus vulgaris
Epidermale Veränderungen	Hyperplasie mit vermehrter Hornschichtbildung	Hyperplasie ohne übermäßige Verhornung
Klinische Merkmale	Schuppung, Verdickung, Verhärtung	Weiche, verdickte oder hyperpigmentierte Haut
Ursachen	Chronische Entzündung, mechanische Reizung, genetische Faktoren	Stoffwechselstörungen, Infektionen, Autoimmunreaktionen

2

Tab 2.31 Pathophysiologie und Histologie der Acanthosis nigricans

Aspekt	Pathophysiologie	Histologie
Ursache	Häufig durch Insulinresistenz, hormonelle Störungen (z. B. PCOS), Adipositas oder medikamenteninduzierte Veränderungen (z. B. Kortikosteroide), auch paraneoplastische Ursachen möglich	Häufige Ursache ist eine Überproduktion von Insulin und IGF-1, was zu vermehrter Zellproliferation in der Epidermis führt
Wachstumsfaktoren	Insulin und IGF-1 wirken als Wachstumsfaktoren und fördern die Proliferation der Keratinozyten sowie die Vermehrung der Melanozyten.	Insulin und IGF-1 aktivieren Wachstumsprozesse der Epidermis, was zu einer Verdickung der Haut und einer Hyperpigmentierung führt.
Zellproliferation	Überaktivierung von Insulin- und IGF-1-Rezeptoren führt zu einer verstärkten Keratinozytenproliferation und Hyperkeratose.	Akanthose durch vermehrte Keratinozyten im Stratum basale und Stratum spinosum, häufig auch verlängerte Epidermalpapillen
Hautveränderungen	Verdickte Haut mit einer dunklen, samtigen Oberfläche aufgrund der Hyperpigmentierung und Veränderung der Hautstruktur	Hyperkeratose und Hyperpigmentierung durch vermehrte Melaninansammlungen in der Dermis
Vaskularisierung	Erhöhte Insulinspiegel fördern neue Gefäßbildung und verbesserte Mikrozirkulation in der betroffenen Hautregion.	Erhöhte Vaskularisierung der Dermis, was zu einer verstärkten Durchblutung und Hyperpigmentierung führt
Entzündliche Reaktion	Entzündliche Prozesse sind in der Regel mild bis moderat, aber die insulinbedingte Zellproliferation trägt zur Hautveränderung bei.	Milde entzündliche Infiltrate (hauptsächlich Lymphozyten) in der papillären Dermis
Melanin	Erhöhte Melaninproduktion aufgrund der Verstärkung der Melanozytenaktivität durch die Insulinresistenz oder hormonelle Störungen	Hyperpigmentierung in der Dermis durch erhöhte Melaninansammlungen

IGF-1 Insulin-like growth factor 1, *PCOS* polyzystisches Ovarialsyndrom

Klinik

- **Typische Hautveränderungen:** dunkle, samtige Hautveränderungen in Körperfalten (z. B. Nacken, Achseln, Leistengegend, Knie, Ellbogen), verdickte Haut mit einer „flaumigen" oder „wolkigen" Textur
- **Begleitsymptome:** vermehrte Hautpigmentierung, oft braun bis grau-schwarz, Juckreiz oder ein unangenehmes Hautgefühl in den betroffenen Bereichen
- **Verlauf:** Hautveränderungen beginnen oft in den Hautfalten und können sich auf angrenzende Bereiche ausdehnen.

Therapie

Die Therapie der Acanthosis nigricans zielt auf die Behandlung der zugrunde liegenden Ursache ab. Bei Insulinresistenz und Typ II Diabetes mellitus wird die Insulinempfindlichkeit durch Gewichtsreduktion, Ernährung und Medikamente wie Metformin verbessert. Hormonelle Störungen wie das polyzystische Ovarialsyndrom (PCOS) oder das Cushing-Syndrom erfordern eine entsprechende medikamentöse Behandlung. Bei medikamenteninduzierter Acanthosis sollte das auslösende Medikament abgesetzt oder gewechselt werden.

Topische Behandlungen umfassen Retinoide (z. B. Tretinoin), Keratolytika

Tab 2.32 Pathophysiologie und Histologie des Pemphigus vulgaris

Aspekt	Pathophysiologie	Histologie
Ursache	Autoimmunerkrankung, bei der Antikörper gegen Desmosomenproteine (v. a. Desmoglein 3) gerichtet sind, die für die Zelladhäsion in der Epidermis verantwortlich sind	Ablösung der Epidermiszellen (Akantholyse) aufgrund des Verlusts der Zelladhäsion
Immunmechanismus	Bildung von Autoantikörpern gegen Desmoglein 1 und 3, die die Desmosomen destabilisieren und die Zellverbindung aufheben	Antikörper binden an Desmoglein 1 und 3, was zu einer Trennung der Epidermiszellen führt und eine Blasenbildung verursacht
Blasenbildung	Blasen entstehen durch die Aufhebung der Zelladhäsion in der Epidermis, was zu einer Schichtung der Epidermis führt.	Akantholyse: Zellzwischenräume erweitern sich, und es entstehen intraepidermale Blasen.
Verlauf	Die Erkrankung beginnt oft in der Mundschleimhaut und breitet sich dann auf die Haut und andere Schleimhäute aus.	Mikroskopisch sichtbar sind Blasen in der Epidermis, die intradermal liegen, meist oberhalb der Basalmembran.
Zellen	Immunzellen, insbesondere B-Zellen, produzieren Antikörper gegen Desmogleine	Die Blasen enthalten eine Flüssigkeit, die Zellen wie Keratinozyten und Entzündungszellen (z. B. neutrophile Granulozyten) umfasst.

(z. B. Salicylsäure) und Vitamin-D-Analoga. Laserbehandlungen, z. B. mit einem CO_2-Laser, können die Hautverdickung und Pigmentierung verringern. Eine Gewichtsreduktion und eine ausgewogene Ernährung unterstützen die Verbesserung der Insulinempfindlichkeit und das Hautbild. In einigen Fällen können auch topische Steroide eingesetzt werden.

2.3.1.2 Pemphigus vulgaris

Pemphigus vulgaris ist eine seltene autoimmune Blasenkrankheit der Haut und Schleimhäute, die durch die Bildung von schmerzhaften, flüssigkeitsgefüllten Blasen gekennzeichnet ist. Sie entsteht, wenn das Immunsystem körpereigene Zellen angreift, insbesondere die Desmosomen, die die Zellen der Epidermis miteinander verbinden. Dies führt zu einer Ablösung der Hautzellen (Akantholyse) und zur Bildung von Blasen. Die Erkrankung betrifft häufig die Mundschleimhaut und kann sich auch auf die Haut und andere Schleimhäute wie die der Augen oder des Genitalbereichs ausbreiten.

Pemphigus vulgaris ist chronisch und kann ohne Behandlung schwerwiegende Komplikationen verursachen.

In Tab. 2.32 sind die Pathophysiologie und Histologie des Pemphigus vulgaris gegenübergestellt.

- **Klinik**

- **Typische Hautveränderungen:** schmerzhaft, weiche, fluktuierende Blasen, die leicht platzen und Erosionen hinterlassen
- **Lokalisation:** schmerzhafte Erosionen und Ulzera häufig zuerst in der Mundhöhle, Verbreitung auf Haut und Schleimhäute (Blasen und Erosionen können sich auf die Haut, Augen, Genitalien und andere Schleimhäute ausbreiten)
- **Klinische Phänomene:** positives Nikolski-Zeichen (Haut lässt sich durch sanften Druck leicht ablösen)
- **Verlauf:** schwankende Intensität (akute Schübe und Remissionen der Krankheit)

2

Tab 2.33 Therapieoptionen bei Pemphigus vulgaris

Therapieebene	Wirkung	Maßnahmen
Allgemeine Maßnahmen	Hautschutz, Infektionsprophylaxe, Wundheilung fördern	Schonende Hautpflege, antiseptische Waschungen (z. B. Octenidin, Chlorhexidin), Behandlung wie bei großflächigen Wunden/Verbrennungen – aseptisches Vorgehen bei Verbandwechseln, Vermeidung mechanischer Reize (enge Kleidung, Reibung), ausgewogene Ernährung und ausreichende Flüssigkeitszufuhr
Systemische Glukokortikoide (Therapie der 1. Wahl)	Rasche Entzündungshemmung und Kontrolle der Blasenbildung	Prednisolon (1–2 mg/kg KG/Tag initial, Dosisreduktion nach klinischer Besserung); bei schweren Verläufen: Methylprednisolon-Stoßtherapie (z. B. 250–1000 mg i. v., über 3 Tage)
Steroidsparende Immunsuppressiva (Kombinationstherapie)	Reduktion der Glukokortikoidnebenwirkungen, bessere Langzeitkontrolle	Azathioprin (1–3 mg/kg KG/Tag), Mycophenolat-Mofetil (2–3 g/Tag), Methotrexat (7,5–25 mg/Woche)
Immunmodulatoren (bei refraktären Verläufen)	Gezielte Immunmodulation, Antikörperdepletion	Rituximab (Anti-CD20-Antikörper), Mittel der Wahl bei refraktären Fällen (2× 1000 mg i. v., im Abstand von 2 Wochen) oder lymphomtypisches Schema (4× 375 mg/m²); Alternative: IVIG, Plasmapherese, Immunadsorption
Adjuvante Maßnahmen	Symptomlinderung, Infektionskontrolle, Schleimhautpflege	Topische Glukokortikoide oder Calcineurin-Inhibitoren bei mildem Schleimhautbefall; lokale Antiseptika (Mundspülungen mit Chlorhexidin); Schmerztherapie (z. B. Lidocain-Gel oral)
Langzeitmanagement	Rezidivprophylaxe, Nebenwirkungsüberwachung	Langsame Reduktion der Steroiddosis über Wochen bis Monate; regelmäßige Laborkontrollen (Blutbild, Leberwerte, Immunglobuline), Osteoporoseprophylaxe unter Glukokortikoiden (Vitamin D, Kalzium, evtl. Bisphosphonate)

CD Cluster of Differentiation, *i. v.* intravenös, *IVIG* intravenöse Immunglobuline, *KG* Körpergewicht

- **Mögliche systemische Komplikationen:** Bei schwerem Verlauf können Infektionen und Dehydration auftreten, die Erkrankung ist unbehandelt potenziell lebensbedrohlich.

Therapie

Die Behandlung des Pemphigus vulgaris erfordert eine sorgfältige und individuelle Therapie, da es sich um eine chronische Autoimmunerkrankung handelt, die sowohl die Haut als auch die Schleimhäute betreffen kann. Ziel der Behandlung ist es, die Autoimmunreaktion zu unterdrücken, die Blasenbildung zu stoppen und langfristige Remissionen zu erreichen.

Die Therapie besteht in der Regel aus einer Kombination verschiedener medikamentöser Ansätze, die auf den Schweregrad der Erkrankung und das Ansprechen des Patienten abgestimmt werden. Tab. 2.33 gibt einen Überblick über die wesentlichen Therapieoptionen, die zur Behandlung von Pemphigus vulgaris eingesetzt werden.

2.3.1.3 Übersicht

In Tab. 2.34 sind die Pathophysiologie, Histologie und Klinik von Hauterkrankungen mit Akanthose in einer Übersicht gegenübergestellt.

Tab 2.34 Pathophysiologie, Histologie und Klinik von Hauterkrankungen mit Akanthose als Übersicht

Erkrankung	Pathophysiologie	Histologie	Klinik
Psoriasis	Autoimmunerkrankung, bei der T-Lymphozyten eine übermäßige Hautzellproliferation und Entzündung verursachen	Hyperkeratose, parakeratotische Schicht, Epidermisverdickung, Akanthose, entzündliche Infiltrate, Dilatation der Blutgefäße	Schuppende Plaques, häufig an den Streckseiten der Extremitäten, auf der Kopfhaut und im lumbosakralen Bereich; Juckreiz, Schmerzen möglich
Ichthyosen	Genetische Erkrankungen, die zu einer Störung der Hautbarriere und der Hornhautbildung führen	Hyperkeratose, teilweise orthokeratotisch, Akanthose, variierende Dicke der Epidermis, teils abnormal ausgebildete Hautanhangsgebilde	Trockene, schuppige Haut, die häufig zerschlissen oder rissig ist, besonders an Händen, Füßen und Extremitäten
Lichen planus	Entzündliche Hauterkrankung mit einer Immunreaktion gegen Basalzellen der Epidermis	Bandartige lymphozytäre Infiltrate an der Dermoepidermalgrenze, Hypergranulose, hyperkeratotische Schicht, Akanthose, häufig apoptotische Keratinozyten	Juckende, flache, lilafarbene Papeln, häufig an Hand- und Fußgelenken, am unteren Rücken, Mundschleimhaut betroffen
Lichen simplex chronicus	Chronischer Juckreiz führt zu Kratzen, was wiederum zu einer Verdickung der Haut und einer Verstärkung des Juckreizes führt.	Hyperkeratose, Akanthose, Verdickung der Epidermis, häufig lichenoide Entzündungsinfiltrate	Juckreiz, Verdickung, Hautläsionen, die durch chronisches Kratzen verstärkt werden, meist an Hals, Kopf, Extremitäten
Chronische Ekzeme	Überempfindlichkeitsreaktionen, die zu einer chronischen Entzündung der Haut führen, oft durch Umweltfaktoren oder genetische Prädisposition	Hyperkeratose, Spongiose, Parakeratose, Akanthose, Lymphozyteninfiltrate, Akkumulation von Entzündungszellen	Trockene, schuppende Haut, Rötung, stark juckende Stellen, oft an den Beugen der Arme und Beine
Morbus Darier	Störung der Epidermisbildung durch Mutationen des ATP2A2-Gens, die zu einer fehlenden Stabilität der Zellverbindungen führt.	Hyperkeratose, Akantholyse, Akanthose, Parakeratose, Zystenbildung in der Epidermis, eosinophile Infiltrate, oft mit charakteristischen „Körnerzellen"	Verruköse, fettige Plaques, besonders im Bereich von Kopfhaut, Ohren, Stirn, Achselhöhlen; häufig auch Nagelveränderungen
Morbus Hailey-Hailey	Autosomal-dominante Erkrankung mit Störung der Kalzium-ATPase, die zu einer Abnormalität der Zelladhäsion führt	Hyperkeratose, Akantholyse, Blasenbildung, mikroskopische Erosionen, Akanthose, Verlust der Zelladhäsion in der Epidermis	Schmerzhafte Blasenbildung und Erosionen, v. a. in Körperfalten wie den Achseln, Leisten, am Nacken und im Genitalbereich

(Fortsetzung)

2

Tab 2.34 (Fortsetzung)

Erkrankung	Pathophysiologie	Histologie	Klinik
Pityriasis rubra pilaris	Unklare Ätiologie, möglicherweise eine Autoimmunreaktion, die die Epidermis betrifft und zu einer beschleunigten Zellproliferation führt	Parakeratose, Epidermisverdickung, Akanthose, perifollikuläre Infiltrate, Hypergranulose, Anzeichen einer follikulären Hyperkeratose	Rötliche, schuppende Plaques mit feinen Schuppen, die an den Extensorflächen und auf der Kopfhaut auftreten können; häufig mit Hautverdickung und Alopezie
Acanthosis nigricans	Häufig mit Insulinresistenz oder endokrinologischen Störungen assoziiert; verursacht eine übermäßige Proliferation von Keratinozyten	Verdickung der Epidermis mit Akanthose, Hyperkeratose, oft dunkler Pigmentierung und papillomatösen Veränderungen	Dunkle, samtige Hautveränderungen, die typischerweise an Nacken, Achseln, Leisten und manchmal an den Händen oder Füßen auftreten
Pemphigus vulgaris	Autoimmunerkrankung, bei der Autoantikörper gegen Desmogleine, wichtige Zelladhäsionsmoleküle, gerichtet sind, was zu Blasenbildung führt	Akantholyse, Akanthose, intradermale Blasen, Verlust der Zelladhäsion an der Dermoepidermalgrenze, entzündliche Infiltrate	Schmerzende Blasen und Erosionen, v. a. im Mundbereich und an der Haut, häufig an Schleimhäuten, insbesondere an der Mund- und Genitalschleimhaut

ATP2A2-Gen Gen, das die Kalzium-pumpende ATPase im sarko- und endoplasmatischen Retikulum des Skelettmuskels codiert, *Kalzium-ATPase* von Adenosintriphosphat (ATP) abhängiger Ionenkanal

2.3.2 Spongiose

Spongiose ist ein histopathologisches Merkmal, das sich auf die Ansammlung von interzellulärer Flüssigkeit in der Epidermis bezieht, insbesondere zwischen den Keratinozyten. Diese Flüssigkeitsansammlungen führen zu einer Schwellung und einem „schwammartigen“ Aussehen der Hautzellen. Spongiose ist häufig mit entzündlichen Hauterkrankungen assoziiert, insbesondere mit Ekzemen.

Merkmale der Spongiose

- **Veränderung des Hautbildes:** Spongiose ist ein typisches Merkmal bei verschiedenen Formen von Ekzemen und kann auch bei anderen entzündlichen Hauterkrankungen auftreten. Das Vorhandensein von Spongiose deutet auf eine akute Entzündung hin und ist ein wichtiger Hinweis bei der Diagnose und Behandlung von Hauterkrankungen.
- **Histologische Untersuchung:** Die Spongiose ist eine interzelluläre Ödembildung in der Epidermis mit Auflockerung der Zellkontakte.

2.3.2.1 Ekzeme

Ekzeme sind entzündliche Hauterkrankungen, die durch verschiedene Mechanismen und Auslöser entstehen können. Sie teilen sich in unterschiedliche Typen ein, abhängig von Ursache und Erscheinungsbild (Tab. 2.35). Insbesondere bei den atopischen Ekzemen steht eine ausgeprägte Spongiose in der akuten Phase im Vordergrund.

Tab. 2.36 gibt einen Überblick über die pathophysiologischen und histologischen Mechanismen entzündlicher Hauter-

Tab 2.35 Ekzemformen

Hauterkrankung	Spongiose	Weitere histopathologische Merkmale	Klinische Merkmale	Ursachen
Atopisches Ekzem	Häufig vorhanden	Lymphozytäre Infiltration, Parakeratose	Juckende, schuppige Läsionen, häufig in Beugestellen	Genetische Prädisposition, Umweltfaktoren, Allergene
Kontaktekzem	Häufig vorhanden	Lymphozytäre Infiltration, eosinophile Infiltration	Rötung, Schwellung und Blasenbildung nach Kontakt mit Allergen oder Reizstoff	Kontakt mit irritierenden Substanzen oder Allergenen
Seborrhoische Dermatitis	Mäßig bis stark vorhanden	Schuppenbildung, Follikulitis	Rötung und Schuppenbildung in seborrhoischen Regionen (z. B. Kopfhaut)	Überproduktion von Talg, Malassezia-Hefepilze
Nummuläres Ekzem	Häufig vorhanden	Lymphozytäre Infiltration	Runde, juckende Läsionen	Trockene Haut, Allergene, Umweltfaktoren
Stauungsekzem	Mäßig vorhanden	Lymphozytäre/eosinophile Infiltration	Schwellung, Rötung und Juckreiz, häufig an den Beinen	Venöse Insuffizienz, chronische venöse Stauung
Dyshidrotisches Ekzem	Vorhanden	Vesikuläre Veränderungen	Juckende Bläschen an Händen und Füßen	Stress, Allergene, Feuchtigkeit

2

Tab 2.36 Pathophysiologie und Histologie der Ekzeme im Überblick

Aspekt	Pathophysiologie	Histologie
Genetische Prädisposition	Mutationen des Filaggringens führen zu einer beeinträchtigten Hautbarriere.	Histologisch kann eine verminderte Barrierefunktion der Epidermis sichtbar sein.
Hautbarrieredysfunktion	Eine geschädigte Hautbarriere ermöglicht das Eindringen von Allergenen und Reizstoffen.	Hyperkeratose und Parakeratose durch einen verstärkten Zellumsatz zum Schutz vor Pathogenen
Immunologische Reaktion	Überaktivierung von T-Helferzellen (Th2-Zellen) führt zur Produktion entzündungsfördernder Zytokine.	Infiltration von Lymphozyten und anderen Entzündungszellen in die Dermis
Entzündungsmediatoren	Die Freisetzung von Zytokinen und Chemokinen führt zur Rekrutierung von Entzündungszellen.	Spongiose und Ödembildung in der oberen Dermis
Umweltfaktoren	Exogene Faktoren wie Allergene oder chemische Reizstoffe können Ekzemschübe auslösen.	Vaskuläre Veränderungen wie eine Dilatation der Blutgefäße sind oft sichtbar.
Chronische Entzündung	Wiederholte Schübe führen zu chronischen Veränderungen in der Hautstruktur.	Lichenifikation kann auftreten.
Juckreiz-Kratz-Zyklus	Juckreiz führt zu Kratzen, das die Entzündung verstärkt und die Hautbarriere weiter schädigt.	Sekundäre Veränderungen durch Kratzen wie Erosionen oder Infektionen können histologisch nachgewiesen werden.

Th2-Zellen Typ-2-T-Helferzellen

krankungen, insbesondere der atopischen Dermatitis. Sie zeigt den Einfluss genetischer Faktoren, der Hautbarrieredysfunktion, immunologischer Reaktionen und Umweltfaktoren auf die Krankheitsentstehung.

Therapie

Die Therapie von Ekzemen richtet sich nach der Ursache, dem Schweregrad und der Verlaufsform der Erkrankung (Tab. 2.37). Ein zentraler Bestandteil ist die Hautpflege, bei der rückfettende und feuchtigkeitsspendende Cremes oder Salben verwendet werden, um die Hautbarriere zu stärken und Trockenheit zu reduzieren. Wichtig ist die Vermeidung von Reizstoffen und Allergenen, die die Symptome verschlimmern können.

2.3.2.2 Weitere entzündliche Erkrankungen

Klinisch sind Ekzeme manchmal schwierig von anderen entzündlichen Hauterkrankungen zu unterscheiden. Histologisch kann auch bei den Differenzialdiagnosen eine Spongiose auftreten. Diese kann man aber, wie in Tab. 2.38 dargestellt, durch weitere histopathologische Merkmale von Ekzemen unterscheiden.

Tab 2.37 Therapieansätzen bei Ekzemen im Überblick

Ekzemform	Therapieansatz
Allgemeine Basistherapie	Hautpflege mit rückfettenden Cremes, Vermeidung von Reizstoffen (z. B. Seifen, Duftstoffe, Allergene)
Atopisches Ekzem	Topische Glukokortikoide, Calcineurin-Inhibitoren, Antihistaminika bei Juckreiz, in schweren Fällen: systemische Immunsuppressiva (Ciclosporin, Dupilumab, Tralokinumab, Lebrikizumab)
Kontaktekzem	Meidung des auslösenden Allergens oder Reizstoffs, topische Glukokortikoide; bei starken Fällen: systemische Steroide
Seborrhoisches Ekzem	Antimykotische Cremes, milde Kortikosteroide, antimykotische Shampoos
Nummuläres Ekzem	Antiseptische oder antibiotische Salben bei bakterieller Infektion, topische Glukokortikoide zur Entzündungshemmung
Dyshidrotisches Ekzem	Feuchte Umschläge zur Linderung, topische Glukokortikoide; in schweren Fällen: systemische Immunsuppressiva
Weitere Maßnahmen	Lichttherapie (UVB, PUVA) bei therapieresistenten Ekzemen, Stressmanagement und Vermeidung von Umweltfaktoren

PUVA Psoralen + UVA, *UVA* Ultraviolettstrahlung A, *UVB* Ultraviolettstrahlung B

Tab 2.38 Histopathologische Eigenschaften, Klinik und Ursachen weiterer entzündlicher Hauterkrankungen

Hauterkrankung	Spongiose	Weitere histopathologische Merkmale	Klinische Merkmale	Ursachen
Psoriasis vulgaris	Selten ausgeprägt	Akanthose, Parakeratose, neutrophile Mikroabszesse	Rote Plaques mit silbernen Schuppen, oft an Ellenbogen und Knien	Autoimmunreaktion, genetische Faktoren
Pityriasis rosea	Vorhanden	Spongiose und lichenoide Veränderungen	Rosafarbene schuppige Läsionen an den Hautspaltlinien	Möglicherweise virale Infektion (z. B. HHV-6)
Granuloma annulare	Mild vorhanden	Granulomatöse Entzündung	Ringförmige Läsionen ohne Juckreiz	Unbekannte Ursache; möglicherweise autoimmune Reaktion
Lichen planus	Mäßig vorhanden	Akanthose, Parakeratose, bandförmige lymphozytäre Infiltration an der Basalmembran	Juckende, flache violette Läsionen	Unbekannte Ursache; möglicherweise autoimmune Reaktion
Erythema exsudativum multiforme	Vorhanden in akuten Phasen	Subepitheliale Blasenbildung	Kokardenartige Läsionen	Infektionen (z. B. HSV), Medikamente

HHV-6 humanes Herpesvirus 6, *HSV* Herpes-simples-Virus

2

2.3.2.3 Infektionen

Die Spongiose ist ein auch ein häufiges histopathologisches Merkmal bei infektiösen Dermatosen (mykotischen, bakteriellen und viralen!), da es auch hier zu einer Aktivierung des Immunsystems durch die Erreger kommt. Es werden ebenfalls Entzündungsmediatoren freigesetzt, die die Blutgefäße erweitern und deren Permeabilität erhöhen. Leider sind manche infektiöse Dermatosen auch klinisch schwer von Ekzemen abgrenzbar. Um die Diagnosestellung zu erleichtern, sind in ◘ Tab. 2.39 sind die histologischen Unterschiede von infektiösen Dermatosen und Ekzemen gegenübergestellt.

2.3.2.4 Autoimmunerkrankungen

Auch Autoimmunerkrankungen können in ihren Anfangsstadien wie Ekzeme imponieren. Auch histopathologisch kann sich hier eine Spongiose zeigen. Besonders in den entzündlichen Anfangsstadien ist in manchen Fällen eine leichte Spongiose erkennbar. Auch bei den blasenbildenden Autoimmundermatosen (z. B. Pemphigus vulgaris, bullöses Pemphigoid) kann dies der Fall sein.

2.3.2.5 Übersicht

In ◘ Tab. 2.40 sind die Pathophysiologie, Histologie und Klinik von Hauterkrankungen von Ekzemen in einer Übersicht gegenübergestellt.

◘ **Tab 2.39** Histopathologische Unterschiede von infektiösen Dermatosen und Ekzemen

Merkmal	Infektiöse Dermatosen	Ekzeme
Entzündungszellen	Häufig neutrophile Granulozyten	Primär lymphozytäre Infiltrate
	Lymphozyten bei viralen/ mykotischen Infektionen	Eosinophile Granulozyten (insbesondere bei atopischem Ekzem)
Epidermale Veränderungen	Spongiose kann vorhanden sein.	Ausgeprägte Spongiose
	Nekrose oder Apoptose von Keratinozyten möglich	Parakeratose und Akanthose häufig
Dermale Veränderungen	Ausgeprägte dermale Entzündung	Dermale Entzündung meist weniger ausgeprägt
	Ödembildung und vaskuläre Veränderungen	Fibrose in chronischen Fällen möglich
Klinische Manifestationen	Blasenbildung, Erosionen, krustöse Läsionen	Juckende, schuppige Hautveränderungen

Tab 2.40 Pathophysiologie, Histologie und Klinik von Ekzemen als Übersicht

Erkrankung	Pathophysiologie	Histologie	Klinik
Atopische Dermatitis	Chronisch-entzündliche Hauterkrankung mit gestörter Hautbarriere und erhöhter IgE-Produktion	Spongiose, Akanthose, Hyperkeratose, perivaskuläre lymphozytäre Infiltrate	Juckreiz, trockene, schuppende Haut, Ekzeme oft an Beugen der Extremitäten, vermehrt bei Allergikern
Kontaktekzem (allergisches)	Spätreaktion (Typ-IV-Hypersensitivität) auf Allergene wie Metalle, Duftstoffe, Pflanzen	Spongiose, Akanthose, epidermale Ödeme, Lymphozyteninfiltrate, Hyperkeratose	Juckreiz, Erythem, Bläschenbildung, scharf begrenzt auf Kontaktstelle, Chronifizierung möglich
Kontaktekzem (toxisches/ irritatives)	Direkte Schädigung der Hautbarriere durch irritierende Substanzen (z. B. Säuren, Detergenzien)	Spongiose, Akanthose, epidermale Nekrose, perivaskuläre Entzündungsinfiltrate	Rötung, Brennen, Trockenheit, oft an Händen durch häufigen Kontakt mit Reizstoffen
Seborrhoisches Ekzem	Übermäßige Talgproduktion und immunvermittelte Reaktion auf Malassezia-Hefen	Spongiose, Akanthose, Hyperkeratose, follikuläre Parakeratose, lymphozytäre Infiltrate	Gelbliche, fettige Schuppen, v. a. auf der Kopfhaut, im Gesicht (Nasolabialfalte), Brustbereich
Dyshidrotisches Ekzem	Unklare Ätiologie, oft getriggert durch Stress oder Feuchtigkeit	Spongiose, Akanthose, intraepidermale Vesikel, perivaskuläre Entzündungsinfiltrate	Juckende Bläschen an Handflächen, Fußsohlen, Seiten der Finger, teils schmerzhafte Risse
Nummuläres Ekzem	Chronisch-entzündliche Hauterkrankung unklarer Ursache, möglicherweise durch Umweltfaktoren getriggert	Spongiose, Akanthose, Parakeratose, perivaskuläre Lymphozyteninfiltrate	Münzförmige, stark juckende Ekzemherde, meist an Extremitäten oder am Rumpf
Stauungsekzem	Chronisch-venöse Insuffizienz, führt zu Hautschäden durch gestörte Mikrozirkulation	Spongiose, Akanthose, Hyperpigmentierung, Kapillarektasien, Entzündungsinfiltrate	Schuppende, gerötete Haut an Unterschenkeln, oft mit Ödemen und Hyperpigmentierung

IgE Immunglobulin E

2

2.3.3 Akantholyse

Akantholyse bezeichnet den Verlust der Zelladhäsion zwischen Keratinozyten, insbesondere im Stratum spinosum der Epidermis, wodurch es zur Auflösung der interzellulären Verbindungen kommt. Diese Verbindungen werden hauptsächlich durch Desmosomen vermittelt, sodass deren Auflösung zu einer Spaltung oder Blasenbildung innerhalb der Epidermis führt.

Histologisch zeigt sich die Akantholyse durch runde, locker liegende Keratinozyten mit geschrumpftem Zytoplasma und hyperchromatischen Kernen, die als akantholytische Zellen bezeichnet werden. Diese Veränderungen können intraepidermale Spalten, Blasen oder suprabasale Vesikel hervorrufen.

▪ **Merkmale der Akantholyse**

- **Veränderung des Hautbildes:** Auf der Haut sind Blasen zu erkennen; sollten diese bereits geplatzt sein, auch Erosionen/Ulzerationen oder Krusten.
- **Histologische Untersuchung:** Unter dem Mikroskop zeigt sich ein Verlust der Adhäsion der Keratinozyten im Stratum spinosum der Epidermis.

Akantholyse tritt bei verschiedenen dermatologischen Erkrankungen auf, darunter der Pemphigus vulgaris, bei dem suprabasale Spaltbildungen durch Autoantikörper gegen Desmoglein 3 entstehen, oder der Pemphigus foliaceus, der durch eine subkorneale Akantholyse infolge von Autoantikörpern gegen Desmoglein 1 gekennzeichnet ist. Zudem findet sich Akantholyse beim paraneoplastischen Pemphigus, einer seltenen, aber schweren Autoimmunerkrankung, die mit malignen Tumoren assoziiert und durch Antikörper gegen verschiedene epidermale Adhäsionsproteine gekennzeichnet ist.

Darüber hinaus tritt Akantholyse bei genetisch bedingten Erkrankungen wie Morbus Darier und der Hailey-Hailey-Krankheit auf, die durch eine gestörte Desmosomenfunktion hervorgerufen werden. Auch beim Morbus Grover, einer transienten Akantholysendermatose unklarer Ätiologie, finden sich akantholytische Veränderungen, meist im Bereich des Stammes.

2.3.3.1 Pemphigus foeliacus

Der Pemphigus foliaceus ist eine autoimmunbedingte, blasenbildende Hauterkrankung, die durch Autoantikörper gegen Desmoglein 1 verursacht wird. Dies führt zu einer subkornealen Akantholyse, also zum Verlust der Zelladhäsion in den oberen Epidermisschichten.

Die Akantholyse liegt beim Pemphigus foeliacus nicht im Stratum spinosum, sondern bereits zwischen dem Stratum corneum und dem darunterliegenden Stratum granulosum!

▫ Tab. 2.41 zeigt die Pathophysiologie und Histologie des Pemphigus foeliacus als Übersicht.

▪ **Klinik**

- **Typische Hautveränderungen:** oberflächliche, schlaffe Blasen auf unauffälliger Haut, die schnell platzen und krustöse Erosionen hinterlassen
- **Lokalisation:** häufig im Gesicht, auf der Kopfhaut und im oberen Körperbereich (insbesondere an seborrhoischen Arealen)
- **Schleimhaut:** keine Schleimhautbeteiligung
- **Klinische Phänomene:** positives Nikolski-Zeichen (mechanischer Druck führt zur Ablösung der Epidermis)
- **Verlauf:** chronischer Verlauf, aber nur langsame Progression

▪ **Therapie**

Die Behandlung des Pemphigus foliaceus zielt darauf ab, die Autoimmunreaktion zu unterdrücken und die Blasenbildung zu kontrollieren. Der Verlauf der Erkrankung

Tab 2.41 Pathophysiologie und Histologie des Pemphigus foeliacus

Aspekt	Pathophysiologie	Histologie
Ursache	Autoantikörper gegen Desmoglein 1	Subkorneale Spaltbildung (Akantholyse)
Blasenbildung	Subkorneale Akantholyse, Verlust der Zelladhäsion in den oberen Epidermisschichten	Spaltbildung oberhalb der Basalzellschicht, die keine Basalmembran mehr hat
Mechanismus	Störung der Desmosomen, insbesondere der Bindung zwischen den Keratinozyten in den oberen Epidermisschichten	Subkorneale Blasen mit akantholytischen Zellen (Tzanck-Zellen) innerhalb der Blasendecke
Immunmechanismus	Autoantikörper (IgG) gegen Desmoglein1 führen zu einer Störung der Zelladhäsion.	Direkte Immunfluoreszenz zeigt IgG- und C3-Ablagerungen in den oberen Epidermisschichten.
Beteiligte Zellen	Zerstörung der Desmosomen und der interzellulären Bindung zwischen den Keratinozyten	Akantholytische Zellen, die lose in der Blasendecke liegen
Mikroskopische Merkmale	Blasenbildung oberhalb der Basalzellschicht	Spaltbildung zwischen den obersten Zellen (Stratum corneum) und dem darunterliegenden Stratum granulosum
Immunfluoreszenz	IgG-Antikörpern und C3 in einem netzartigen Muster in den oberen Epidermisschichten	Positive Immunfluoreszenz zeigt Ablagerungen von IgG und C3 in den interzellulären Räumen der obersten Epidermisschichten.

C3 Komplementfaktor 3, *IgG* Immunglobulin G

ist meist milder als beim Pemphigus vulgaris, jedoch bleibt eine konsequente Therapie notwendig, um langfristige Hautschäden und Komplikationen zu vermeiden.

Die Therapie umfasst in der Regel eine Kombination aus Immunsuppressiva, Glukokortikoiden und unterstützenden Maßnahmen (Tab. 2.42).

Die Therapie des Pemphigus foliaceus kann je nach Schweregrad und Verlauf individuell angepasst werden. Bei frühzeitiger und konsequenter Behandlung können die meisten Patienten gut stabilisiert werden.

Vergleich mit Pemphigus vulgaris

Der Pemphigus vulgaris und der Pemphigus foliaceus gehören beide zu den autoimmunbedingten blasenbildenden Dermatosen und sind durch eine Akantholyse gekennzeichnet. Beide Erkrankungen entstehen durch Autoantikörper gegen Desmosomenproteine, unterscheiden sich jedoch in ihrer Pathophysiologie, Klinik und Prognose. Während der Pemphigus vulgaris tiefere suprabasale Blasen mit häufigen Schleimhautläsionen verursacht und unbehandelt lebensbedrohlich sein kann, betrifft der Pemphigus foliaceus nur die oberflächliche Epidermis und verläuft meist milder. Tab. 2.43 stellt die wichtigsten Unterschiede und Gemeinsamkeiten dar.

Die Unterscheidung der beiden Krankheitsbilder ist essenziell für die richtige Therapieentscheidung, da der Pemphigus vulgaris oft eine aggressive Immunsuppression erfordert, während beim Pemphigus foliaceus mildere Therapieansätze ausreichend sein können.

Tab 2.42 Therapieoptionen bei Pemphigus foeliacus

Therapieansatz	Maßnahmen	Bemerkungen
Immunsuppressive Therapie	Glukokortikoide (z. B. Prednisolon)	Häufig in niedrigeren Dosen als beim Pemphigus vulgaris
	Steroidsparende Immunsuppressiva (z. B. Azathioprin, Mycophenolat-Mofetil)	Ergänzende Therapie zur Reduktion der Steroiddosis
	Rituximab (Anti-CD20-Antikörper)	Bei schwereren Verläufen oder Steroidresistenz als Option
Topische Therapie	Topische Glukokortikoide	Bei milden Formen, wenn nur begrenzte Hautareale betroffen sind
Supportive Therapie	Wundpflege	Aseptische Pflege der Erosionen und Blasen
	Infektionsprophylaxe	Antimikrobielle Therapie bei Anzeichen einer Superinfektion
	Flüssigkeits- und Elektrolytausgleich	Bei ausgedehnten Hautläsionen und Flüssigkeitsverlust
Plasmapherese/IVIG	Plasmapherese (bei therapierefraktären Fällen)	Entfernung von Autoantikörpern aus dem Blut
	IVIG	Zusatztherapie bei schwererem Verlauf oder Refraktivität

CD Cluster of Differentiation, *IVIG* intravenöse Immunglobuline

Tab 2.43 Gemeinsamkeiten und Unterschiede von Pemphigus vulgaris und Pemphigus foeliacus

Merkmal	Pemphigus vulgaris	Pemphigus foliaceus
Autoantikörper	Desmoglein 3 (ggf. auch Desmoglein 1)	Desmoglein 1
Blasenbildung	Suprabasale Akantholyse	Subkorneale Akantholyse
Lokalisation	Haut und Schleimhäute	Nur Haut (keine Schleimhautbeteiligung)
Klinisches Bild	Schlaffe Blasen, Erosionen, häufig Schleimhautläsionen	Oberflächliche Blasen, Erosionen mit Krusten
Histologie	Suprabasale Spaltbildung mit Akantholyse	Subkorneale Spaltbildung mit Akantholyse
Direkte Immunfluoreszenz	Netzartige IgG- und C3-Ablagerungen in der gesamten Epidermis	Netzartige IgG- und C3-Ablagerungen in den oberen Epidermisschichten
Nikolski-Zeichen	Positiv	Positiv
Schweregrad	Schwerer Verlauf, unbehandelt lebensbedrohlich	Milderer Verlauf, aber chronisch progredient
Therapie	Glukokortikoide, Rituximab, Immunsuppressiva	Glukokortikoide, Immunsuppressiva, bei milden Formen evtl. nur topische Steroide

C3 Komplementfaktor 3, *IgG* Immunglobulin G

2.3.3.2 Paraneoplastischer Pemphigus

Der paraneoplastische Pemphigus ist eine seltene, aber schwerwiegende blasenbildende Autoimmunerkrankung, die in Assoziation mit malignen oder benignen Tumoren auftritt. Sie wird durch Autoantikörper gegen verschiedene Desmosomen- und Hemidesmosomenproteine (z. B. Desmoglein 1 und 3, Plakine) verursacht, die zu einer schweren mukokutanen Blasenbildung führen.

In Tab. 2.44 sind die Pathophysiologie und Histologie des paraneoplastischen Pemphigus gegenübergestellt.

Der paraneoplastische Pemphigus ist eine besonders aggressive Form der blasenbildenden Autoimmunerkrankungen mit variabler histologischer Präsentation, was eine diagnostische Herausforderung darstellt. Die Prognose ist oft schlecht und hängt stark von der Behandlung des zugrunde liegenden Tumors ab.

- **Klinik**
  - **Typische Hautveränderungen:** polymorphe Läsionen mit Blasenbildung (ähnlich wie beim Pemphigus vulgaris oder bullösen Pemphigoid), erythematösen/lichenoiden oder ekzematösen Hautveränderungen, Ulkusbildung und nekrotischen Läsionen
  - **Schleimhaut:** oft erstes Symptom; schmerzhafte erosive Stomatitis, oft mit blutenden Ulzerationen, Befall von Mund, Lippen, Pharynx, Larynx, Augen, Genitalien, Anus

Tab 2.44 Pathophysiologie und Histologie des paraneoplastischen Pemphigus

Aspekt	Pathophysiologie	Histologie
Ursache	Autoantikörper gegen Desmoglein 1 und 3, Plakine (z. B. Envoplakin, Periplakin) sowie Hemidesmosomenproteine	Suprabasale und/oder subepidermale Blasenbildung
Mechanismus	Verlust der Zelladhäsion durch Desmosomen- und Hemidesmosomenzerstörung	Akantholyse (Desmosomenzerstörung) und lichenoide Infiltrate
Assoziation	Meist mit malignen Tumoren (z. B. Non-Hodgkin-Lymphom, CLL, Thymom, Castleman-Tumor)	Tumorassoziierte Autoimmunreaktion nachweisbar
Blasenbildung	Suprabasale oder subepidermale Akantholyse	Mischung aus Pemphigus-ähnlichen und lichen- oder pemphigoidartigen Läsionen
Immunmechanismus	IgG-Autoantikörper greifen Zelladhäsionsmoleküle an	Direkte Immunfluoreszenz: IgG- und C3-Ablagerungen netzartig in der Epidermis und linear an der Basalmembran
Beteiligte Zellen	Autoimmunreaktion gegen Keratinozyten und Basalmembrankomponenten	Dyskeratotische Keratinozyten, lymphozytäres Infiltrat in der Dermis
Mikroskopische Merkmale	Epidermale Nekrose, Akantholyse, subepidermale Blasenbildung	Lichenoide Infiltration mit apoptotischen Keratinozyten
Immunfluoreszenz	IgG- und C3-Ablagerungen in der Epidermis und an der Basalmembran	Direkt: netzartige Ablagerungen in der Epidermis, linear an der Basalmembran

C3 Komplementfaktor 3, *CLL* chronische lymphatische Leukämie, *IgG* Immunglobulin G

- **Klinische Phänomene:** positives Nikolski-Zeichen (mechanischer Druck führt zur Ablösung der Epidermis)
- Oft Beteiligung der Lunge (Bronchiolitis obliterans → respiratorische Insuffizienz)
- Schwere Allgemeinsymptome durch die zugrunde liegende Neoplasie
- Assoziation mit malignen oder benignen Tumoren, häufig Non-Hodgkin-Lymphom, chronische lymphatische Leukämie (CLL), Thymome, Castleman-Tumor
- Chronisch-progredienter Verlauf, oft mit schlechter Prognose

Die klinische Präsentation des paraneoplastischen Pemphigus ist sehr variabel, was die Diagnose erschwert. Die Erkrankung kann sich nicht nur durch Blasenbildung, sondern auch durch lichenoide oder pemphigoidähnliche Läsionen manifestieren.

■ Therapie

Der paraneoplastische Pemphigus ist eine schwerwiegende, oft therapierefraktäre Autoimmunerkrankung, die in Verbindung mit malignen oder benignen Tumoren auftritt. Die Behandlung zielt sowohl auf die Bekämpfung der Autoimmunreaktion als auch auf die Therapie des zugrunde liegenden Tumors ab (◘ Tab. 2.45), da nur dessen Kontrolle eine langfristige Besserung ermöglichen kann. Aufgrund der schweren Schleimhaut- und Organbeteiligung ist die Prognose oft ungünstig.

◘ **Tab 2.45** Therapieoptionen bei paraneoplastischem Pemphigus

Therapieansatz	Maßnahmen	Bemerkungen
Behandlung des Tumors	Resektion oder Therapie der malignen Erkrankung	Kann zur Remission führen
	Chemotherapie, Bestrahlung (bei malignen Tumoren)	Wichtigster Therapieansatz, wenn möglich
Immunsuppressive Therapie	Hochdosierte systemische Glukokortikoide (Prednisolon)	1. Wahl zur Entzündungshemmung
	Rituximab (Anti-CD20-Antikörper)	Hohe Wirksamkeit, häufig Mittel der Wahl
	Steroidsparende Immunsuppressiva (z. B. Azathioprin, Mycophenolat-Mofetil, Cyclophosphamid)	Ergänzend zur Reduktion der Glukokortikoiddosis
Plasmapherese/ IVIG	Plasmapherese zur Entfernung von Autoantikörpern	Bei therapierefraktären Fällen
	IVIG	Ergänzende Therapieoption
Supportive Therapie	Wundmanagement und Schmerztherapie	Essenziell bei Schleimhautbeteiligung
	Flüssigkeits- und Ernährungstherapie	Bei schweren oralen Läsionen und Dysphagie
	Infektionsprophylaxe	Wichtig wegen erhöhtem Risiko durch Immunsuppression
Lungentherapie	Immunsuppressive Therapie zur Verhinderung einer Bronchiolitis obliterans	Atemwegsbeteiligung prognostisch ungünstig

CD Cluster of Differentiation, *IVIG* intravenöse Immunglobuline

Tab 2.46 Pathophysiologie und Histologie des Morbus Grover

Aspekt	Pathophysiologie	Histologie
Ursache	Unklar, möglicherweise durch Hitze, Schwitzen, UV-Strahlung und trockene Haut ausgelöst	Fokale Akantholyse ohne Autoantikörper
Mechanismus	Dysfunktion der Keratinozytenadhäsion, wahrscheinlich durch mechanische oder thermische Belastung	Ähnelt histologisch dem Pemphigus, aber ohne Autoimmunreaktion
Blasenbildung	Papulöse oder vesikuläre Läsionen ohne systemische Beteiligung	Bläschenbildung durch spongiotische und akantholytische Prozesse
Immunmechanismus	Kein Autoimmunprozess, keine Autoantikörper beteiligt	Keine IgG- oder C3-Ablagerungen in der Immunfluoreszenz
Beteiligte Zellen	Keratinozyten in den oberen Epidermisschichten betroffen	Akantholytische Keratinozyten, intraepidermale Spaltbildung
Mikroskopische Merkmale	Gemischte Muster: Darier-, Hailey-Hailey- oder pemphigusartige Akantholyse	Spongiose, fokale Parakeratose, perivaskuläre lymphozytäre Infiltrate
Immunfluoreszenz	Negativ für IgG und C3	Keine Ablagerungen, wodurch sich Morbus Grover von Autoimmunerkrankungen unterscheidet

C3 Komplementfaktor 3, *IgG* Immunglobulin G, *UV-Strahlung* Ultraviolettstrahlung

Die Prognose des paraneoplastischen Pemphigus ist ernst, da viele Patienten trotz intensiver Therapie einen schweren Verlauf zeigen. Besonders gefährlich ist die Beteiligung der Lunge (Bronchiolitis obliterans), die zu einer lebensbedrohlichen respiratorischen Insuffizienz führen kann. Die wichtigste Maßnahme bleibt die effektive Behandlung der zugrunde liegenden Neoplasie.

2.3.3.3 Morbus Grover

Der Morbus Grover oder auch transiente akantholytische Dermatose ist eine seltene, nicht infektiöse, selbstlimitierende Hauterkrankung, die durch juckende, erythematöse, papulöse oder vesikulöse Hautläsionen gekennzeichnet ist. Die Erkrankung tritt meist bei älteren Männern auf und betrifft bevorzugt den Stamm (Brust, Rücken, Schultern).

In Tab. 2.46 sind die Pathophysiologie und Histologie des Morbus Grover gegenübergestellt.

- **Klinik**

- **Typische Hautveränderungen:** stark juckende, erythematöse Papeln und Bläschen
- **Lokalisation**: v. a. in der Stammregion (Brust, Rücken, Schultern), selten an Extremitäten
- **Schleimhaut:** kein Schleimhautbefall
- **Klinische Phänomene:** Verschlechterung durch Hitze, Schwitzen und trockene Haut
- **Verlauf:** meist selbstlimitierend, kann aber kann monatelang persistieren oder rezidivieren; spontane Abheilung möglich, oft aber wiederkehrende Schübe

2

Tab 2.47 Therapieoptionen bei Morbus Grover

Therapieansatz	Maßnahmen	Bemerkungen
Allgemeine Maßnahmen	Kühlung, Vermeidung von Schwitzen, leichte Kleidung	Wichtige Basistherapie zur Reduktion der Symptome
	Feuchtigkeitsspendende Hautpflege (rückfettende Cremes)	Zur Stabilisierung der Hautbarriere
Topische Therapie	Leichte bis mittelstarke Glukokortikoide (z. B. Hydrocortison, Mometason)	Zur Entzündungshemmung und Juckreizlinderung
	Calcineurin-Inhibitoren (Tacrolimus, Pimecrolimus)	Alternative zu Steroiden, besonders bei langem Verlauf
	Antiseptische oder antibiotische Cremes bei Sekundärinfektionen	Bei Superinfektion mit Bakterien (z. B. Fusidinsäure)
Systemische Therapie	Antihistaminika (z. B. Cetirizin, Loratadin)	Zur Linderung des Juckreizes
	Retinoide (Acitretin, Isotretinoin) in schweren Fällen	Können die Epidermisdifferenzierung verbessern
	Doxycyclin oder Tetrazykline (entzündungshemmend)	In therapierefraktären Fällen als Option
Phototherapie	UVB- oder PUVA-Therapie	Kann bei chronischen Verläufen helfen

PUVA Psoralen + UVA, *UVA* Ultraviolettstrahlung A, *UVB* Ultraviolettstrahlung B

Therapie

Die Behandlung des Morbus Grover ist primär symptomatisch, da die Erkrankung selbstlimitierend ist. Die Therapie zielt darauf ab, den Juckreiz zu lindern und Triggerfaktoren wie Hitze und Schwitzen zu vermeiden (Tab. 2.47).

2.3.3.4 Skabies

Die Skabies ist eine hoch ansteckende parasitäre Hauterkrankung, die durch den Befall mit der Krätzmilbe (*Sarcoptes scabiei* var. *hominis*) verursacht wird. Die Milben graben Gänge in die Epidermis, wo sie Eier ablegen und sich vermehren, was eine starke Immunreaktion mit starkem Juckreiz hervorruft.

In Tab. 2.48 sind die Pathophysiologie und Histologie der Skabies gegenübergestellt.

Klinik

- **Leitsymptom:** starker nächtlicher Juckreiz (durch Immunreaktion auf Milben, Eier und Kot)
- **Typische Hautveränderungen:** Milbengänge (feine, gewundene Linien, oft mit kleinem Bläschen am Ende), Papeln/Vesikel und Pusteln (entzündliche Reaktion auf Milbenprodukte), sekundäre Krusten und Exkoriationen durch Kratzen
- **Prädilektionsstellen:** Fingerzwischenräume, Handgelenke, Ellenbogen, Ach-

Tab 2.48 Pathophysiologie und Histologie der Skabies

Aspekt	Pathophysiologie	Histologie
Erreger	*Sarcoptes scabiei* var. *hominis*	Nachweis von Milben, Eiern oder Kotballen in der Epidermis
Infektionsweg	Direkter Haut-zu-Haut-Kontakt, seltener über Textilien	Intraepidermale Milbengänge sichtbar
Milbenaktivität	Weibliche Milben graben Gänge in die Epidermis und legen dort ihre Eier ab.	Spongiöse Epidermis, mit Milbengängen gefüllt
Immunreaktion	T-Zell-vermittelte Entzündung gegen Milben, Eier, Exkremente	Dichte perivaskuläre Infiltrate mit Lymphozyten, Eosinophilen
Hautveränderungen	Papeln, Vesikel, Krusten durch Immunreaktion und Kratzen	Epidermale Hyperkeratose, Akanthose, Parakeratose
Akantholyse	Sekundäre Akantholyse durch Entzündungsprozesse oder Kratzen	Spaltbildung in der Epidermis, Zerstörung der Zelladhäsion
Prädilektionsstellen	Fingerzwischenräume, Handgelenke, Achseln, Genitalbereich	Milben im Stratum corneum eingebettet
Besondere Formen	*Scabies crustosa* bei Immunsuppression	Starke Hyperkeratose mit massenhafter Milbenvermehrung
Histochemie	Keine direkte Antikörperbildung, aber stark entzündliche Reaktion	PAS-Färbung kann Milbenstrukturen und Kot nachweisen

PAS-Färbung Periodic-Acid-Schiff-Färbung

seln, periumbilikale Region, Gesäß, Genitalbereich – bei Kindern auch Gesicht, Kopfhaut, Handflächen und Fußsohlen
- **Schleimhaut:** kein Schleimhautbefall
- **Klinische Phänomene:** Verschlechterung durch Hitze, Schwitzen und trockene Haut
- **Verlauf:** meist selbstlimitierend, aber kann monatelang persistieren oder rezidivieren; spontane Abheilung möglich, oft aber wiederkehrende Schübe
- **Superinfektionen:** möglich (z. B. Impetiginisierung durch *Staphylococcus aureus* oder *Streptococcus pyogenes*)
- **Postskabiöser Juckreiz** kann nach erfolgreicher Therapie noch Wochen anhalten.

Therapie

Die Therapie der Skabies zielt auf die Abtötung der Milben, die Linderung des Juckreizes und die Vermeidung von Reinfektionen (Tab. 2.49). Wichtig ist die gleichzeitige Behandlung aller engen Kontaktpersonen, auch wenn sie keine Symptome haben.

2.3.3.5 Übersicht

In Tab. 2.50 sind die typischen Erkrankungen mit Akantholyse zusammengefasst.

Tab 2.49 Therapieoptionen bei Skabies

Therapieansatz	Maßnahmen	Bemerkungen
Topische Therapie	Permethrin (5 % Creme), 1. Wahl	Ganzkörperanwendung, Einwirkzeit von 8–12 h
	Benzylbenzoat (10–25 %)	Alternative bei Permethrin-Unverträglichkeit
Systemische Therapie	Ivermectin (einmalig 200 µg/kg, ggf. Wiederholung)	Bei *Scabies crustosa* oder Therapieversagen
Begleittherapie	Antihistaminika (z. B. Cetirizin, Loratadin)	Zur Juckreizlinderung
	Glukokortikoide (topisch, niedrig dosiert)	Zur Behandlung der Entzündungsreaktion
	Antibiotika bei Superinfektionen	Bei bakterieller Sekundärinfektion
Hygienemaßnahmen	Kleidung, Bettwäsche, Handtücher bei 60 °C waschen	Alternativ 72 h luftdicht verpacken
	Kuscheltiere, Polstermöbel etc. 72 h nicht benutzen	Milben sterben außerhalb des Körpers ab.
	Gleichzeitige Behandlung aller engen Kontaktpersonen	Verhindert Reinfektionen

Tab 2.50 Pathophysiologie, Histologie und Klinik von Hauterkrankungen mit Akantholyse als Übersicht

Erkrankung	Pathophysiologie	Histologie	Klinik
Pemphigus vulgaris	Autoimmunerkrankung mit Antikörpern gegen Desmoglein 3, führt zu suprabasaler Akantholyse	Suprabasale Blasen, Akantholyse, entzündliches Infiltrat	Schlaffe Blasen, schmerzhafte Erosionen, Mund- und Hautbeteiligung, potenziell lebensbedrohlich
Pemphigus foliaceus	Autoantikörper gegen Desmoglein 1, verursachen subkorneale Akantholyse	Subkorneale Blasen, Akantholyse, Hyperkeratose, entzündliche Infiltrate	Oberflächliche Blasen und Erosionen, keine Schleimhautbeteiligung, starker Juckreiz
Paraneoplastischer Pemphigus	Autoimmunreaktion im Rahmen von Malignomen mit Antikörpern gegen mehrere Desmosomenproteine	Suprabasale Akantholyse, lichenoide Entzündung, epidermale Nekrose	Blasen, Ulzerationen, schwere Schleimhautbeteiligung, oft mit systemischen Erkrankungen assoziiert
Morbus Grover	Transiente Akantholyse mit unklarer Pathogenese, oft durch Hitze oder Schwitzen ausgelöst	Fokale Akantholyse, suprabasale Spaltbildung, dyskeratotische Keratinozyten	Juckende Papeln und Vesikel am Stamm, v. a. bei älteren Männern

Tab 2.50 (Fortsetzung)

Erkrankung	Pathophysiologie	Histologie	Klinik
Skabies	Infestation mit *Sarcoptes scabiei*, führt zu Entzündung und mechanischer Akantholyse	Milbengänge, Spongiose, Akantholyse, eosinophile Infiltrate	Starker Juckreiz (nachts), Papeln, Vesikel, Exkoriationen, Prädilektionsstellen intertriginös
Morbus Darier	Mutation des ATP2C1-Gens, stört Zelladhäsion, führt zu suprabasalem Zellverlust (Akantholyse)	Hyperkeratose, suprabasale Akantholyse, Parakeratose, „Körnerzellen" und Dyskeratose	Verruköse, fettige Plaques, oft auf der Kopfhaut, an Stirn, Achseln, häufig auch Nagelveränderungen
Morbus Hailey-Hailey	Mutation des ATP2C1-Gens, beeinträchtigt Kalziumregulation und Zelladhäsion (Akantholyse)	Blasenbildung durch suprabasale Akantholyse, Hyperkeratose, mikroskopische Erosionen	Schmerzhaft rezidivierende Blasen und Erosionen in intertriginösen Arealen

ATP2A2-Gen Gen, das die Kalzium-pumpende ATPase im sarko- und endoplasmatischen Retikulum des Skelettmuskels codiert, *ATP2C1-Gen* Gen, das die Kalzium-transportierende ATPase Typ 2C Mitglied 1 codiert

2.3.4 Vakuolisierung

Die Vakuolisierung im Stratum spinosum ist eine pathologische Veränderung der Keratinozyten, bei der sich vakuolenartige Hohlräume innerhalb der Zellen oder im interzellulären Raum bilden.

- **Merkmale der Vakuolisierung**
  - **Veränderung des Hautbildes:** Es können Blasen, entzündliche Papeln, Erosionen oder nekrotische Läsionen (z. B. bei Pemphigoid, Lichen planus, Lupus erythematodes, Herpes) auftreten.
  - **Histologische Untersuchung:** Unter dem Mikroskop zeigt sich eine veränderte Zellmorphologie mit hellem, bläschenartigem Zytoplasma und teilweise kondensierten Zellkernen.

Mehrere Hauterkrankungen zeigen eine Vakuolisierung im Stratum spinosum, insbesondere entzündliche, autoimmune und infektiöse Dermatosen. Lichen planus, Lupus erythematodes und die Graft-versus-Host-Disease (GvHD) sind autoimmune Erkrankungen, bei denen eine Vakuolisierung an der Dermoepidermalgrenze durch T-Zell-vermittelte Schäden auftritt.

Infektiöse Ursachen, z. B. HSV, Varizella-Zoster-Virus und die Hand-Fuß-Mund-Krankheit, führen durch virale Zytopathie zu vakuolisierten Keratinozyten. Auch blasenbildende Erkrankungen wie das bullöse Pemphigoid, der paraneoplastische Pemphigus, die toxische epidermale Nekrolyse (TEN) und das Stevens-Johnson-Syndrom (SJS) zeigen diese Veränderung, oft als Folge einer gestörten Zelladhäsion oder Apoptose.

Zudem tritt eine Vakuolisierung im Rahmen von lichenifizierten Ekzemen, fixen Arzneimittelexanthemen, der Dermatomyositis, der Pityriasis lichenoides und bei paraviralen Exanthemen auf.

2.3.4.1 Lupus erythematodes

Lupus erythematodes ist eine chronische Autoimmunerkrankung, bei der das Immunsystem fälschlicherweise gesunde Zellen und Gewebe angreift, was zu Entzündungen und

Schäden an verschiedenen Organen führt. Es gibt mehrere Formen dieser Erkrankung, unter anderem den systemischen Lupus erythematodes (SLE), den diskoiden Lupus erythematodes (DLE) und den subakut kutanen Lupus erythematodes (SCLE), der eine Zwischenform zwischen dem systemischen und dem diskoiden Lupus darstellt.

Die Erkrankung wird durch die Bildung von Antikörpern gegen körpereigene Strukturen ausgelöst, was zu chronischen Entzündungen führt. Lupus erythematodes kann in verschiedenen Formen auftreten und unterschiedliche Organe schädigen, was die Erkrankung zu einer komplexen und oft schwer diagnostizierbaren Krankheit macht.

▫ Tab. 2.51 zeigt die Pathophysiologie und Histologie des Lupus erythematodes als Übersicht.

Klinik

SLE

- **Typische Hautveränderungen:** Schmetterlingserythem im Gesicht, Haarausfall (nicht vernarbend), Schleimhautulzerationen (z. B. im Mund)
- **Systembeteiligung:** Arthralgien oder Arthritis, Fieber, Müdigkeit, Gewichtsverlust, Nierenbeteiligung (Lupusnephritis), zentralnervöse (ZNS-)Symptome (z. B. Krampfanfälle, Psychosen), hämatologische Veränderungen (Anämie, Leukopenie, Thrombozytopenie)
- **Photosensitivität**

DLE

- **Typische Hautveränderungen:** scharf begrenzte, rötliche Plaques mit fester Schuppe, Narbenbildung und Atrophie

▫ Tab 2.51 Pathophysiologie und Histologie des Lupus erythematodes

Aspekt	Pathophysiologie	Histologie
SLE	Autoimmunerkrankung, bei der das Immunsystem Antikörper gegen körpereigene Zellen bildet, insbesondere gegen DNA, Histone und Zellkernstrukturen. Diese Autoantikörper bilden Immunkomplexe, die Entzündungen und Gewebeschäden verursachen, insbesondere in der Haut, den Nieren und anderen Organen. Die Entzündung ist oft durch eine verstärkte T-Zell-Aktivierung und eine Fehlregulation von B-Zellen gekennzeichnet.	Vakuolisierung im Stratum spinosum (aufgrund der Immunreaktion gegen Basalzellen), Entzündungsinfiltrate (hauptsächlich Lymphozyten), hydropische Degeneration der Basalzellen (Zellen erscheinen aufgequollen), Mikrothromben in den kleinen Gefäßen, Vaskulitis, granulomatöse Infiltrate in der Dermis
DLE	Eine lokalisierte Form des Lupus erythematodes, die überwiegend die Haut betrifft und chronische, entzündliche Läsionen mit Narbenbildung verursacht. Es treten autoimmunvermittelte Reaktionen gegen Hautzellen auf, die die Bildung von Immunkomplexen begünstigen und Entzündungen auslösen.	Vakuolisierung der Basalzellen und teilweise der spinosen Schicht, Hyperkeratose, Parakeratose, Atrophie der Dermis, Lymphozyteninfiltrate in der Papillarschicht, Hyalinose der Dermis (abnormale, glasartige Verhärtung des Bindegewebes), Narbenbildung mit Verlust von Haarfollikeln
SCLE	Eine Zwischenform des Lupus, die häufig durch UV-Licht ausgelöst wird und primär die Haut betrifft, jedoch mit geringerer Beteiligung innerer Organe als beim SLE. In der Regel weniger schwere Entzündung als beim SLE, aber ähnliche autoimmunvermittelte Mechanismen.	Subepidermale Blasenbildung, perivaskuläre Entzündung, Vakuolisierung der Basalzellen, Veränderungen der Basalmembran (Zerstörung oder Fragmentierung), T-Lymphozyteninfiltrate, Vaskulitis und Veränderung der Kapillaren

DLE diskoider Lupus erythematodes, *DNA* Desoxyribonukleinsäure, *SCLE* subakut kutaner Lupus erythematodes, *SLE* systemischer Lupus erythematodes, *UV-Licht* ultraviolettes Licht

im Verlauf; Haarverlust bei Befall der Kopfhaut
- **Lokalisation:** v. a. Gesicht, Ohren, Kopfhaut, Hals betroffen
- **Systembeteiligung:** keine oder geringe systemische Beteiligung
- **Photosensitivität**

SCLE
- **Typische Hautveränderungen:** ringförmige oder psoriasiforme Hautläsionen, keine Narbenbildung
- **Systembeteiligung:** geringe systemische Symptome, häufige Assoziation mit Anti-Ro/SSA-Antikörpern (Antikörper gegen das Sjögren-Syndrom-Antigen A)
- **Starke Photosensitivität**

Therapie

Tab. 2.52 zeigt die wichtigsten Therapiemöglichkeiten beim Lupus erythematodes, einschließlich systemischer und kutaner Formen. Die Therapie richtet sich nach der Schwere der Erkrankung und den betroffenen Organsystemen. Ziel ist es, Entzündungen zu kontrollieren, Schübe zu verhindern und Organfunktionen zu erhalten.

Tab 2.52 Therapieoptionen bei Lupus erythematodes

Form	Therapiebereich	Maßnahmen	Bemerkung
SLE	Basistherapie	Hydroxychloroquin (bei allen Patienten, sofern verträglich)	Reduziert Schübe und Organmanifestationen
	Immunsuppressiva	Azathioprin, Mycophenolat-Mofetil, Methotrexat, Cyclophosphamid	Je nach Organbeteiligung und Krankheitsaktivität
	Biologika	Belimumab, Rituximab (off-label)	Bei refraktären Verläufen
	Systemische Glukokortikoide	Prednisolon, Dosis abhängig von Schweregrad und Organbeteiligung	Akuttherapie bei Schüben
	Supportive Therapie und Prävention	Vitamin D, Osteoporoseprophylaxe, Impfungen, kardiovaskuläre Prävention	Wichtige Langzeitbetreuung
	Photoprotektion	LSF ≥ 50, UV-Exposition meiden	Trigger für Haut- und systemische Schübe
DLE	Lokale Therapie	Hochpotente topische Glukokortikoide, Calcineurin-Inhibitoren	1. Wahl bei begrenztem Befall
	Systemische Therapie	Hydroxychloroquin, ggf. Methotrexat oder Retinoide	Bei generalisiertem oder persistierendem Hautbefall
	Systemische Glukokortikoide	Prednisolon in niedriger Dosierung	Bei ausgeprägten oder therapieresistenten Läsionen
	Photoprotektion	UV-Karenz, LSF ≥ 50	Zentraler Bestandteil der Langzeittherapie

(Fortsetzung)

2

Tab 2.52 (Fortsetzung)

Form	Therapiebereich	Maßnahmen	Bemerkung
SCLE	Lokale Therapie	Topische Glukokortikoide, Calcineurin-Inhibitoren	Bei leichtem Verlauf ausreichend
	Systemische Therapie	Hydroxychloroquin, ggf. Methotrexat, Azathioprin oder Leflunomid	Bei generalisiertem oder chronisch-aktivem Verlauf
	Systemische Glukokortikoide	Kurzfristig Prednisolon	Nur bei akuten Schüben
	Photoprotektion	UV-Schutz mit hohem LSF, Sonnenexposition meiden	UV-empfindlicher Subtyp – Schutz ist essenziell
	Schwangerschaftsmanagement	Monitoring bei SSA-/SSB-Antikörpern	Risiko für neonatalen Lupus erythematodes und AV-Block beachten

AV-Block atrioventrikulärer Block, *DLE* diskoider Lupus erythematodes, *LSF* Lichtschutzfaktor, *SCLE* subakut kutaner Lupus erythematodes, *SLE* systemischer Lupus erythematodes, *SSA-/SSB-Antikörper* Antikörper gegen das Sjögren-Syndrom-Antigen A bzw. B, *UV* Ultraviolettstrahlung

2.3.4.2 Graft-versus-Host-Disease

GvHD ist eine potenziell lebensbedrohliche immunologische Komplikation, die nach allogener Stammzell- oder Knochenmarktransplantation auftreten kann. Dabei greifen die transplantierten Immunzellen des Spenders (graft) die Gewebe des Empfängers (host) an, da sie diese als fremd erkennen.

Man unterscheidet zwei Formen, die akute GvHD, die innerhalb der ersten 100 Tage nach der Transplantation auftritt und bevorzugt Haut, Darm und Leber betrifft sowie die chronische GvHD, die typischerweise nach dem 100. Tag beginnt und nahezu jedes Organ betreffen kann – oft mit autoimmunähnlichen Symptomen.

Tab. 2.53 zeigt die Pathophysiologie und Histologie der GvHD als Übersicht.

Klinik

Akute GvHD

- **Typische Hautveränderungen:** makulopapulöses Exanthem, typischerweise an Handflächen, Fußsohlen und Ohrmuscheln
- **Systembeteiligung:** gastrointestinale Symptome: Übelkeit, Erbrechen, wässrige Diarrhö, Bauchschmerzen, Leberbeteiligung (erhöhte Leberenzyme, Hyperbilirubinämie, Ikterus möglich)
- **Verlauf:** Beginn oft mit unspezifischen Symptomen wie Fieber, Müdigkeit, fortschreiten zu konfluierenden Erythemen mit Blasenbildung oder exfoliativer Dermatitis

Tab 2.53 Pathophysiologie und Histologie der GvHD

Aspekt	Pathophysiologie	Histologie
Akute GvHD	Bei der akuten GvHD greifen aktivierte Spender-T-Lymphozyten die Gewebe des Empfängers an, da sie diese als fremd erkennen. Es kommt zur Freisetzung proinflammatorischer Zytokine wie TNF-α und IL-1, was eine Entzündungsreaktion in Haut, Darm und Leber verursacht.	Histologisch zeigt sich eine basale Vakuolisierung der Epidermis, begleitet von apoptotischen Keratinozyten, oft als „Satellitennukleation" bezeichnet. Zudem findet sich ein lymphozytäres Infiltrat entlang der Dermoepidermalgrenze.
Chronische GvHD	Die chronische GvHD weist Merkmale einer Autoimmunerkrankung auf, an der sowohl T- als auch B-Zellen beteiligt sind. Es kommt zu langfristigen Entzündungsreaktionen und fibrosierenden Prozessen, die verschiedene Organe betreffen können.	Histologisch finden sich epidermale Atrophie, Hyperkeratose und eine Interface-Dermatitis. Zudem ist eine vakuolisierende Degeneration der Basalzellschicht typisch, häufig begleitet von einer Fibrose der Dermis.

GvHD Graft-versus-Host-Disease, *IL-1* Interleukin-1, *TNF-α* Tumornekrosefaktor-alpha

Chronische GvHD

- **Typische Hautveränderungen:** trockene Haut, lichenoide oder sklerosierende Veränderungen, Nagelveränderungen, Verlust der Haare (ähnlich Autoimmunerkrankungen wie Lupus erythematodes oder Sklerodermie)
- **Schleimhaut:** trockene Schleimhäute (Sicca-Symptomatik), orale Ulzera
- **Systembeteiligung:** Leberbeteiligung mit chronischer Hepatitis oder Cholestase, Lungenbeteiligung (Bronchiolitis obliterans mit Atemnot, Husten)

Therapie

Die Behandlung der GvHD richtet sich nach dem Verlauf (akut vs. chronisch), dem Schweregrad und der Organbeteiligung (Tab. 2.54). Ziel ist die Kontrolle der allogenen Immunreaktion durch gezielte Immunsuppression bei gleichzeitiger Minimierung therapieassoziierter Komplikationen.

Tab 2.54 Therapieoptionen bei GvHD

Verlaufsform	Therapieform	Medikamente	Indikation
Akute GvHD	Systemische Glukokortikoide	Prednisolon (1–2 mg/kg/Tag)	First-Line-Therapie
	Calcineurin-Inhibitoren	Ciclosporin A, Tacrolimus	In Kombination mit Glukokortikoiden oder bei mildem Verlauf
	mTOR-Inhibitoren	Sirolimus	Alternative bei Unverträglichkeit oder zusätzlicher Prophylaxe
	JAK-Inhibitoren	Ruxolitinib	Bei steroidrefraktärer akuter GvHD
	Biologika/Antikörpertherapie	Infliximab, Etanercept, Basiliximab	Bei Versagen der anderen Therapieformen
Chronische GvHD	Systemische Glukokortikoide	Prednisolon (initial niedrig dosiert)	Standardtherapie bei manifester Erkrankung
	Calcineurin-Inhibitoren	Ciclosporin A, Tacrolimus	Meist in Kombination mit Glukokortikoiden
	Zielgerichtete Therapien	Rituximab, Ibrutinib, Ruxolitinib	Bei refraktären oder fortgeschrittenen Verläufen
	Topische Therapie	Kortikosteroide, Tacrolimus-Salbe	Bei lokal begrenztem Hautbefall
	Supportive Therapie	Antimykotika, antivirale Prophylaxe, Photoprotektion	Begleitend zur systemischen Immunsuppression
	Weitere Optionen	Photopherese, Mycophenolat-Mofetil	Individualisierte Therapie bei Multiorganbefall oder Nichtansprechen (Therapieversager sind die, bei denen die ersten Punkte nicht wirken. Also Biologika erst, wenn Steroide, JAKs etc keinen Erfolg zeigen) der bisherigen Therapie

GvHD Graft-versus-Host-Disease, *JAK-Inhibitoren* Januskinase-Hemmer, *mTOR-Inhibitoren* Mechanistic-Target-of-Rapamycin-Hemmer

2.3.4.3 Virale Infektionen

Einige virale Hauterkrankungen zeigen charakteristische vakuolisierende Veränderungen in der Epidermis, insbesondere im Stratum spinosum. Diese Vakuolisierungen entstehen durch die zytopathogene Wirkung bestimmter Viren, die zu strukturellen Veränderungen in den Keratinozyten führen, etwa zu intrazellulären Ödemen oder ballonierenden Degenerationen.

Beispielsweise verursacht das HSV typischerweise eine ballonierende Degeneration mit Ausbildung von intraepidermalen Vakuolen sowie mehrkernige Riesenzellen mit Chromatin-marginalisierten Kernen. Ähnliche histologische Veränderungen zeigen sich auch bei Infektionen mit dem Varizella-Zoster-Virus (VZV), wie sie bei Windpocken oder Herpes Zoster auftreten.

Bei Molluscum contagiosum, ausgelöst durch ein Pockenvirus, finden sich große vakuolisierte Epidermiszellen mit zentralen Einschlusskörperchen. Humane Papillomaviren (HPV) führen zur Bildung von Koilozyten (Keratinozyten mit perinukleären Vakuolen) insbesondere bei Warzen oder dysplastischen Läsionen.

Auch seltenere virale Erkrankungen wie Orf (Parapockenvirus, v. a. bei Tierkontakt), oder die historisch relevante Pockenerkrankung (Variola) zeigen ballonierende Degenerationen mit teils ausgeprägter Vakuolisierung in epidermalen Zellschichten.

In ◘ Tab. 2.55 sind die Pathophysiologie und Histologie dieser viralen Infektionserkrankungen gegenübergestellt.

▪ Klinik

HSV

- **Typische Hautveränderungen:** schmerzhafte, gruppierte Vesikel auf erythematösem Grund
- **Lokalisation:** häufig perioral (Herpes labialis) oder genital (Herpes genitalis)
- **Verlauf:** erst Juckreiz und Brennen, gefolgt von Vesikeln und Erosionen, später Krustenbildung; rezidivierender Verlauf möglich

VZV – Windpocken

- **Typische Hautveränderungen:** „Sternhimmelphänomen" – Exanthem aus Papeln, Erosionen und Vesikeln
- **Lokalisation:** Beginn an Kopf (inkl. Kopfhaut!), Rumpf, später auch Extremitäten,
- **Schleimhaut:** Schleimhaut häufig mitbetroffen
- **Weitere Symptome:** Fieber, Kopfschmerzen, Müdigkeit, stark juckende Läsionen.
- **Verlauf:** meist harmlos bei Kindern, aber schwerer bei Erwachsenen, besonders bei Immunsupprimierten

◘ **Tab 2.55** Pathophysiologie und Histologie der viralen Infektionserkrankungen

Erkrankung	Pathophysiologie	Histologie
HSV-Infektion	Replikation des HSV in epidermalen Zellen, führt zu zytopathogenen Effekten wie Zellfusion, Apoptose und lokaler Entzündung	Ballonierende Degeneration im Stratum spinosum, mehrkernige Riesenzellen, intranukleäre Einschlusskörper (Cowdry A)
VZV-Infektion	Ähnlich wie HSV, mit viraler Replikation in Keratinozyten und Neurotropismus, Reaktivierung als Herpes Zoster aus spinalen Ganglien	Intraepidermale Vesikel, ballonierende Degeneration, Akantholyse, nekrotische Keratinozyten, Riesenzellen
Mollusc a contagiosa	Infektion epidermaler Zellen durch ein Pockenvirus, das zu lokaler Proliferation und Einschlusskörperbildung führt	Große epidermale Zellen mit zentralen eosinophilen Einschlusskörpern (Molluscum-Körperchen), vakuolisierte Keratinozyten
HPV-Infektion	Infektion von Basalzellen, führt zu proliferativer Veränderung und Reifungsstörung der Epidermis	Koilozyten (perinukleäre Vakuolen mit hyperchromatischem Kern), Akanthose, Papillomatose, Hyperkeratose
Ecthyma contagiosum Orf	Zoonotische Parapockenvirusinfektion, typischerweise nach Tierkontakt, verursacht epidermale Hyperplasie und Degeneration	Epidermale Proliferation mit ballonierender Degeneration, nekrotische Keratinozyten, eosinophile Zelleinschlüsse

HPV humane Papillomaviren, *HSV* Herpes-simplex-Virus, *VZV* Varizella-Zoster-Virus

2

VZV – Herpes Zoster

- **Typische Hautveränderungen:** einseitig in einem Dermatom lokalisiertes, vesikuläres Exanthem
- **Lokalisation:** meist Thorax oder Gesicht
- **Weitere Symptome:** Juckreiz, Fieber, Kopfschmerzen
- **Verlauf:** zunächst schmerzhaftes vesikuläres Exanthem mit starkem brennendem Schmerz, der auch nach Abheilung der Hautläsionen fortbestehen kann (Post-Zoster-Neuralgie), nach einigen Tagen Abheilung durch Krustenbildung

Molluscum contagiosum

- **Typische Hautveränderungen:** hautfarbene, glänzende, zentral eingedellte Papeln
- **Lokalisation:** häufig an Gesicht, Rumpf, im Genitalbereich und an den Extremitäten
- **Weitere Symptome:** meist asymptomatisch, gelegentlich Juckreiz
- **Verlauf:** meist selbstlimitierend, heilt in einigen Monaten ohne Narbenbildung, kann jedoch bei immunsupprimierten Patienten persistieren

HPV

- **Verrucae vulgares:** Warzen an Händen und Füßen (rau und erhaben)
- **Verrucae planae:** flache Warzen, meist an Gesicht, Hals, Dekolleté und Händen
- **Condylomata acuminata:** Genitalwarzen (v. a. HPV-6 und -11), weich, blumenkohlartig, schmerzlos, Juckreiz möglich
- **Symptome:** Warzen sind meist asymptomatisch, können jedoch bei Reibung schmerzhaft werden.

Orf

- **Typische Hautveränderungen:** solitäre, schmerzhafte, scharf begrenzte Papeln oder Noduli mit zentraler Nekrose
- **Lokalisation:** häufig an Händen und Fingern nach Kontakt mit Schafen oder Ziegen
- **Verlauf:** selbstlimitierend, heilt nach Wochen ab, kann Narben hinterlassen
- **Symptome:** Schmerzen, Rötung, Schwellung im betroffenen Bereich

▪ Therapie

Die Behandlung viraler Hauterkrankungen hängt von der Schwere und Art der Erkrankung sowie vom Immunstatus des Patienten ab. Während viele virale Hauterkrankungen in der Regel selbstlimitierend sind, können schwere oder wiederkehrende Fälle eine spezifische antivirale Therapie oder symptomatische Behandlung erfordern. Antivirale Medikamente, lokale Therapien, sowie symptomatische Maßnahmen zur Linderung von Beschwerden wie Schmerzen und Juckreiz spielen eine zentrale Rolle (▫ Tab. 2.56).

Die Therapie dieser viralen Hauterkrankungen erfordert eine gezielte Herangehensweise, wobei eine frühzeitige Intervention mit antiviralen Medikamenten bei einigen Erkrankungen entscheidend für die Verkürzung der Krankheitsdauer und Verhinderung von Komplikationen ist. Bei weniger schweren Erkrankungen werden symptomatische Behandlungen bevorzugt, um Beschwerden wie Juckreiz oder Schmerzen zu lindern.

Tab 2.56 Therapieoptionen bei viralen Infektionen

Erkrankung	Therapieform	Maßnahme
HSV	Antivirale Medikamente	Aciclovir, Valaciclovir, Famciclovir (oral oder topisch) zur Verkürzung der Krankheitsdauer und Reduktion der Reaktivierungshäufigkeit
	Symptomatische Therapie	Lokale Behandlung mit schmerzlindernden Cremes oder Salben (z. B. Lidocain) zur Linderung von Schmerzen und Juckreiz
	Hygiene	Vermeidung von direktem Kontakt mit den Läsionen, um eine Ausbreitung zu verhindern
VZV	Antivirale Medikamente	Aciclovir, Valaciclovir, Famciclovir zur Behandlung von Windpocken und Gürtelrose
	Schmerzlinderung	Bei Gürtelrose können zusätzlich Analgetika verwendet werden
	Symptomatische Behandlung	Kühlende Lotionen, Zinksalben oder Antihistaminika zur Linderung von Juckreiz
Molluscum contagiosum	Kryotherapie	Vereisung der Läsionen zur Zerstörung der betroffenen Hautzellen
	Topische Behandlungen	Imiquimod-Creme oder Podophyllotoxin (bei schwereren Formen)
	Lasertherapie	Bei hartnäckigen oder multiplen Läsionen kann auch eine Laserablation in Erwägung gezogen werden
HPV	Kryotherapie	Vereisung der Warzen
	Chirurgische Entfernung	Entfernung der Warzen durch Ausschneiden oder Laserablation
	Topische Behandlungen	Imiquimod-Creme, Podophyllin, Salicylsäure
	Immunmodulatoren	Interferon-Injektionen bei persistierenden Warzen
Orf	Symptomatische Behandlung	Kühlende Lotionen, Schmerzmittel wie Paracetamol oder Ibuprofen
	Lokale Behandlung	Bei sekundären bakteriellen Infektionen Antibiotika
	Antivirale Medikamente	Keine spezifische antivirale Therapie, da selbstlimitierend

HPV humane Papillomaviren, *HSV* Herpes-simplex-Virus, *VZV* Varizella-Zoster-Virus

2.3.4.4 Bullöses Pemphigoid

Das bullöse Pemphigoid ist eine chronische, autoimmune Hauterkrankung, die durch die Bildung von großen, prallen Blasen auf der Haut gekennzeichnet ist. Es handelt sich um eine subepidermale Blasenbildung, bei der Antikörper gegen die Basalmembran der Haut gerichtet sind, insbesondere gegen die Hemidesmosomen, die die Basalzellen mit der darunterliegenden Dermis verbinden.

Tab 2.57 Pathophysiologie und Histologie des bullösen Pemphigoids

Aspekt	Pathophysiologie	Histologie
Autoantikörper	Autoantikörper gegen BP180 (Kollagentyp XVII) und BP230 (Komponenten der Hemidesmosomen)	Lineare Ablagerungen von IgG und C3 an der dermoepidermalen Junktionszone (direkte Immunfluoreszenz)
Zelluläre Reaktion	Aktivierung des Komplementsystems → Entzündung mit Rekrutierung von Eosinophilen und Neutrophilen	Dichtes entzündliches Infiltrat mit Eosinophilen, Neutrophilen und Lymphozyten in der papillären Dermis
Blasenbildung	Entzündlich getriggerte Störung der dermoepidermalen Verbindung kann zu vakuolären Veränderungen führen (frühes Stadium der Blasenbildung), danach entzündlich vermittelte Proteolyse und mechanische Ablösung der Epidermis von der Dermis.	Frühzeichen: Vakuolisierung der Basalmembranzone als Ausdruck beginnender Spaltbildung, danach subepidermale Blasenbildung ohne Akantholyse
Lokalisation	Spaltbildung unterhalb der Basalmembran durch Immunangriff auf die dermoepidermale Verbindung	Klar abgrenzbare subepidermale Blasenhöhle mit serösem oder eosinophilem Exsudat
Weitere Merkmale	Chronisch-schubweiser Verlauf, typischerweise bei älteren Menschen, meist ohne Schleimhautbeteiligung	Papilläres Dermisödem, Eosinophile in der Blasenhöhle und perivaskulär

BP180 Bullöses-Pemphigoid-Antigen 2, *BP230* Bullöses-Pemphigoid-Antigen 1, *C3* Komplementfaktor 3, *IgG* Immunglobulin G

In Tab. 2.57 sind die Pathophysiologie und Histologie des bullösen Pemphigoids gegenübergestellt.

Klinik

- Häufig bei älteren Menschen (meist >60 Jahre)
- **Typische Hautveränderungen:** stark juckender, oft urtikarieller Hautausschlag vor Beginn der Blasenbildung, im Verlauf spannungsvoll stehende, pralle Blasen (subepidermal gelegen → stabil)
- **Lokalisation:** insbesondere an den unteren Extremitäten und am Stamm
- **Schleimhaut:** meist keine Schleimhautbeteiligung (im Gegensatz zu Pemphigus vulgaris)
- **Verlauf:** Blasen heilen in der Regel ohne Narbenbildung ab, chronisch-rezidivierender Verlauf.
- **Symptome:** Allgemeinsymptome meist nicht vorhanden, evtl. Beeinträchtigung durch Pruritus

Therapie

Die Behandlung des bullösen Pemphigoids richtet sich nach dem Schweregrad der Erkrankung, dem Ausmaß der Hautbeteiligung sowie dem allgemeinen Gesundheitszustand des Patienten. Ziel der Therapie ist es, die Blasenbildung zu stoppen, den Juckreiz und die Entzündung zu kontrollieren und Rezidive zu verhindern. Während milde Verläufe häufig bereits auf eine lokale Therapie mit hochpotenten Glukokortikoiden ansprechen, erfordern ausgedehnte oder schwere Formen eine systemische immunsuppressive Behandlung (Tab. 2.58).

Tab 2.58 Therapieoptionen bei bullösem Pemphigoid

Therapiebereich	Maßnahme	Indikation
Topische Therapie	Hochpotente Glukokortikoide (z. B. Clobetasolpropionat)	Bei lokalisiertem oder leichtem Verlauf ausreichend
Systemische Glukokortikoide	Prednisolon (z. B. initial 0,5–1 mg/kg KG/Tag)	Mittel der Wahl bei ausgedehntem oder schwerem Verlauf
Immunsuppressiva	Dapson, Azathioprin, Mycophenolat-Mofetil, Methotrexat	Zur Steroidreduktion oder bei unzureichendem Ansprechen auf Glukokortikoide
Biologika	Rituximab (Anti-CD20-Antikörper)	Bei therapierefraktären Verläufen, Off-Label-Use
Antiinflammatorische Antibiotika	Tetrazykline (z. B. Doxycyclin), ggf. mit Nicotinamid	Bei milderem Verlauf oder zur Erhaltungstherapie
Supportive Maßnahmen	Antiseptische Hautpflege, Wundversorgung, juckreizstillende Medikamente	Wichtig zur Vermeidung von Superinfektionen und zur Verbesserung der Lebensqualität

CD Cluster of Differentiation, *KG* Körpergewicht

Tab 2.59 Pathophysiologie und Histologie des SJS und der TEN

Erkrankung	Pathophysiologie	Histologie
SJS	$CD8^+$ T-Zell-vermittelte Immunreaktion, meist durch Medikamente (z. B. Allopurinol, Antikonvulsiva) mit Apoptose der Keratinozyten	Interface-Dermatitis mit vakuolärer Degeneration der Basalzellschicht, Einzelzellnekrosen, subepidermale Spaltbildung, geringe Akantholyse, deutliche Vakuolisierung in der Basalschicht
TEN	Gleicher Mechanismus wie bei SJS, jedoch massiver: generalisierte Apoptose der Keratinozyten mit ausgeprägtem Zelltod	Totale epidermale Nekrose, subepidermale Blasenbildung, Vakuolisierung aller Epidermisschichten, starke apoptotische Aktivität, sehr ausgeprägte Vakuolisierung im gesamten Stratum spinosum und darüber

CD Cluster of Differentiation, *SJS* Stevens-Johnson-Syndrom, *TEN* toxisch epidermale Nekrolyse

2.3.4.5 Stevens-Johnson-Syndrom/toxisch epidermale Nekrolyse

Das SJS und die TEN sind schwere, potenziell lebensbedrohliche kutane Reaktionen, die meist durch Medikamente ausgelöst werden. Sie gehören zum Spektrum der epidermalen Nekrolysen und unterscheiden sich v. a. im Ausmaß der Hautbeteiligung.

In Tab. 2.59 sind die Pathophysiologie und Histologie des SJS und der TEN gegenübergestellt.

Klinik

SJS

- **Typische Hautveränderungen:** makulopapulöses Exanthem, das sich zu schmerzhaften Blasen und Nekrosen entwickelt, Erosionen und hämorrhagische Krusten

- **Schleimhaut:** Schleimhautbeteiligung (Mund, Augen, Genitalien) bei fast allen Fällen
- **Verlauf:** akuter Krankheitsbeginn, oft mit Fieber und grippeähnlichen Symptomen
- **Klinische Phänomene**: positives Nikolski-Zeichen (epidermale Ablösung bei leichtem Druck)
- Hautbeteiligung < 10 % der Körperoberfläche
- Häufig medikamentös ausgelöst

TEN

- **Typische Hautveränderungen:** ausgedehnte epidermale Ablösung mit großflächigen Blasen („Verbrühungserscheinung")
- **Schleimhaut:** Schleimhautbeteiligung (Mund, Augen, Genitalien) bei fast allen Fällen
- **Verlauf:** schwerer, lebensbedrohlicher Verlauf mit deutlichen Schmerzen, hohem Infektionsrisiko und Flüssigkeitsverlust
- **Klinische Phänomene**: positives Nikolski-Zeichen (epidermale Ablösung bei leichtem Druck)
- Hautbeteiligung > 30 % der Körperoberfläche
- Häufig medikamentös ausgelöst

Therapie

Beide Krankheitsbilder erfordern eine rasche Diagnosestellung und eine intensive supportive Behandlung. Während das SJS meist auf einer normalen Station behandelbar ist, erfordert die TEN aufgrund der Schwere eine intensivmedizinische Betreuung. Die Therapieansätze überschneiden sich größtenteils, unterscheiden sich jedoch teils in der Intensität (Tab. 2.60).

Die wichtigste Therapiemaßnahme zur Behandlung des SJS bzw. der TEN ist das frühzeitige Absetzen des auslösenden Medikaments. In Tab. 2.61 sind die häufigsten auslösenden Medikamente dargestellt.

Tab 2.60 Therapieoptionen bei SJS und TEN

Therapiebereich	SJS	TEN
Ursachenbeseitigung	Sofortiges Absetzen des auslösenden Medikaments	
Supportivtherapie	Flüssigkeits- und Elektrolytausgleich, Schmerztherapie, Temperaturkontrolle	Intensivmedizinisches Monitoring, Flüssigkeits- und Elektrolytmanagement, ggf. parenterale Ernährung
Hautpflege	Wundversorgung ähnlich wie bei Verbrennungen, antiseptische Maßnahmen	
Infektionsprophylaxe/-behandlung	Beobachtung auf sekundäre bakterielle Infektionen, ggf. Antibiotikagabe bei Infektionszeichen	Hohe Infektionsgefahr → frühzeitige Antibiotikatherapie bei Infektion, aseptisches Vorgehen notwendig
Immunsuppressive Therapie	Eventuell Ciclosporin, IVIG oder Kortikosteroide in Einzelfällen	Häufig Einsatz von IVIG, Ciclosporin oder TNF-α-Inhibitoren, Kortikosteroide nur im Frühstadium
Augenbeteiligung	Augenärztliche Mitbehandlung, Tränenersatzmittel, topische Antibiotika	Dringende ophthalmologische Betreuung, intensive Pflege zur Vermeidung bleibender Schäden
Schleimhautpflege	Antiseptische Spülungen, Lokalanästhetika bei Schmerzen	Intensive Schleimhautpflege zur Schmerzlinderung und Infektionsprophylaxe

IVIG intravenöse Immunglobuline, *SJS* Stevens-Johnson-Syndrom, *TEN* toxisch epidermale Nekrolyse, *TNF-α* Tumornekrosefaktor-alpha

Tab 2.61 Auslösende Medikamente für das SJS bzw. die TEN

Medikamentengruppe	Beispiele
Antikonvulsiva (v. a. aromatische)	Carbamazepin, Phenytoin, Lamotrigin, Phenobarbital
Antibiotika	Sulfonamide (z. B. Cotrimoxazol), Amoxicillin, Cephalosporine, Chinolone
NSAR	Ibuprofen, Oxicame (z. B. Piroxicam)
Antiretrovirale Medikamente	Nevirapin
Antituberkulotika	Isoniazid, Rifampicin
Weitere	Allopurinol (v. a. bei hoher Dosis und Niereninsuffizienz)

NSAR nicht-steroidale Antirheumatika, *SJS* Stevens-Johnson-Syndrom, *TEN* toxisch epidermale Nekrolyse

Tab 2.62 Pathophysiologie und Histologie des fixen Arzneimittelexanthems

Aspekt	Pathophysiologie	Histologie
Immunologische Reaktion	T-Zell vermittelte Immunreaktion durch wiederholte Einnahme eines spezifischen Medikaments nach vorheriger Sensibilisierung	– Perivaskuläre Entzündungsinfiltrate aus Lymphozyten und Eosinophilen in der Dermis ohne Blasenbildung – Para- und Hyperkeratose in der oberflächlichen Epidermis, bei stärkerer Entzündung auch Akanthose und Spongiose – Vakuolisierung besonders im Stratum spinosum der Epidermis deutet auf eine entzündliche Zerstörung und Zellschädigung hin.

2.3.4.6 Fixes Arzneimittelexanthem

Das fixe Arzneimittelexanthem ist eine spezielle Form eines Hautausschlags, der durch die wiederholte Einnahme eines bestimmten Medikaments verursacht wird. Dabei tritt der Ausschlag immer an der gleichen Stelle auf der Haut auf, unabhängig davon, wie oft das Medikament eingenommen wird. Der Ausschlag erscheint typischerweise als scharf begrenzte, entzündliche Hautläsionen, die häufig rötlich oder bräunlich sind.

Die Reaktion wird durch das Medikament ausgelöst, und die Hautläsionen treten in der Regel nach der Einnahme des betreffenden Medikaments auf, wobei die Hautveränderungen an der Stelle bleiben, an der der Ausschlag bei einer früheren Einnahme des Medikaments bereits aufgetreten ist. Zu den häufigen Medikamenten, die ein fixes Arzneimittelexanthem verursachen können, gehören bestimmte Antibiotika, nicht-steroidale Antirheumatika (NSAR) und Antikonvulsiva.

Das fixierte Arzneimittelexanthem unterscheidet sich von anderen Arzneimittelreaktionen durch das charakteristische „fixierte“ Auftreten der Hautläsionen an der gleichen Körperstelle.

In Tab. 2.62 sind die Pathophysiologie und Histologie des fixen Arzneimittelexanthems gegenübergestellt.

Klinik

- **Typische Hautveränderungen:** scharf begrenzte, erythematöse Plaques, die immer an den gleichen Stellen wiederkehren
- **Lokalisation:** häufig an den gleichen Hautstellen wie bei der ersten Reaktion, insbesondere an den Körperregionen, die mit dem Medikament in Kontakt kamen
- **Verlauf:** schnelles Abklingen nach Medikamentenabsetzung, häufig noch längere Zeit Hyperpigmentierungen sichtbar
- **Juckreiz:** Leichter bis mäßiger Juckreiz kann auftreten, jedoch ist dieser nicht immer stark ausgeprägt.

Therapie

Die Therapie des fixen Arzneimittelexanthems zielt primär darauf ab, das auslösende Medikament zu identifizieren und abzusetzen. Sobald das Medikament entfernt wird, klingen die Hautveränderungen oft innerhalb weniger Tage ab. In Tab. 2.63 sind unterstützende Therapieoptionen aufgeführt.

Somit ist auch beim fixen toxischen Arzneimittelexanthems die wichtigste Therapiemaßnahme das frühzeitige Absetzen des auslösenden Medikaments. In Tab. 2.64 sind die häufigsten auslösenden Medikamente aufgeführt.

Tab 2.63 Therapieoptionen bei fixem Arzneimittelexanthem

Therapieoption	Beschreibung
Absetzen des auslösenden Medikaments	Der wichtigste Schritt zur Therapie, da die Hautveränderungen nur abklingen, wenn das auslösende Medikament nicht mehr eingenommen wird
Lokaltherapie	– Zur Linderung der Entzündung werden oft topische Kortikosteroide eingesetzt, um die Rötung und Schwellung zu verringern und die Heilung zu beschleunigen. – Kühlende Umschläge helfen, die Haut zu beruhigen. – Feuchtigkeitspflege hält die Haut geschmeidig und fördert die Heilung.
Symptomatische Behandlung	Bei starkem Juckreiz Einsatz von Antihistaminika möglich
Systemische Kortikosteroide	In schweren Fällen können systemische Kortikosteroide notwendig sein, um eine stärkere Entzündung zu kontrollieren.

Tab 2.64 Auslösende Medikamente für das fixe toxische Arzneimittelexanthem

Medikamentengruppe	Beispiele für Auslöser
Antibiotika	Sulfonamide, Penicilline, Cephalosporine, Tetrazykline
Antikonvulsiva	Phenytoin, Carbamazepin
NSAR	Ibuprofen, Diclofenac, Naproxen
Barbiturate	z. B. Phenobarbital
Weitere	Allopurinol
Kombinationen	Kombinationen von Antibiotika und anderen Medikamenten (z. B. Penicillin und Tetrazykline)

NSAR nicht-steroidale Antirheumatika

2.3.4.7 Dermatomyositis

Dermatomyositis ist eine seltene entzündliche Muskelerkrankung, die sowohl die Haut als auch die Muskulatur betrifft. Sie gehört zu den sogenannten idiopathischen entzündlichen Myopathien und wird häufig mit einer Autoimmunreaktion in Verbindung gebracht. Die Erkrankung ist durch eine Entzündung der Muskeln und eine charakteristische Hautbeteiligung gekennzeichnet.

In ◘ Tab. 2.65 sind die Pathophysiologie und Histologie der Dermatomyositis gegenübergestellt.

▪ **Klinik**

- **Muskelsymptome:** symmetrische proximale Muskelschwäche (z. B. Schulter- und Beckengürtel), Schwierigkeiten beim Treppensteigen, Aufstehen, Heben der Arme, seltener auch Myalgien
- **Kutane Manifestationen:** heliotropes Exanthem (livide Rötung und Schwellung der Oberlider), Gottron-Papeln (violette, schuppende Papeln über Streckseiten der Fingergrund- und -mittelgelenke), Gottron-Zeichen (erythematöse, schuppende Plaques an Ellenbogen, Knien), „Mechanikerhände“ (raue, rissige Haut an den Handflächen), Holster-Zeichen (Erythem an den Oberschenkeln/Hüften)
- **Photosensitivität:** Hautveränderungen durch UV-Exposition verstärkt
- **Allgemeinsymptome:** Fieber, Fatigue, Gewichtsverlust möglich
- **Organbeteiligungen:** interstitielle Lungenerkrankung (häufig bei Anti-MDA5;

◘ **Tab 2.65** Pathophysiologie und Histologie der Dermatomyositis

Aspekt	Pathophysiologie	Histologie
Grundlage	Autoimmunreaktion gegen Haut- und Muskelgewebe mit humoraler und zellvermittelter Immunantwort	Interface-Dermatitis mit Entzündung an der dermoepidermalen Verbindung
Beteiligte Zellen	$CD4^+$ T-Zellen, B-Zellen und Autoantikörper gegen Endothelzellen, Muskelantigene und Hautstrukturen	Perivaskuläre lymphozytäre Infiltrate (v. a. $CD4^+$), Muskelnekrose, Fragmentierung einzelner Muskelfasern
Muskulatur	Immunvermittelte Mikroangiopathie, führt zu Ischämie, Muskelfaserschaden und progredienter Schwäche	Muskelfaseratrophie, perifaszikuläre Nekrosen, Regenerationsfasern
Haut	Autoimmunprozesse richten sich gegen Keratinozyten und Gefäße, begünstigt durch UV-Licht und genetische Faktoren.	Vakuolisierung der Basalzellen, apoptotische Keratinozyten, epidermale Atrophie
Beteiligung von Gefäßen	Komplementaktivierung (v. a. C5b-9) schädigt kapilläre Endothelien → Ischämie und inflammatorische Hautveränderungen	Kapillarverlust, Endothelzellschäden, perivaskuläre Entzündung, Kapillarthrombosen
Charakteristische Merkmale	Paraneoplastischer Subtyp möglich, häufig auch Assoziation mit autoimmunen Myopathien oder anderen Bindegewebserkrankungen	Vakuolisierung an der dermoepidermalen Verbindung als typisches Merkmal, zusammen mit Gottron-Papeln, heliotropem Exanthem und epidermaler Degeneration

CD Cluster of Differentiation, *UV-Licht* ultraviolettes Licht

2

Tab 2.66 Therapieoptionen bei Dermatomyositis

Therapieform	Medikamente	Indikation
Basistherapie	Glukokortikoide (z. B. Prednisolon)	1. Wahl zur Kontrolle der Muskelentzündung und Hautsymptome
Immunsuppressiva	Methotrexat, Azathioprin, Mycophenolat-Mofetil	Glukokortikoidsparend, bei unzureichendem Ansprechen auf Steroide
Immunmodulatoren	Rituximab, intravenöse Immunglobuline, JAK-Inhibitoren	Bei therapierefraktärem Verlauf oder interstitieller Lungenerkrankung
Photoprotektion	Sonnenkarenz, Kleidung, Sonnenschutz (LSF > 50)	Essenziell zur Reduktion kutaner Schübe
Physiotherapie	Muskelaufbau, Mobilisation	Unterstützung der Muskelfunktion, Vermeidung von Kontrakturen
Tumorsuche und -behandlung	Screening und ggf. onkologische Therapie	Bei Verdacht auf paraneoplastische Dermatomyositis
Supportive Maßnahmen	Kalzium-/Vitamin-D-Substitution, Osteoporoseprophylaxe	Bei längerer Steroidgabe notwendig

JAK-Inhibitoren Januskinase-Hemmer, *LSF* Lichtschutzfaktor

MDA5 = Melanom-Differenzierungsantigen 5), selten Myokarditis, Rhythmusstörungen, Dysphagie durch Schluckmuskelschwäche

- **Paraneoplastische Assoziation:** erhöhtes Risiko für maligne Tumoren, v. a. Ovarial-, Mamma-, Lungen- oder Magenkarzinome (v. a. bei älteren Patienten)

Therapie

Die Therapie der Dermatomyositis richtet sich nach dem Schweregrad der Erkrankung, dem Vorliegen einer Organbeteiligung sowie dem paraneoplastischen Hintergrund. Ziel ist die Kontrolle der Entzündung, die Verbesserung der Muskelfunktion und Hautveränderungen sowie die Vermeidung von Komplikationen (Tab. 2.66).

2.3.4.8 Pityriasis lichenoides

Pityriasis lichenoides ist eine seltene, entzündliche Hauterkrankung unklarer Ätiologie, bei der eine akute Form, die Pityriasis lichenoides et varioliformis acuta (PLEVA), und eine chronische Form, die Pityriasis lichenoides chronica (PLC), unterschieden wird.

Beide Formen zeichnen sich durch eine T-Zell-vermittelte Entzündungsreaktion der Haut aus, möglicherweise als Reaktion auf Infektionen (z. B. mit Streptokokken, dem Epstein-Barr-Virus [EBV] oder dem humanen Immundefizienz-Virus [HIV]), Medikamente oder eine paraneoplastische Assoziation.

In Tab. 2.67 sind die Pathophysiologie und Histologie der Pityriasis lichenoides gegenübergestellt.

Tab 2.67 Pathophysiologie und Histologie der Pityriasis lichenoides

Aspekt	Pathophysiologie	Histologie
PLEVA	– Vermutlich T-Zell-vermittelte Hypersensitivitätsreaktion auf infektiöse oder medikamentöse Auslöser – Mögliche immunologische Reaktion auf virale Antigene (z. B. EBV) – Entzündlich-nekrotisierender Prozess	– Nekrotische Keratinozyten – Dichte perivaskuläre lymphozytäre Infiltrate – Vakuolisierung der Basalzellschicht – Exozytose von Lymphozyten – Erythrozytenextravasation – Epidermale Nekrosen und Ulzerationen möglich
PLC	– Geringere Entzündungsaktivität – Ähnliche immunologische Grundmechanismen wie bei PLEVA – Chronisch verlaufende Reaktion, oft idiopathisch	– Parakeratose – Milde Akanthose – Basale Vakuolisierung – Lymphozytäres Infiltrat in der oberen Dermis – Apoptotische Keratinozyten, jedoch weniger ausgeprägt als bei der PLEVA

EBV Epstein-Barr-Virus, *PLC* Pityriasis lichenoides chronica, *PLEVA* Pityriasis lichenoides et varioliformis acuta

Klinik

PLEVA

- **Typische Hautveränderungen:** plötzliches Auftreten multipler, rötlich-brauner Papeln, zentral mit vesikulöser oder nekrotischer Veränderung, Krustenbildung, teilweise hämorrhagisch
- **Verlauf:** schubweiser Verlauf, Narbenbildung mit varioliformen Einziehungen möglich
- **Juckreiz:** häufig, aber nicht obligat
- Häufig bei Kindern und jungen Erwachsenen

PLC

- **Typische Hautveränderungen:** kleine rötlich-braune, leicht schuppende Papeln ohne Ulzerationen oder Nekrosen
- **Lokalisation:** meist symmetrische Verteilung, besonders am Rumpf und an den Extremitäten
- **Verlauf:** langsamer, chronischer Verlauf, Rückbildung ohne Narben
- **Juckreiz:** kaum oder kein Juckreiz

Therapie

Die Behandlung der Pityriasis lichenoides richtet sich nach der klinischen Ausprägung und Form (PLEVA vs. PLC). Ziel ist die Linderung der Symptome, die Vorbeugung von Narbenbildung und die Kontrolle des chronisch-rezidivierenden Verlaufs (Tab. 2.68).

2

Tab 2.68 Therapieoptionen bei Pityriasis lichenoides

Form	Therapieoption	Beschreibung
PLEVA	Topische Glukokortikoide	Bei mildem Verlauf zur Linderung von Entzündung und Juckreiz
	Systemische Antibiotika (Tetrazykline)	Antientzündlich wirksam, häufige 1. systemische Therapieoption
	Systemische Glukokortikoide	Bei schwerem, ulzerierendem Verlauf (kurzfristig)
	Phototherapie (UVB oder PUVA)	Alternative bei ausgedehntem Befall, rezidivierendem Verlauf
	Methotrexat	In therapierefraktären Fällen als Immunsuppressivum
	Immunglobuline (IVIG)	Selten, bei besonders schweren oder chronisch-aktiven Verläufen
PLC	Topische Glukokortikoide	Bei lokalisiertem Befall zur Kontrolle der Entzündung
	Phototherapie (UVB)	Häufig effektiv bei generalisiertem oder persistierendem Verlauf
	Systemische Antibiotika (Tetrazykline)	Bei ausgedehnten, therapieresistenten Fällen
	Hydroxychloroquin	Immunmodulatorisch bei chronischem Verlauf

IVIG intravenöse Immunglobuline, *PLC* Pityriasis lichenoides chronica, *PLEVA* Pityriasis lichenoides et varioliformis acuta, *PUVA* Psoralen + UVA, *UVA* Ultraviolettstrahlung A, *UVB* Ultraviolettstrahlung B

2.3.4.9 Paravirale Exantheme

Paravirale Exantheme sind vorübergehende, meist unspezifische Hautausschläge, die im zeitlichen Zusammenhang mit viralen Infekten auftreten – ohne dass das Virus selbst in der Haut nachweisbar ist. Sie entstehen als immunvermittelte Reaktion des Körpers auf die virale Infektion, also nicht durch direkte Virusvermehrung in der Haut, sondern sekundär durch z. B. Zytokinfreisetzung oder Immunaktivierung. Diese Exantheme treten häufig bei Kindern auf und begleiten fieberhafte Infekte, z. B. durch Adenoviren, Enteroviren, EBV oder Influenzaviren.

In Tab. 2.69 sind die Pathophysiologie und Histologie der paraviralen Exantheme gegenübergestellt.

Klinik

- **Typische Hautveränderungen:** makulopapulöses Exanthem, oft symmetrisch verteilt, beginnt rötlich, kann sich bräunlich verfärben
- **Lokalisation:** häufig an Stamm, Extremitäten, seltener im Gesicht
- **Schleimhautbeteiligung:** in der Regel nicht vorhanden
- **Verlauf:** plötzliches Auftreten, meist wenige Tage nach Beginn einer viralen Infektion; selbstlimitierender Verlauf (Rückbildung meist innerhalb von 1–2 Wochen)
- **Juckreiz:** variabel, oft nur leicht oder gar nicht vorhanden
- **Allgemeinsymptome:** Fieber, Lymphadenopathie, Abgeschlagenheit

Tab 2.69 Pathophysiologie und Histologie der paraviralen Exantheme

Merkmal	Pathophysiologie	Histologie
Auslöser	Meist virale Infektionen (z. B. EBV, CMV, Parvovirus B19, Adenoviren, Enteroviren, Influenzaviren)	Kein Virusnachweis in der Haut – immunvermittelte Reaktion
Immunreaktion	Aktivierung von T-Zellen, Freisetzung von Interferonen und Zytokinen	Perivaskuläre lymphozytäre Infiltrate in der oberen Dermis
Zelluläre Beteiligung	Vor allem $CD8^+$ T-Zellen greifen virusinfizierte Zellen in anderen Organen an; Hautreaktion durch zirkulierende Mediatoren	Geringgradige epidermale Spongiose, manchmal Vakuolisierung der Basalzellreihe
Charakteristika	Keine direkte Infektion der Haut; Ausschlag entsteht als Ausdruck der systemischen Immunantwort.	Mäßige Papillendermatitis, selten Erythrozytenextravasate oder apoptotische Keratinozyten
Verlauf	Oft selbstlimitierend, parallel zur viralen Grunderkrankung	Rückbildung ohne spezifische histologische Merkmale

CD Cluster of Differentiation, *CMV* Zytomegalievirus, *EBV* Epstein-Barr-Virus

Tab 2.70 Therapieoptionen bei Pityriasis lichenoides

Therapieoption	Maßnahmen	Hinweise
Allgemeinmaßnahmen	Schonung, ausreichende Flüssigkeitszufuhr, ggf. körperliche Ruhe	Unterstützt die Genesung während der viralen Infektion
Symptomatische Therapie	Antihistaminika (z. B. Cetirizin, Loratadin)	Bei Juckreiz hilfreich
	Topische Glukokortikoide (niedrig- bis mittelpotent)	Bei entzündlichen oder stark juckenden Läsionen
	Kühlende Lotionen oder feuchte Umschläge (z. B. mit Gerbstoffen)	Linderung von Hautirritationen
Antipyretika/Analgetika	Paracetamol oder Ibuprofen	Bei Fieber oder Schmerzen
Verlauf	Selbstlimitierung	Meist Rückbildung innerhalb von 1–2 Wochen ohne bleibende Schäden

Therapie

Tab. 2.70 zeigt Therapieoptionen der paraviralen Exantheme. Da diese meist selbstlimitierend verlaufen, richtet sich die Behandlung symptomatisch nach dem Schweregrad der Beschwerden.

2.3.4.10 Übersicht

In Tab. 2.71 sind die Pathophysiologie, Histologie und Klinik von Hauterkrankungen mit Vakuolisierung in der Epidermis in einer Übersicht gegenübergestellt.

Tab 2.71 Pathophysiologie, Histologie und Klinik von Hauterkrankungen mit Vakuolisierung als Übersicht

Erkrankung	Pathophysiologie	Histologie	Klinik
Lichen planus	Autoimmunreaktion gegen epidermale Basalzellen	Bandartige lymphozytäre Infiltrate an der Dermoepidermalgrenze, Hypergranulose, apoptotische Keratinozyten	Juckende, flache, lilafarbene Papeln an Hand- und Fußgelenken, am unteren Rücken, Mundschleimhaut betroffen
SLE	Systemische Autoimmunerkrankung, bei der das Immunsystem körpereigene Strukturen angreift, häufig auch Haut und Organe	Vakuolisierung der Basalzellen, subepidermale Blasenbildung, lymphozytäre Infiltrate, peri- und intravaskuläre Entzündungszellen, „hydropische Degeneration“	Schmetterlingserythem, Photosensibilität, DLE, systemische Beteiligung (z. B. Nieren, Gelenke)
DLE	Autoimmunerkrankung mit Antikörpern gegen Hautstrukturen, besonders gegen die Basalzellen der Epidermis	Subepidermale Blasenbildung, Hyperkeratose, „hydropische Degeneration“ der Basalzellen, lymphozytäre Infiltrate	Schuppende, rötliche Plaques, v. a. im Gesicht (Schmetterlingsrötung), Narbenbildung, Haarausfall
SCLE	Subakute Form des Lupus mit ähnlichen autoimmunen Mechanismen	Subepidermale Blasenbildung, Hyperkeratose, Lymphozyteninfiltrate	Schuppende, erythematöse Läsionen, v. a. an den Armen, am Oberkörper, im Gesicht
GvHD	Immunreaktion des transplantierten Immunsystems gegen den Empfänger	Vakuolisierung der Basalzellen, Apoptose der Keratinozyten, lymphozytäre Infiltrate	Akute Reaktion mit Blasenbildung, Exanthemen, Mund- und Schleimhautbeteiligung
HSV	Virusinfektion, die in den Nervenzellen persistiert und bei Immunschwäche reaktiviert wird	Vakuolisierung der Epidermis, intranukleäre Einschlüsse, synzytiale Zellen	Blasenbildung an Lippen, Genitalbereich, Schmerzen, Brennen, Juckreiz
VZV	Virus verursacht Varizellen (primär) und Herpes Zoster (rezidiviert)	Vakuolisierung der Epidermis, intranukleäre Einschlüsse, charakteristische Bläschenbildung	Blasenbildung, Juckreiz und Schmerz, bei Herpes Zoster entlang eines Dermatoms
Mollusca contagiosa	Virusinfektion durch das Molluscum-contagiosum-Virus, das in den Epidermiszellen proliferiert	Epidermale Hyperplasie, Zystenbildung, Vakuolisierung der oberen Epidermisschichten	Hautwucherungen in Form von kleinen, hautfarbenen Papeln mit zentraler Delle
HPV	Virusinfektion, die Warzen, Kondylome und Zervixdysplasien verursachen kann	Hyperkeratose, Akanthose, Vakuolisierung der Keratinozyten	Warzenbildung an Haut und Schleimhäuten

Orf	Virusinfektion durch Parapockenvirus, typischerweise durch direkten Kontakt mit Tieren	Hyperkeratose, epithelialer Tumor, Vakuolisierung der Epidermis, eosinophile Infiltrate	Pusteln, Krustenbildung, v. a. an Händen und Unterarmen, bei Kontakt mit Tieren
Bullöses Pemphigoid	Autoimmunerkrankung mit Antikörpern gegen die Basalmembran	Subepidermale Blasenbildung, dichte entzündliche Infiltrate, Vakuolisierung in der Epidermis	Spannungsblase, schmerzhafte Erosionen, v. a. am Stamm und an den Extremitäten
Paraneoplastischer Pemphigus	Autoimmunerkrankung, häufig mit Malignomen assoziiert, Antikörper gegen mehrere Desmosomenproteine	Suprabasale Blasen, Akantholyse, Vakuolisierung der Keratinozyten, lichenoide Entzündung	Blasenbildung, Ulzerationen, oft mit Mundschleimhautbeteiligung, assoziiert mit systemischen Erkrankungen
SJS	Schwere toxische Reaktion auf Medikamente oder Infektionen	Epidermale Nekrose, Vakuolisierung, Keratinozytenapoptose, subepidermale Spaltbildung	Schmerzhafte Blasenbildung, Fieber, Schleimhautbeteiligung (Mund, Augen)
TEN	Schwere Hautreaktion durch Medikamente oder Infektionen, bei der sich die Epidermis löst	Vakuolisierung der Epidermis, massive Keratinozytenapoptose, Epidermisablösung	Rötung, Blasenbildung, ausgedehnte Hautablösungen, hochgradige Schmerzen, Fieber
Lichenifizierte Ekzeme	Chronische Ekzeme, bei denen wiederholtes Kratzen die Haut verdickt und lichenifiziert	Hyperkeratose, Akanthose, Vakuolisierung in den oberen Epidermisschichten	Juckende, dicke Hautläsionen, v. a. an Nacken, Handgelenken, Ellenbogen
Fixes Arzneimittelexanthem	Hautreaktion auf Medikamente, meist nach wiederholtem Kontakt	Perivaskuläre entzündliche Infiltrate, Vakuolisierung der Keratinozyten, mögliche Eosinophilie	Rötliche, schuppende Hautausschläge, wiederholt an denselben Stellen
Dermatomyositis	Autoimmunerkrankung mit entzündlichen Prozessen in Haut und Muskeln	Perivaskuläre Infiltrate, Vakuolisierung der Epidermis, entzündliche Infiltrate in der Dermis, Basalzellendegeneration	Rötliche, schuppende Hautläsionen, v. a. an Gesicht, Händen, Schultern; Muskelschwäche und -schmerzen
Pityriasis lichenoides	Unklarer Ursprung, häufig assoziiert mit Virusinfektionen oder Autoimmunprozessen	Parakeratose, Vakuolisierung der Keratinozyten, entzündliche Infiltrate	Kleine, rötliche, schuppende Läsionen, v. a. am Oberkörper und an den Extremitäten
Paravirale Exantheme	Virusbedingte Hautausschläge	Vakuolisierung der Epidermis, oberflächliche Spongiose, leichte parakeratotische Schicht	Schuppende Hautausschläge, meist begleitet von Fieber und anderen Symptomen der viralen Infektion

DLE diskoider Lupus erythematodes, *GvHD* Graft-versus-Host-Disease, *HPV* humane Papillomaviren, *HSV* Herpes-simplex-Virus, *SCLE* subakut kutaner Lupus erythematodes, *SJS* Stevens-Johnson-Syndrom, *SLE* systemischer Lupus erythematodes, *TEN* toxisch epidermale Nekrolyse, *VZV* Varizella-Zoster-Virus

2.4 Stratum basale

Das Stratum basale, auch Basalzellschicht genannt, ist die tiefste Schicht der Epidermis und liegt direkt auf der Basalmembran, die die Epidermis von der darunterliegenden Dermis trennt. Es besteht hauptsächlich aus Keratinozyten, die sich kontinuierlich teilen. Diese Zellteilung ist essenziell für die Hautregeneration, da die Zellen, die sich teilen, in die obersten Schichten der Epidermis wandern und sich dort differenzieren, um die Hautbarriere zu bilden. Das Stratum basale dient somit als Stammzellenreservoir für die Haut.

Die Zellen des Stratum basale sind durch Hemidesmosomen mit der Basalmembran verbunden, was eine stabile Verbindung zwischen der Epidermis und der Dermis gewährleistet. In dieser Schicht befinden sich auch Melanozyten, die das Hautpigment Melanin produzieren, und Merkel-Zellen, die als Mechanorezeptoren fungieren und für die Wahrnehmung von Berührungen zuständig sind. Insgesamt spielt das Stratum basale eine zentrale Rolle in der Hauterneuerung und der Aufrechterhaltung der Hautstruktur.

2.4.1 Apoptose

Apoptose im Stratum basale bezeichnet den programmierten Zelltod einzelner Basalzellen der Epidermis, der durch intrinsische oder extrinsische Signale ausgelöst wird und eine kontrollierte, nicht-entzündliche Eliminierung geschädigter oder überflüssiger Zellen ermöglicht. Dieser Prozess ist durch charakteristische morphologische Veränderungen gekennzeichnet, darunter Zellschrumpfung, Chromatinkondensation (Pyknose), Fragmentierung des Zellkerns (Karyorrhexis) und die Bildung von apoptotischen Körperchen, die schließlich von benachbarten Zellen oder Makrophagen phagozytiert werden, ohne eine entzündliche Reaktion hervorzurufen.

Merkmale der Apoptose

- **Veränderung des Hautbildes:** Apoptose führt zu einer gestörten epidermalen Integrität. In der Folge können Hauterscheinungen wie Erytheme, Blasenbildung, Ulzerationen oder Hyperpigmentierungen auftreten, abhängig von der zugrunde liegenden Erkrankung und dem Ausmaß der Schädigung.
- **Histologische Untersuchung:** Unter dem Mikroskop zeigen sich Zellschrumpfung, Pyknose, Karyorrhexis und die Bildung apoptotischer Körperchen im Stratum basale.

Bei Erkrankungen wie Lichen planus, Lupus erythematodes, TEN und SJS wird die Apoptose durch zytotoxische T-Zellen vermittelt, die gezielt die Basalzellen angreifen und so deren Zerstörung verursachen. Beim fixen Arzneimittelexanthem führen Medikamente zu einer wiederkehrenden Apoptose an bestimmten Hautstellen. In der Dermatomyositis, einer entzündlichen Erkrankung, die Haut und Muskeln betrifft, wird ebenfalls eine Apoptose der Basalzellen durch autoimmunvermittelte Prozesse ausgelöst. Paravirale Exantheme wie Masern oder Windpocken verursachen Apoptose durch eine Virus-induzierte Immunreaktion, bei der das Immunsystem die infizierten Zellen angreift. Die Apoptose im Stratum basale ist ein häufiger Befund bei diesen Erkrankungen und trägt zu den typischen histologischen Veränderungen bei, die oft mit Sonnenbrandzellen oder Civatte-Körperchen verbunden sind.

2.4.1.1 Dermatitis solaris

Die Dermatitis solaris ist eine entzündliche Hautreaktion, die durch übermäßige oder wiederholte Sonneneinstrahlung verursacht wird. Sie tritt auf, wenn die Haut durch UV-Strahlung (insbesondere UVB) geschädigt wird. Diese Form der Hautentzündung ist eine akute Reaktion, die typischerweise nach einer intensiven Sonnenexposition innerhalb von Stunden bis wenigen Tagen auftritt.

In ◘ Tab. 2.72 sind die Pathophysiologie und Histologie der Dermatitis solaris gegenübergestellt.

◘ **Tab 2.72** Pathophysiologie und Histologie der Dermatitis solaris

Aspekte	Pathophysiologie	Histologie
Ursache	Übermäßige UVB-Strahlung führt zu direkten DNA-Schäden und zur Bildung von freien Radikalen.	Spongiose aufgrund der Zellschädigung
Entzündungsreaktion	Aktivierung des Immunsystems mit Freisetzung von Zytokinen wie IL-1, TNF-α	Eosinophile Infiltrate im oberen Dermisbereich als Reaktion auf die entzündlichen Prozesse
Immunzellinfiltration	Migration von Lymphozyten, Makrophagen und Neutrophilen in das betroffene Gewebe, was zu einer Entzündungsreaktion führt	Lymphozytäre Infiltrate im oberen Dermisbereich und teilweise auch in der Epidermis
Kapillaren und Blutgefäße	Vasodilatation und erhöhte Durchlässigkeit der Blutgefäße führen zu Rötung und Schwellung.	Vasodilatation und Ödem im Dermis durch erhöhte Kapillarpermeabilität, sichtbar als Schwellung und Rötung
Epidermale Veränderungen	UV-Exposition führt zu Hyperkeratose und Parakeratose in der Epidermis als Schutzreaktion.	Epidermale Hyperkeratose mit vermehrter Hornhautbildung
Zellschädigung	Zellschäden führen zu einer Vakuolisierung der Basalzellen, die zu einer gestörten Zelladhäsion führt.	Vakuolisierung in der Basalschicht der Epidermis, häufig bei stärkerer Schädigung
Zusätzliche Hautveränderungen	Durch die Schädigung der Basalzellen entstehen apoptotische Keratinozyten, die abgestoßen werden.	Apoptotische Keratinozyten in der Epidermis und evtl. die Bildung von Vesikeln oder Blasen
Langfristige Folgen	Chronische UV-Exposition kann zu einer akzentuierten Fibrose und Elastose der Dermis führen, was die Hautalterung fördert.	Elastose, häufig in der Dermis, was zu einer verstärkten Hautalterung führt

DNA Desoxyribonukleinsäure, *IL-1* Interleukin-1, *TNF-α* Tumornekrosefaktor-alpha, *UV* Ultraviolettstrahlung, *UVB* Ultraviolettstrahlung B

2

- **Klinik**
  - **Typische Hautveränderungen:** schmerzhaftes Erythem in lichtexponierten Arealen, Schwellung und Ödeme, besonders bei intensiver Exposition auch Blasenbildung möglich
  - **Lokalisation:** lichtexponierte Areale
  - **Verlauf:** Schuppung und Exfoliation der Haut, häufig nach dem Abklingen der akuten Entzündung
  - **Juckreiz:** vorhanden, ggf. auch Brennen
  - **Allgemeinsymptome:** bei starker Ausprägung auch Fieber und Abgeschlagenheit möglich

- **Therapie**

Tab. 2.73 zeigt Therapieoptionen bei Dermatitis solaris. Es sollte eine symptomatische Therapie erfolgen und insbesondere UV-Licht gemieden werden.

2.4.1.2 Übersicht

In Tab. 2.74 sind die typischen Erkrankungen mit Apoptose im Stratum basale zusammengefasst.

Tab 2.73 Therapieoptionen bei Dermatitis solaris

Therapieoption	Beschreibung
Vermeidung von Sonneneinstrahlung	Der wichtigste Schritt zur Vermeidung weiterer Hautschäden: Direkte Sonneneinstrahlung sollte gemieden werden.
Topische Kortikosteroide	Reduziert Entzündungen und lindert Juckreiz
Feuchtigkeitsspendende Cremes und Emollienzien	Fördern die Regeneration der Haut, beugen Austrocknung vor und wirken beruhigend auf die gereizte Haut
Kühlende Maßnahmen	Kühle Kompressen oder Bäder in Aloe vera oder Kamille helfen, die akuten Beschwerden wie Rötung und Schmerzen zu lindern.
Antihistaminika	Lindern Juckreiz, insbesondere bei stark juckender Dermatitis; können sowohl topisch als auch systemisch eingesetzt werden
Sonnenschutzmittel	Hochwertige Sonnenschutzmittel (LSF 50) sind notwendig, um die Haut vor weiterer UV-Schädigung zu schützen.
Systemische Kortikosteroide	Bei schweren Fällen von Dermatitis solaris, insbesondere bei schwerer Entzündung, können orale Kortikosteroide zur Behandlung notwendig sein.

LSF Lichtschutzfaktor, *UV-Schädigung* Schädigung durch Ultraviolettstrahlung

Tab 2.74 Pathophysiologie, Histologie und Klinik von Hauterkrankungen mit Apoptose als Übersicht

Erkrankung	Pathophysiologie	Histologie	Klinik
Lichen planus	Entzündliche Hauterkrankung mit einer Immunreaktion gegen Basalzellen der Epidermis	Bandartige lymphozytäre Infiltrate an der Dermoepidermalgrenze, Hypergranulose, hyperkeratotische Schicht, häufig apoptotische Keratinozyten	Juckende, flache, lilafarbene Papeln, häufig an Hand- und Fußgelenken, am unteren Rücken, Mundschleimhaut betroffen
Lupus erythematodes	Autoimmunerkrankung, bei der das Immunsystem gegen körpereigene Zellen und Gewebe, insbesondere die Haut, gerichtet ist	In der Histologie zeigen sich eine spezifische Veränderung der Basalmembran, Vakuolisierung der Keratinozyten und apoptotische Zellen	Schmetterlingsförmiger Ausschlag im Gesicht, Photosensitivität, Hautläsionen, Mukositis, Gelenkbeschwerden
Dermatitis solaris	Entzündliche Reaktion der Haut nach Sonneneinstrahlung, wobei UV-Strahlung Zellen schädigt und Immunantworten auslöst	Spongiose, parakeratotische Schicht, apoptotische Keratinozyten, teilweise Vakuolisierung, insbesondere in der Basalzellschicht	Rötung, Juckreiz, Brennen, Blasenbildung, insbesondere nach intensiver Sonneneinstrahlung
SJS	Schwerwiegende Hautreaktion als Reaktion auf Medikamente oder Infektionen, mit flächiger Epidermalschädigung	Apoptose von Keratinozyten, Vakuolisierung, Spongiose, Ablösung der Epidermis	Schmerzhafter Hautausschlag, Blasenbildung, Schleimhautläsionen (Mund, Augen), Fieber, systemische Beschwerden
TEN	Schwere Reaktion, die meist durch Medikamente verursacht wird, mit massiver Hautabblätterung und -nekrose	Massive Apoptose von Keratinozyten, Epidermisablösung, Vakuolisierung	Sehr schmerzhafter, großflächiger Hautausschlag, Blasenbildung, systemische Symptome, Gefahr des septischen Schocks
Fixes Arzneimittelexanthem	Immunologische Reaktion auf bestimmte Medikamente, die Hautveränderungen verursacht	Vakuolisierung der Epidermis, apoptotische Keratinozyten, lymphozytäre Infiltrate	Rötung, Papeln, Blasenbildung, häufig an den Stellen der Medikation, juckend
Dermatomyositis	Autoimmunerkrankung, bei der die Immunantwort gegen die Haut und Muskulatur gerichtet ist	Perivaskuläre Infiltrate, Vakuolisierung der Keratinozyten, Apoptose der Basalzellen	Rötung, Schmetterlingsausschlag im Gesicht, Muskelbeteiligung, Schwellung und Schmerzen in Gelenken
Pityriasis lichenoides	Chronische Hauterkrankung, deren Ursache unbekannt ist, möglicherweise durch eine gestörte Immunantwort ausgelöst	Vakuolisierung in der Epidermis, Apoptose, perivaskuläre Entzündungsinfiltrate	Papulöse, schuppende Läsionen, die rötlich oder braun sind und häufig entzündliche Reaktionen hervorrufen
Paravirale Exantheme	Hautausschläge, die durch virale Infektionen ausgelöst werden wie Masern, Röteln, EBV und HSV	Vakuolisierung, Apoptose in der Epidermis, lymphozytäre Infiltrate, insbesondere in der Spongiose	Fieber, Ausschläge, Kopfschmerzen, systemische Symptome je nach Virus, meist an Kopf und Körper

EBV Epstein-Barr-Virus, *HSV* Herpes-simplex-Virus, *SJS* Stevens-Johnson-Syndrom, *TEN* toxisch epidermale Nekrolyse, *UV-Strahlung* Ultraviolettstrahlung

2.4.2 Dyskeratose

Dyskeratose im Stratum basale bezeichnet eine pathologische, vorzeitige Keratinisierung einzelner Basalzellen, die normalerweise erst in höheren Epidermisschichten auftreten sollte. Dieser Prozess führt zu einer fehlregulierten Differenzierung der Keratinozyten, wodurch betroffene Zellen bereits in der Basalzellschicht eosinophil erscheinen, eine kompakte Keratinbildung aufweisen und oft apoptotische Merkmale zeigen.

- **Merkmale der Dyskeratose**
  - **Veränderung des Hautbildes:** Charakteristisch sind oft Papeln, Plaques, Hyperkeratosen oder Erosionen, die je nach Krankheitsbild variieren.
  - **Histologische Untersuchung:** Unter dem Mikroskop zeigt sich das Vorhandensein von eosinophilen, runden oder schrumpfenden Keratinozyten mit pyknotischen oder fragmentierten Kernen im Stratum basale.

Histologisch manifestiert sich die Dyskeratose im Stratum basale durch isolierte, stark eosinophile, runde oder geschrumpfte Zellen mit pyknischen oder fragmentierten Kernen, die häufig als „dyskeratotische Zellen“ bezeichnet werden.

Dyskeratose im Stratum basale tritt in vielen Fällen gemeinsam mit Apoptose auf, da sie Ausdruck einer gestörten oder vorzeitigen Keratinisierung ist. Die Erkrankungen, bei denen Dyskeratose im Stratum basale beobachtet werden kann, wurden bereits im Zusammenhang mit der Apoptose beschrieben. Hierzu zählen unter anderem Lichen planus, Lupus erythematodes, SJS, TEN, fixes Arzneimittelexanthem, Dermatomyositis, paraneoplastischer Pemphigus sowie paravirale Exantheme. In all diesen Erkrankungen spiegelt die Dyskeratose – meist in Verbindung mit Apoptose – die immunvermittelte Schädigung und Degeneration der basalen Keratinozyten wider.

Erkrankungen, bei denen Dyskeratose im Stratum basale auftritt, ohne dass zwingend eine Apoptose im histologischen Bild dominierend ist, sind seltener, da Dyskeratose häufig mit apoptotischen Vorgängen überlappt. Dennoch können bestimmte Krankheitsbilder primär eine atypische oder vorzeitige Keratinisierung zeigen, ohne dass Apoptose im Vordergrund steht. Dazu gehören der Morbus Darier, der Morbus Hailey-Hailey und auch der Morbus Grover. Diese Erkrankungen sind meist nicht immunvermittelt, sondern basieren auf genetischen Defekten oder exogenen Schädigungen (z. B. durch UV-Strahlung), die die Differenzierung der Keratinozyten stören, ohne dabei eine gezielte zelluläre Zerstörung durch zytotoxische T-Zellen zu verursachen.

2.4.2.1 Übersicht

In ◘ Tab. 2.75 sind die typischen Erkrankungen mit Dyskeratose im Stratum basale zusammengefasst.

Tab 2.75 Pathophysiologie, Histologie und Klinik von Hauterkrankungen mit Dyskeratose als Übersicht

Erkrankung	Pathophysiologie	Histologie	Klinik
Morbus Darier	Genetisch bedingte Störung der Kalziumhomöostase in Keratinozyten durch Mutation des ATP2A2-Gens	Dyskeratose im Stratum basale, Akantholyse, Hyperkeratose, papillomatöse Epidermis	Feste, fettige, krustige Papeln in seborrhoischen Arealen, häufig Nagelbeteiligung
Morbus Hailey-Hailey	Autosomal-dominante Mutation des ATP2C1-Gens, führt zu gestörter Zellkohäsion	Akantholyse im Stratum spinosum, Vakuolisierung seltener, milde Dyskeratose im Stratum basale	Schmerzhaft-erosive Plaques in intertriginösen Arealen mit Nässen und Sekundärinfektion
Morbus Grover	Transiente akantholytische Dermatose unklarer Genese, oft durch Hitze/Schwitzen getriggert	Fokale Akantholyse, gelegentliche Dyskeratose im Stratum basale, spaltbildende Läsionen, häufig papillär lokalisiert	Juckende Papeln, v. a. am Stamm, häufig bei älteren Männern, besonders im Sommer

ATP2A2-Gen Gen, das die Kalzium-pumpende ATPase im sarko- und endoplasmatischen Retikulum des Skelettmuskels codiert, *ATP2C1-Gen* Gen, das die Kalzium-transportierende ATPase Typ 2C Mitglied 1 codiert

2.4.3 Hyperplasie

Hyperplasie der Epidermis bezeichnet eine vermehrte Zellzahl in der Epidermis, die zu einer Verdickung der Epidermisschichten, insbesondere des Stratum basale und Stratum spinosum, führt. Es handelt sich dabei um eine reversible, adaptive Reaktion der Haut auf chronische Reize wie mechanische Irritation, Entzündung oder UV-Strahlung.

Histologisch zeigt sich eine Verbreiterung der Reteleisten, eine vermehrte Proliferation von Keratinozyten, oft begleitet von Hyperkeratose (vermehrter Hornschicht) und Parakeratose (im Stratum corneum verbleibenden Zellkernen).

- Merkmale der Hyperplasie
  - **Veränderung des Hautbildes:** Charakteristisch ist eine Verdickung der Epidermis, die sich durch verdickte, erhabene Plaques oder Papeln, Rauheit und Vergröberung der Hautoberfläche zeigt. Des Weiteren- kann man eine vermehrte Schuppung durch die begleitende Hyperkeratose erkennen bzw. auch betonte Hautfurchen und ein lederartiges Erscheinungsbild.
  - **Histologische Untersuchung:** Unter dem Mikroskop erkennt man eine mehrreihige Anordnung der Basalzellen, eine Zunahme der Zellzahl mit basophilen, dichtkernigen Zellen, verlängerten und verbreiterten Reteleisten sowie vermehrten Mitosefiguren.

2

Die histologischen Merkmale weisen auf eine gesteigerte Zellproliferation hin, wie sie bei chronisch-entzündlichen Hauterkrankungen vorkommen, unter anderem bei Psoriasis, Lichen simplex chronicus, chronischen Ekzemen, Pityriasis rubra pilaris sowie chronisch lichenoiden Reaktionen, z. B. bei GvHD oder Lupus erythematodes.

2.4.3.1 Übersicht

In ◘ Tab. 2.76 sind die typischen Erkrankungen mit Hyperplasie im Stratum basale zusammengefasst.

2.4.4 Pigmentinkontinenz

Pigmentinkontinenz im Stratum basale beschreibt den pathologischen Austritt von Melanin aus den Melanozyten oder basalen Keratinozyten der Epidermis in die darunterliegende Dermis. Dabei gelangen Melaninpigmente in das dermale Bindegewebe, wo sie von Makrophagen aufgenommen werden – diese pigmentbeladenen Fresszellen nennt man Melanophagen.

◘ Tab 2.76 Pathophysiologie, Histologie und Klinik von Hauterkrankungen mit Hyperplasie als Übersicht

Erkrankung	Pathophysiologie	Histologie	Klinik
Psoriasis	Autoimmunbedingte Hyperproliferation der Keratinozyten durch T-Zell-vermittelte Entzündung	Markierte Hyperplasie des Stratum basale und der gesamten Epidermis, parakeratotische Schuppen, verlängerte Reteleisten	Rötliche, schuppende Plaques, häufig an Streckseiten der Extremitäten, auf der Kopfhaut und in der Sakralregion
Lichen simplex chronicus	Chronischer Juckreiz und Kratzen führen zu reaktiver Verdickung der Haut.	Ausgeprägte Hyperplasie des Stratum basale und der Epidermis, Hyperkeratose, vertiefte Reteleisten	Verdickte, juckende Plaques, meist an Nacken, Unterschenkeln oder im Genitalbereich
Chronische Ekzeme	Wiederholte oder andauernde Immunreaktion gegen exogene oder endogene Reize	Spongiose, Parakeratose, Hyperplasie des Stratum basale, lymphozytäre Infiltrate	Rötung, Schuppung, Juckreiz, häufig Beugeseiten oder Hände betroffen
Pityriasis rubra pilaris	Unklare Ätiologie, möglicherweise autoimmune Dysregulation der Epidermis	Hyperplasie des Stratum basale, fokale Parakeratose, Hypergranulose, perifollikuläre Hyperkeratose	Orangefarbene, schuppende Plaques, inselartige Aussparungen, Palmoplantarkeratose
Chronisch lichenoide Reaktionen	Autoimmunreaktion gegen epidermale Strukturen, häufig medikamentös getriggert	Bandförmiges Infiltrat, apoptotische Keratinozyten, Hypergranulose, deutliche Hyperplasie des Stratum basale	Flache, juckende Papeln, schleichen sich über Wochen ein, oft polymorph

- **Merkmale der Pigmentinkontinenz**
  - **Veränderung des Hautbildes:** Charakteristisch ist eine postinflammatorische Hyperpigmentierung.
  - **Histologische Untersuchung:** Pigmentkörner, die in den dermalen Bereich übertreten und dort von Makrophagen aufgenommen werden

Histologisch zeigt sich eine Pigmentinkontinenz typischerweise bei Erkrankungen mit Schädigung der Basalzellschicht, v. a. bei entzündlichen Dermatosen, die eine Apoptose oder Vakuolisierung im Stratum basale hervorrufen. Klinisch führt sie oft zu postinflammatorischer Hyperpigmentierung.

Bei lang anhaltender entzündlicher Reaktion mit Schädigung der Basalzellschicht ist es möglich, dass jede Hautveränderung eine Pigmentinkontinenz ausbildet.

Interface-Dermatitis

Inhaltsverzeichnis

K. Sima, *Dermatologie durch Histopathologie verstehen*, https://doi.org/10.1007/978-3-662-73079-9_3

3

Interface-Dermatitis ist eine entzündliche Hauterkrankung, bei der es zu einer spezifischen Entzündung an der Grenze zwischen der Epidermis und der Dermis (der sogenannten Dermoepidermalgrenze) kommt. Diese Art der Entzündung ist durch Veränderungen und Schädigungen in der Region dieser Grenze gekennzeichnet, was zu einer charakteristischen histologischen Erscheinung führt.

- **Merkmale der Interface-Dermatitis**
  - **Lymphozytäre Infiltrate:** Es kommt zu einer Ansammlung von Lymphozyten, v. a. an der Dermoepidermalgrenze.
  - **Vakuolisierung der Basalzellen:** Die Basalzellen der Epidermis können unter dem Einfluss der entzündlichen Reaktion zerstört oder geschädigt werden, was zu einer Vakuolisierung führt.
  - **Apoptose von Basalzellen:** Die Zellen an der Dermoepidermalgrenze sterben ab (Apoptose), was in der Histologie als apoptotische Zellen erkennbar ist, die als „Civatte-Körperchen" bezeichnet werden.
  - **Spongiose:** Flüssigkeitseinlagerungen zwischen den Zellen, die zu einer Schwellung führen können, sind in einigen Fällen ebenfalls sichtbar.

Klinische Manifestationen einer Interface--Dermatitis können Hautausschläge mit Rötung, Schuppung und möglicherweise auch Blasenbildung oder Erosionen umfassen. Diese Hautveränderungen können sich in verschiedenen Bereichen des Körpers manifestieren, je nach zugrunde liegender Erkrankung.

Autoimmune und entzündliche Erkrankungen können häufig eine Interface--Dermatitis aufweisen. Dazu gehören unter anderem Lichen planus, Lupus erythematodes, Dermatitis solaris, Stevens-Johnson--Syndrom (SJS), toxische epidermale Nekrolyse (TEN), fixes Arzneimittelexanthem, Dermatomyositis, Pityriasis lichenoides sowie paravirale Exantheme. Die Interface-Dermatitis spiegelt die Immunreaktion des Körpers wider, bei der es zu einer Schädigung der Hautstruktur kommt, oft ausgelöst durch autoimmunologische Prozesse oder entzündliche Reaktionen.

3.1 Übersicht

In ◘ Tab. 3.1 sind die typischen Erkrankungen mit Interface-Dermatitis zusammengefasst.

◘ **Tab 3.1** Pathophysiologie, Histologie und Klinik von Hauterkrankungen mit Interface-Dermatitis als Übersicht

Erkrankung	Pathophysiologie	Histologie	Klinik
Lichen planus	Entzündliche Hauterkrankung mit einer Immunreaktion gegen Basalzellen der Epidermis	Bandartige lymphozytäre Infiltrate an der Dermoepidermalgrenze, Hypergranulose, hyperkeratotische Schicht, häufig apoptotische Keratinozyten, Interface-Dermatitis	Juckende, flache, lilafarbene Papeln, häufig an Hand- und Fußgelenken, am unteren Rücken, Mundschleimhaut betroffen
Lupus erythematodes	Autoimmunerkrankung, bei der das Immunsystem gegen körpereigene Zellen und Gewebe, insbesondere die Haut, gerichtet ist	Vakuolisierung der Keratinozyten, apoptotische Zellen, spezifische Veränderungen der Basalmembran, Interface--Dermatitis	Schmetterlingsförmiger Ausschlag im Gesicht, Photosensitivität, Hautläsionen, Mukositis, Gelenkbeschwerden

(Fortsetzung)

■ **Tab 3.1** (Fortsetzung)

Erkrankung	Pathophysiologie	Histologie	Klinik
Dermatitis solaris	Entzündliche Reaktion der Haut nach Sonneneinstrahlung, wobei UV-Strahlung Zellen schädigt und Immunantworten auslöst	Spongiose, parakeratotische Schicht, apoptotische Keratinozyten, teilweise Vakuolisierung, insbesondere in der Basalzellschicht, Interface-Dermatitis	Rötung, Juckreiz, Brennen, Blasenbildung, insbesondere nach intensiver Sonneneinstrahlung
SJS	Schwerwiegende Hautreaktion als Reaktion auf Medikamente oder Infektionen, mit flächiger Epidermalschädigung	Apoptose von Keratinozyten, Vakuolisierung, Spongiose, Ablösung der Epidermis, Interface-Dermatitis	Schmerzhafter Hautausschlag, Blasenbildung, Schleimhautläsionen, Fieber, systemische Beschwerden
TEN	Schwere Reaktion, die meist durch Medikamente verursacht wird, mit massiver Hautabblätterung und -nekrose	Massive Apoptose von Keratinozyten, Epidermisablösung, Vakuolisierung, Interface-Dermatitis	Sehr schmerzhafter, großflächiger Hautausschlag, Blasenbildung, systemische Symptome, Gefahr des septischen Schocks
Fixes Arzneimittelexanthem	Immunologische Reaktion auf bestimmte Medikamente, die Hautveränderungen verursacht	Vakuolisierung der Epidermis, apoptotische Keratinozyten, lymphozytäre Infiltrate, Interface-Dermatitis	Rötung, Papeln, Blasenbildung, häufig an den Stellen der Medikation, juckend
Dermatomyositis	Autoimmunerkrankung, bei der die Immunantwort gegen die Haut und Muskulatur gerichtet ist	Perivaskuläre Infiltrate, Vakuolisierung der Keratinozyten, Apoptose der Basalzellen, Interface-Dermatitis	Rötung, Schmetterlingsausschlag im Gesicht, Muskelbeteiligung, Schwellung und Schmerzen in Gelenken
Pityriasis lichenoides	Chronische Hauterkrankung, deren Ursache unbekannt ist, möglicherweise durch eine gestörte Immunantwort ausgelöst	Vakuolisierung in der Epidermis, Apoptose, perivaskuläre Entzündungsinfiltrate, Interface-Dermatitis	Papulöse, schuppende Läsionen, die rötlich oder braun sind und häufig entzündliche Reaktionen hervorrufen
Paravirale Exantheme	Hautausschläge, die durch virale Infektionen ausgelöst werden wie Masern, Röteln, EBV und HSV	Vakuolisierung, Apoptose in der Epidermis, lymphozytäre Infiltrate, insbesondere in der Spongiose, Interface--Dermatitis	Fieber, Ausschläge, Kopfschmerzen, systemische Symptome je nach Virus, meist an Kopf und Körper

EBV Epstein-Barr-Virus, *HSV* Herpes-simplex-Virus, *SJS* Stevens-Johnson-Syndrom, *TEN* toxisch epidermale Nekrolyse, *UV-Strahlung* Ultraviolettstrahlung

Pathologien der Dermis

Inhaltsverzeichnis

K. Sima, *Dermatologie durch Histopathologie verstehen*, https://doi.org/10.1007/978-3-662-73079-9_4

Die Dermis, auch Lederhaut genannt, ist die mittlere Schicht der Haut und liegt direkt unter der Epidermis. Sie besteht hauptsächlich aus kollagenen und elastischen Fasern, die ein stabiles, aber zugleich elastisches Bindegewebsgerüst bilden. Die Dermis unterteilt sich in zwei Zonen: das straff strukturierte Stratum papillare direkt unter der Basalmembran und das tiefer liegende, faserreiche Stratum reticulare. In ihr befinden sich Blut- und Lymphgefäße, Nervenfasern, Immunzellen sowie Hautanhangsgebilde wie Haarfollikel, Talg- und Schweißdrüsen.

Die Dermis spielt eine zentrale Rolle bei der Versorgung und Unterstützung der Epidermis sowie bei der Immunabwehr und der thermoregulatorischen Funktion der Haut. Histologisch zeigt sie eine dichte, faserreiche Matrix mit eingelagerten Fibroblasten, Mastzellen und Makrophagen. Entzündliche und immunvermittelte Prozesse manifestieren sich in der Dermis typischerweise durch perivaskuläre oder interstitielle Zellinfiltrate, Ödeme oder Veränderungen der kollagenen Fasern.

Die mikroskopische Beurteilung der Dermis ist essenziell zur Einordnung entzündlicher Dermatosen, infektiöser Erkrankungen, vaskulitischer Prozesse und bindegewebsassoziierter Pathologien.

In ◘ Tab. 4.1 werden die häufigsten histologischen Veränderungen der Dermis dargestellt.

In den nachfolgenden Kapiteln werden die histologischen Veränderungen der Dermis detailliert dargestellt. Der Schwerpunkt liegt auf den häufigsten und diagnostisch bedeutsamen Befunden, die bei der mikroskopischen Untersuchung von Hautproben beobachtet werden können. Diese Veränderungen spiegeln spezifische pathophysiologische Prozesse wider und sind wichtige Hinweise auf zugrunde liegende dermatologische Erkrankungen.

Ziel dieser Darstellung ist es, die charakteristischen histologischen Merkmale dermaler Veränderungen systematisch zu erläutern und ihre klinische Relevanz einzuordnen. Typische Erkrankungen, die mit diesen Mustern assoziiert sind, werden sowohl hinsichtlich ihrer histologischen Erscheinung als auch ihrer klinischen Präsentation vergleichend betrachtet. Dadurch wird deutlich, wie dermale Befunde die differenzierte Diagnosestellung unterstützen und zur Abgrenzung ähnlicher Krankheitsbilder beitragen.

■ **Tab 4.1** Häufige histologische Pathologien der Dermis

	Veränderung	Beschreibung	Typische Erkrankungen
Entzündliche Veränderungen	Perivaskuläre Infiltrate	Lymphozyten um die Gefäße der oberen Dermis	Autoimmunerkrankungen, Dermatitis solaris, medikamentenassoziierte Erkrankungen, PLEVA, Vaskulitiden, Lichen planus, Psoriasis, Urtikaria, parasitäre Erkrankungen
	Interstitielle Infiltrate	Diffuse Entzündungszellen im Bindegewebe der Dermis	Interstitielle granulomatöse Dermatitis, Morphea, Lupus erythematodes, Pityriasis lichenoides, Granuloma anulare, medikamentenassoziierte Dermatitiden, kutane Sarkoidose, Necrobiosis lipoidica
	Noduläre Infiltrate	Knotenartige Zellansammlungen	Kutane Sarkoidose, Granuloma anulare, Necrobiosis lipoidica, Mykobakteriosen, Leishmaniose, tiefe Mykosen, Lymphome
	Neutrophile Infiltrate	Vorherrschend neutrophile Granulozyten	Pyoderma gangraenosum, Hidradenitis suppurativa, Erythema nodosum, pustulöse Psoriasis, Sweet-Syndrom, Granulomatose mit Polyangiitis, Vaskulitiden
	Eosinophile Infiltrate	Vorherrschend eosinophile Granulozyten	Kontaktekzem, Urtikaria, Atopische Dermatitis, Arzneimittelexantheme, bullöses Pemphigoid, Parasitosen, eosinophile Zellulitis, eosinophile pustulöse Dermatose
	Gemischtzellige Infiltrate	Lymphozyten, Histiozyten, Eosinophile, Neutrophile kombiniert	Hidradenitis suppurativa, Pyoderma gangraenosum, Erythema nodosum, Psoriasis pustulosa, Sweet-Syndrom, Granulomatose mit Polyangiitis
	Mastzellinfiltration	Mastzellvermehrung, meist perivaskulär	kutane Mastozytose, systemische Mastozytose, chronische Urtikaria, Lichen planus, bullöse Autoimmundermatosen

(Fortsetzung)

4

Tab 4.1 (Fortsetzung)

	Veränderung	Beschreibung	Typische Erkrankungen
Vaskuläre Veränderungen	Vaskulitis	Entzündung mit Zerstörung der Gefäßwand, evtl. fibrinoide Nekrose	Vaskulitiden
	Nicht-entzündliche Gefäßveränderungen	Strukturelle oder degenerative Veränderungen der Gefäßwand ohne Entzündungsinfiltrat	Chronisch-venöse Insuffizienz, thrombotisch-thrombozytopenische Purpura, disseminierte intravasale Koagulation, Antiphospholipid-Syndrom, Kryoglobulinämien, Kalziphylaxie
	Reaktive Gefäßveränderungen	Adaptive Gefäßreaktionen mit Endothelproliferation oder Angiogenese infolge von Entzündung, Hypoxie oder Trauma	Erythema fugax, Raynaud-Syndrom, Livedo reticularis, Kälte- und Wärmeerytheme, Flush
Degenerative Veränderungen	Fibrose	Vermehrung kollagener Fasern, narbige Umstrukturierung	Sklerodermie, Skleromyxödem
	Elastose	UV-induzierte Degeneration elastischer Fasern	Aktinische Elastose, Pseudoxanthoma elasticum, elastotischer Pseudotumor
	Veränderungen der Grundsubstanz	Ablagerung, Vermehrung oder Abbau von Bindegewebsbestandteilen	Myxödem, diffuse kutane Muzinose
	Veränderungen der Adnexstrukturen	Degeneration, Atrophie oder Entzündung von Hautanhangsgebilden	Lichen planopilaris, Acne vulgaris, Rosazea, Hidradenitis suppurativa, Sklerodermie, Hyperhidrose, Anhidrose
Atrophie der Dermis	Atrophie	Ausdünnung der dermalen Matrix, Zell- und Faserrückgang	Lupus erythematodes, Sklerodermie, postinflammatorische Veränderungen

PLEVA Pityriasis lichenoides et varioliformis acuta, *UV* Ultraviolettstrahlung

4.1 Entzündliche Veränderungen

Entzündliche Veränderungen der Dermis stellen ein zentrales Element zahlreicher dermatologischer Erkrankungen dar. Abhängig von Art, Verteilung und Zusammensetzung der Infiltrate lassen sich unterschiedliche Muster erkennen, die diagnostisch von großer Bedeutung sind. Wir unterscheiden perivaskuläre (die häufigste Form), interstitielle, noduläre neutrophile und eosinophile Infiltrate.

Bei vielen Erkrankungen liegt auch ein gemischtzelliges Infiltrat vor, bestehend aus Lymphozyten, Histiozyten, Plasmazellen und gelegentlich auch eosinophilen und neutrophilen Granulozyten. Schließlich kann auch eine Mastzellinfiltration auftreten, etwa bei der Urticaria pigmentosa oder bei anderen mastzellvermittelten Erkrankungen. Die Zusammensetzung und Lokalisation dieser Infiltrate ermöglichen eine wichtige histologische Differenzierung entzündlicher Hautprozesse.

4.1.1 Perivaskuläre Infiltrate

Perivaskuläre Infiltrate der Dermis beschreiben eine Ansammlung von Entzündungszellen, meist Lymphozyten, seltener auch anderen Immunzellen, die sich bevorzugt ringförmig um Blutgefäße in der papillären oder retikulären Dermis anordnen. Dieses Muster ist häufig und unspezifisch, tritt jedoch häufig bei entzündlichen oder immunologischen Hauterkrankungen auf.

- **Merkmale der perivaskulärer Infiltrate**
  - **Veränderung des Hautbildes:** je nach Ursache sehr unterschiedlich, aber häufig erythematöse Maculae oder Papeln, Purpura oder petechiale Einblutungen, Plaques, Exantheme oder Urticae an Beinen, Armen oder sonnenexponierten Arealen
  - **Histologische Untersuchung:** Unter dem Mikroskop erkennt man lymphozytäre, neutrophile, eosinophile oder gemischtzellige Zellansammlungen, die sich ringförmig oder manschettenartig um die dermalen Gefäße anordnen.

Zu den Erkrankungen, die mit perivaskulären Infiltraten verbunden sind, zählen unter anderem Ekzeme wie das atopische Ekzem und die Kontaktdermatitis. Auch bei Autoimmunerkrankungen wie Lupus erythematodes sind häufig perivaskuläre Infiltrate zu beobachten.

Weitere Erkrankungen, bei denen diese Art von Infiltraten auftreten, sind die Dermatitis solaris, das Stevens-Johnson-Syndrom (SJS) und die toxische epidermale Nekrolyse (TEN), die in der Regel als Reaktionen auf Medikamente oder Infektionen auftreten. Auch medikamenteninduzierte Hautreaktionen wie Arzneimittelexantheme und Erkrankungen wie Pityriasis lichenoides et varioliformis acuta (PLEVA) sind von perivaskulären Infiltraten begleitet.

Darüber hinaus kommen diese Infiltrate auch bei verschiedenen Vaskulitiden der Haut vor. Zu den dermatologischen Erkrankungen, die ebenfalls mit perivaskulären Infiltraten assoziiert sind, gehören Lichen planus, Psoriasis vulgaris (besonders in den frühen Stadien), Urtikaria und parasitär bedingte Hauterkrankungen wie Skabies und Filariose.

In all diesen Fällen spielen perivaskuläre Infiltrate eine zentrale Rolle bei der Entstehung der entzündlichen Hautreaktionen und tragen zur klinischen Diagnose bei.

4.1.1.1 Autoimmunerkrankungen

Autoimmunerkrankungen, die perivaskuläre Infiltrate ausbilden, sind durch eine fehlgeleitete Immunantwort gegen körpereigene Strukturen charakterisiert. In der Haut äußert sich diese Reaktion oft in einer Ansammlung von Immunzellen – meist T-Lymphozyten – rund um die dermalen Blutgefäße. Diese perivaskulären Infiltrate spiegeln die chronische Entzündungsaktivität wider und sind Ausdruck der Gewebeschädigung, die durch Autoantikörper oder zellvermittelte Immunreaktionen ausgelöst wird. Typische Beispiele hierfür sind der kutane Lupus erythematodes, die Dermatomyositis und der Lichen planus. Auch bei der Sklerodermie, v. a. in frühen Stadien, lassen sich perivaskuläre lymphozytäre Infiltrate beobachten. Diese Veränderungen sind nicht nur diagnostisch wegweisend, sondern geben auch Hinweise auf das Ausmaß der Entzündungsaktivität und die Beteiligung weiterer Gewebekomponenten.

Histologisch können perivaskuläre Infiltrate bei vielen Autoimmunerkrankungen auftreten. Diese kann man aber, wie in ◘ Tab. 4.2 dargestellt, durch weitere histopathologische Merkmale voneinander unterscheiden.

Tab 4.2 Histopathologische Eigenschaften, Klinik und Ursachen von Autoimmunerkrankungen mit perivaskulären Infiltraten

Hauter-krankung	Perivaskuläre Infiltrate	Weitere histopatho-logische Merkmale	Klinische Merkmale	Ursachen
Lupus erythematodes	Deutlich vorhanden	Interface-Dermatitis, Vakuolisierung, Hyperkeratose	Schmetterlings-exanthem, photosensitive Läsionen, Schleimhaut-beteiligung	Autoimmun-reaktion gegen Kernbestandteile
Lichen planus	Häufig vorhanden	Bandförmiges lymphozytäres Infiltrat, Hypergranulose, apoptotische Zellen	Juckende, violette Papeln, häufig an Handgelenken und Schleimhäuten	T-Zell-vermittelte Autoimmunreaktion gegen Keratinozyten
Dermatomyositis	Meist vorhanden	Vakuolisierung der Basalzellschicht, Perivaskulitis, Atrophie der Epidermis	Heliotropes Erythem, Gottron-Papeln, Muskelschwäche	Autoantikörper gegen Endothel und Muskelstrukturen
Sklerodermie	Oft vorhanden	Kollagenvermehrung, Fibrose, perivaskuläre lymphozytäre Infiltrate	Hautverhärtung, Raynaud-Phänomen, Teleangiektasien	Autoimmunprozesse mit Fibroblasten-aktivierung

4.1.1.2 Medikamentenassoziierte Erkrankungen

Medikamentenassoziierte Erkrankungen, die zu perivaskulären Infiltraten führen, sind entzündliche Hautreaktionen, die als Überempfindlichkeitsreaktion auf bestimmte Arzneimittel auftreten. Diese Reaktionen können in ihrer Ausprägung von milden Exanthemen bis hin zu schweren kutanen Nebenwirkungen reichen.

Histologisch zeigt sich dabei typischerweise ein perivaskuläres lymphozytäres Infiltrat in der Dermis, oft begleitet von Eosinophilen, gelegentlicher Spongiose, und je nach Ausprägung auch vaskulären Schädigungen oder apoptotischen Keratinozyten.

Typische medikamenteninduzierte Erkrankungen mit perivaskulären Infiltraten sind unter anderem das Arzneimittelexanthem, das fixe Arzneimittelexanthem, die lichenoide Arzneimittelreaktion, das DRESS-Syndrom (DRESS = drug reaction with eosinophilia and systemic symptoms), das SJS und die TEN.

Diese Erkrankungen treten typischerweise wenige Tage bis Wochen nach Beginn einer Medikamenteneinnahme auf und sind häufig reversibel nach Absetzen des auslösenden Wirkstoffs.

Histologisch können die Arzneimittelreaktionen durch weitere histopathologische Merkmale voneinander abgegrenzt werden (Tab. 4.3).

4.1.1.3 Vaskulitiden

Vaskulitiden mit perivaskulärem Infiltrat sind entzündliche Erkrankungen, bei denen sich Immunzellen, insbesondere Lymphozyten, Plasmazellen, Neutrophile oder Eosinophile, rund um die Blutgefäße in der Dermis ansammeln und dort eine Gefäßentzündung auslösen. Dieses perivaskuläre Infiltrat ist ein zentrales histopathologisches Merkmal der kutanen Vaskulitiden. Typischerweise sind kleine bis mittelgroße Gefäße betroffen.

Beispiele vaskulitischer Erkrankungen mit perivaskulären Infiltraten sind unter anderem die leukozytoklastische Vaskulitis, die Hyper-

Tab 4.3 Histopathologische Eigenschaften, Klinik und Ursachen von medikamentenassoziierten Erkrankungen mit perivaskulären Infiltraten

Hauterkrankung	Perivaskuläre Infiltrate	Weitere histopathologische Merkmale	Klinische Merkmale	Ursachen
Arzneimittelexanthem	Deutlich vorhanden	Lymphozytäre Infiltrate, Eosinophile, evtl. Spongiose	Makulopapulöses, symmetrisches Exanthem, meist stammbetont	Überempfindlichkeitsreaktion auf Medikamente
Fixes Arzneimittelexanthem	Lokalisiert vorhanden	Lymphozytäre Infiltrate, epidermale Nekrosen, Pigmentinkontinenz	Wiederkehrende, scharf begrenzte, meist dunkle Läsionen nach Medikamenteneinnahme	Typischerweise NSAR, Antibiotika
Lichenoide Arzneimittelreaktion	Häufig vorhanden	Lichenoide Interface-Dermatitis, Hypergranulose, apoptotische Keratinozyten	Flache Papeln, Ähnlichkeit zu Lichen planus, oft großflächiger und asymmetrisch	Antihypertensiva, Antimalaria
DRESS-Syndrom	Deutlich vorhanden	Eosinophile, interstitielle und perivaskuläre Infiltrate, ggf. Vaskulitis	Exanthem, Fieber, Lymphadenopathie, Organbeteiligung	Aromatische Antikonvulsiva, Allopurinol
SJS/TEN	In Frühphase vorhanden	Apoptose der Keratinozyten, subepidermale Blasen, später Epidermolyse	Schmerzhaftes Exanthem, Blasen, Schleimhauterosionen, systemische Symptome	Medikamente wie Sulfonamide, Antiepileptika

DRESS drug reaction with eosinophilia and systemic symptoms, *NSAR* nicht-steroidale Antirheumatika, *SJS* Stevens-Johnson-Syndrom, *TEN* toxisch epidermale Nekrolyse

sensitivitätsvaskulitis, die IgA-Vaskulitis (IgA = Immunglobulin A; früher: Purpura Schönlein-Henoch), die Granulomatose mit Polyangiitis (früher: Morbus Wegener) oder die eosinophile Granulomatose mit Polyangiitis (früher: Churg-Strauss-Syndrom).

Diese perivaskulären Infiltrate stören die Integrität der Gefäßwände, was zu klinischen Symptomen wie palpabler Purpura, Ödemen, Blasenbildung oder Nekrosen führen kann.

Histologisch können die Vaskulitiden durch weitere histopathologische Merkmale voneinander abgegrenzt werden (Tab. 4.4).

4.1.1.4 Urtikaria

Urtikaria ist eine häufige, meist akut verlaufende Hauterkrankung, die durch das plötzliche Auftreten flüchtiger, juckender Quaddeln (Urticae), teils begleitet von Angioödemen, gekennzeichnet ist. Die Quaddeln entstehen durch eine vorübergehende lokale Erhöhung der Gefäßpermeabilität infolge der Freisetzung von vasoaktiven Substanzen, insbesondere von Histamin aus aktivierten Mastzellen. Die Erkrankung wird in akute (Dauer < 6 Wochen) und chronische Formen (Dauer ≥ 6 Wochen) unterteilt.

4

Tab 4.4 Histopathologische Eigenschaften, Klinik und Ursachen von Vaskulitiden mit perivaskulären Infiltraten

Hauterkrankung	Perivaskuläre Infiltrate	Weitere histopathologische Merkmale	Klinische Merkmale	Ursachen
Leukozytoklastische Vaskulitis	Dicht, neutrophil	Leukozytoklasie (Kerntrümmer), fibrinoide Nekrose kleiner Gefäße, Erythrozytenextravasate	Palpable Purpura, meist an den Unterschenkeln	Medikamente, postinfektiös, idiopathisch
Hypersensitivitätsvaskulitis	Lymphozytär bis neutrophil	Perivaskuläre Infiltrate, evtl. Vaskulitis der kleinen Gefäße, Spongiose	Makulopapulöses Exanthem, Purpura, evtl. Juckreiz	Medikamente, Infektionen
IgA-Vaskulitis	Gemischtzellig, häufig neutrophil	IgA-Ablagerungen in Kapillaren, fibrinoide Nekrose, Leukozytoklasie	Purpura, Gelenkschmerzen, abdominelle Beschwerden, Nierenbeteiligung	IgA-vermittelte Immunreaktion, oft nach Infekten
Granulomatose mit Polyangiitis	Neutrophil, granulomatös	Granulome mit Riesenzellen, vaskuläre Destruktion, nekrotisierende Entzündung	Ulzerierende Knoten, nasale Ulzerationen, systemische Organbeteiligung	ANCA-assoziierte Autoimmunvaskulitis
Eosinophile Granulomatose mit Polyangiitis	Eosinophil, granulomatös	Eosinophile Granulome, nekrotisierende Vaskulitis, fibrinoide Nekrose	Asthma, Purpura, Mononeuritis multiplex, Lungeninfiltrate	ANCA-assoziierte eosinophile Autoimmun-reaktion

ANCA antineutrophile zytoplasmatische Antikörper, *IgA* Immunglobulin A

In Tab. 4.5 sind die Pathophysiologie und Histologie der Urtikaria gegenübergestellt.

- **Klinik**

- **Typische Hautveränderungen:** plötzlich auftretende ödematöse, blass erhabene Hautveränderungen (zentral heller, randständig gerötet) mit erythematösem Hof um die Quaddel
- **Juckreiz:** stark juckender Pruritus als Leitsymptom
- **Verlauf:** Hautveränderungen flüchtig (einzelne Läsionen verschwinden innerhalb von 24 h)
- **Hautanhangsgebilde:** Verlust der Hautanhangsgebilde, daher erscheint die Haut haarlos und trocken
- **Allgemeinsymptome:** Angioödeme möglich, v. a. im Gesicht (Lippen, Augenlider), an den Händen, Füßen, im Genitalbereich; Allgemeinzustand meist nicht beeinträchtigt

Tab 4.5 Pathophysiologie und Histologie der Urtikaria

Merkmal	Pathophysiologie	Histologie
Auslöser	Allergien, Medikamente, physikalische Reize, Autoimmunreaktion, Infektionen	Nicht direkt sichtbar, aber Rückschluss über Mastzellaktivierung möglich
Zelluläre Reaktion	Mastzellaktivierung mit Histaminfreisetzung	Mastzelldegranulation gelegentlich nachweisbar
Gefäßveränderungen	Erhöhte Gefäßpermeabilität → Flüssigkeitsaustritt	Erweiterte kleine Gefäße, dermales Ödem
Infiltrattyp	Entzündliche Reaktion durch Mediatorfreisetzung	Perivaskuläre Infiltrate, meist lymphozytär, evtl. mit Eosinophilen oder Neutrophilen
Verteilung des Ödems	Vasodilatation → Flüssigkeitseinlagerung	Lockeres Dermisödem, v. a. im oberen Korium
Epidermis	Nicht primär betroffen	In der Regel intakt, keine Spongiose oder Akanthose

- Therapie

Tab. 4.6 zeigt gängige Therapieoptionen bei Urtikaria. Die Behandlung richtet sich nach der Schwere, Dauer und Ursache der Erkrankung.

4.1.1.5 Parasitäre Hauterkrankungen

Parasitäre Erkrankungen, die perivaskuläre Infiltrate in der Haut verursachen, sind meist durch eine lokale Immunantwort auf parasitäre Antigene oder den direkten Befall von Hautgewebe mit Parasiten charakterisiert. Die Infiltrate bestehen oft aus eosinophilen, lymphozytären, manchmal auch neutrophilen Zellen und sind perivaskulär lokalisiert, da die Parasiten oder ihre Bestandteile über das Blut oder die Lymphe verbreitet bzw. dort immunologisch erkannt werden.

Beispiele parasitärer Erkrankungen mit perivaskulären Infiltraten sind unter anderem die kutane Leishmaniasis, Skabies, Larva migrans cutanea, Onchozerkose, Strongyloidiasis, Trichinose, Filariose oder auch die Schistosomiasis.

Tab 4.6 Pathophysiologie und Histologie der Urtikaria

Therapieoption	Erläuterung
Allergen-/Triggervermeidung	Wichtigster Schritt bei identifizierbarer Ursache (z. B. Nahrungsmittel, Medikamente, Druck, Kälte)
Antihistaminika (nicht-sedierende)	Basistherapie bei akuter und chronischer Urtikaria (bei unzureichender Wirkung bis zu 4-fache Standarddosis)
Kortikosteroide (kurzfristig)	Bei schwerem Verlauf oder Angioödemen; nicht für eine Langzeittherapie geeignet
Omalizumab	Monoklonaler Anti-IgE-Antikörper, zugelassen bei chronischer spontaner Urtikaria
Ciclosporin A	Immunsuppressivum als Off-Label-Option bei therapierefraktärer Urtikaria

IgE Immunglobulin E

Tab 4.7 Histopathologische Eigenschaften, Klinik und Ursachen von parasitären Hauterkrankungen mit perivaskulären Infiltraten

Hauterkrankung	Perivaskuläre Infiltrate	Weitere histopathologische Merkmale	Klinische Merkmale	Ursachen
Kutane Leishmaniasis	Lymphozytär, gemischtzellig	Granulome, intrazelluläre Amastigoten	Ulzerierende Papeln oder Plaques, v. a. an exponierten Hautstellen	Leishmania-Spezies
Skabies	Eosinophil, lymphozytär	Milbengänge, Milbenbestandteile, Krusten, Spongiose	Starker Juckreiz, Papeln, v. a. Interdigitalräume, Genitalregion	*Sarcoptes scabiei*
Larva migrans cutanea	Eosinophil	Tunnelartige Infiltrate, keine spezifischen Erreger nachweisbar	Serpentinenartige, wandernde Rötungen, Juckreiz	Hakenwurmlarven
Onchozerkose	Eosinophil, gemischtzellig	Granulome um Mikrofilarien, Fibrose	Dermatitis, Juckreiz, subkutane Knoten, evtl. Erblindung	*Onchocerca volvulus*
Filariose (Loa loa)	Eosinophil, lymphozytär	Perivaskuläre Entzündung, evtl. Granulome	Wandernde subkutane Schwellung	*Loa loa*
Zerkariendermatitis (Schistosomiasis)	Eosinophil	Dermale Infiltrate, evtl. subepidermales Ödem	Juckende, papulöse Läsionen nach Wasserkontakt	Zerkarien von Schistosomen

Histologisch können die parasitären Hauterkrankungen durch weitere histopathologische Merkmale voneinander abgegrenzt werden (Tab. 4.7).

4.1.1.6 Übersicht

In Tab. 4.8 sind die typischen Erkrankungen mit perivaskulären Infiltraten zusammengefasst.

4.1.2 Interstitielle Infiltrate

Interstitielle Infiltrate in der Dermis bezeichnen eine besondere Verteilung entzündlicher Zellen im Bindegewebe der Haut, bei der sich die Zellen diffus zwischen den Kollagenfasern der Dermis ansammeln, ohne primäre Ausrichtung an Gefäßen, Haarfollikeln oder anderen Strukturen. Im Gegensatz zu perivaskulären Infiltraten, die gebündelt um Blutgefäße herum liegen, sind interstitielle Infiltrate locker verteilt, häufig netzartig oder diffus ausgebreitet.

- **Merkmale interstitieller Infiltrate**
  - **Veränderung des Hautbildes:** je nach Ursache sehr unterschiedlich, aber häufig erythematöse Papeln oder Plaques, unscharf begrenzte, entzündliche Hautareale oder auch Schuppung, Juckreiz und Nodusbildung
  - **Histologische Untersuchung:** Unter dem Mikroskop erkennt man diffuse, lockere Einlagerung von Entzündungszellen in das dermale Bindegewebe, die zwischen den kollagenen Fasern verteilt sind.

Tab 4.8 Pathophysiologie, Histologie und Klinik von Hauterkrankungen mit perivaskulären Infiltraten als Übersicht

Erkrankung	Pathophysiologie	Histologie	Klinik
Autoimmunerkrankungen	Autoantikörper gegen körpereigene Zellstrukturen führen zu chronischer Entzündung und Gewebeschädigung.	Je nach Erkrankung	
Dermatitis solaris	Akute UV-Schädigung der Haut führt zu Apoptose von Keratinozyten, Entzündung und Ödembildung.	Apoptotische Keratinozyten, Ödem in der Dermis, perivaskuläre lymphozytäre Infiltrate	Erythem, Brennen, Juckreiz, ggf. Blasenbildung nach Sonnenexposition
Medikamenteninduzierte Hautreaktionen	Immunologisch vermittelte Reaktion auf Arzneistoffe	Je nach Erkrankung	
PLEVA	Unklare Ätiologie, möglicherweise postinfektiös oder immunvermittelt; T-Zell-vermittelte Hautreaktion	Parakeratose, Nekrose von Keratinozyten, exozytotische Lymphozyten, perivaskuläre Infiltrate	Akut auftretende papulöse, schuppende oder nekrotische Hautveränderungen, v. a. am Stamm und an den Extremitäten
Vaskulitiden	Entzündliche Zerstörung kleiner Gefäße durch Immunablagerungen (Immunkomplexe, IgA) oder Autoimmunprozesse.	Fibrinoide Nekrose, Leukozytoklasie, perivaskuläre neutrophile oder gemischtzellige Infiltrate	Palpable Purpura, Ulzera, Nekrosen, ggf. systemische Symptome wie Arthralgien oder Nierenbeteiligung
Lichen planus	T-Zell-vermittelte Autoimmunreaktion gegen epidermale Basalzellen	Bandförmige lymphozytäre Infiltrate, Hypergranulose, apoptotische Keratinozyten, Akanthose	Flache, polygonale, violette Papeln mit Wickham-Streifen, häufig Schleimhautbeteiligung
Psoriasis vulgaris	Hyperproliferation der Epidermis durch genetische und immunologische Faktoren	Akanthose, Parakeratose, neutrophile Mikroabszesse in Stratum corneum, dilatierte Kapillaren	Scharf begrenzte, schuppige Plaques, häufig an den Streckseiten der Extremitäten, mit silbriger Schuppung
Urtikaria	Freisetzung von Histamin und anderen Mediatoren aus Mastzellen führt zu erhöhter Gefäßpermeabilität und Quaddelbildung.	Ödem der oberen Dermis, dilatierte Kapillaren, perivaskuläre lymphozytäre Infiltrate	Fluktuierende, juckende Quaddeln, oft mit Angioödem, plötzliches Auftreten, selbstlimitierend oder chronisch
Parasitär bedingte Hauterkrankungen	Eindringen und lokale Reaktion auf Parasiten oder deren Antigene.	Je nach Erkrankung	

IgE Immunglobulin E, *PLEVA* Pityriasis lichenoides et varioliformis acuta, *UV* Ultraviolettstrahlung

Eine klassische Erkrankung, bei der interstitielle Infiltrate deutlich ausgeprägt sind, ist die interstitielle granulomatöse Dermatitis. Auch bei der Morphea (lokalisierte Sklerodermie) lassen sich in der Frühphase interstitielle lymphozytäre Infiltrate nachweisen, die sich im Verlauf in eine ausgeprägte Fibrosierung mit Verlust der Hautanhangsgebilde umwandeln. Ähnlich verhält es sich beim Lupus erythematodes, bei dem neben der typischen Interface-Dermatitis auch interstitielle Infiltrate beobachtet werden können.

Auch die Pityriasis lichenoides sowie das Granuloma anulare, medikamenteninduzierte Dermatitiden und die kutane Sarkoidose gehören zu den Erkrankungen, die interstitielle Infiltrationen aufweisen können.

Diese interstitiellen Muster liefern wichtige histopathologische Hinweise und helfen, inflammatorische Dermatosen differenzialdiagnostisch einzugrenzen – besonders in Zusammenschau mit dem klinischen Bild und weiteren histologischen Kriterien.

4.1.2.1 Interstitielle granulomatöse Dermatitis

Die interstitielle granulomatöse Dermatitis ist eine seltene, entzündliche Hauterkrankung, die histopathologisch durch ein interstitielles Infiltrat aus Histiozyten, Lymphozyten und gelegentlich neutrophilen Granulozyten zwischen den kollagenen Fasern der Dermis gekennzeichnet ist. Häufig finden sich dabei auch degenerierte Kollagenfasern, um die sich die Histiozyten palisadenartig anordnen können.

In ◘ Tab. 4.9 sind die Pathophysiologie und Histologie der interstitiellen granulomatösen Dermatitis gegenübergestellt.

▪ **Klinik**

- **Typische Hautveränderungen:** symmetrische rötlich-braune Plaques oder Papeln, die oft ringförmig, girlandenartig oder linear konfiguriert sind
- **Lokalisation:** häufig an Rumpf, axillären Regionen, Flanken oder Extremitäten
- **Verlauf:** häufig chronischer Verlauf mit schubweiser Verschlechterung, aber auch spontane Rückbildung möglich
- **Juckreiz:** vorhanden, ggf. auch Brennen
- **Allgemeinsymptome:** kann mit systemischen Symptomen assoziiert sein (durch zugrunde liegende Grunderkrankungen)

▪ **Therapie**

Die interstitielle granulomatöse Dermatitis stellt eine seltene entzündliche Hauterkrankung dar, die häufig mit systemischen Grunderkrankungen assoziiert ist, insbesondere mit rheumatologischen Erkrankungen. Die Therapie richtet sich sowohl nach der Kontrolle der zugrunde liegenden Erkrankung als auch nach der Behandlung der kutanen Manifestationen. ◘ Tab. 4.10 gibt einen Überblick über bewährte Therapieoptionen.

4.1.2.2 Morphea

Die Morphea oder auch lokalisierte Sklerodermie ist eine seltene entzündlich-fibrosierende Hauterkrankung, die durch eine umschriebene Sklerose der Haut gekennzeichnet ist. Im Gegensatz zur systemischen Sklerodermie bleibt die Morphea auf die Haut und das subkutane Gewebe beschränkt und zeigt keine systemische Organbeteiligung.

In ◘ Tab. 4.11 sind die Pathophysiologie und Histologie der Morphea gegenübergestellt.

Tab 4.9 Pathophysiologie und Histologie der interstitiellen granulomatösen Dermatitis

Merkmal	Pathophysiologie	Histologie
Ätiologie	Reaktive entzündliche Reaktion, häufig im Rahmen systemischer Erkrankungen wie rheumatoider Arthritis, Lupus erythematodes oder Autoimmunthyreoiditis, auch Medikamente oder Infektionen als Auslöser möglich	Keine spezifische Ätiologie histologisch nachweisbar; begleitend oft Hinweise auf systemische entzündliche oder autoimmune Prozesse, z. B. milde Vaskulitis, aber keine obligate Assoziation mit Granulombildung
Immunologische Mechanismen	Beteiligung zirkulierender Immunkomplexe, Zytokin-vermittelter Entzündungsreaktionen und autoreaktiver T-Zellen; Gewebezerstörung durch chronische Immunaktivierung	Nachweis interstitieller lymphohistiozytärer Infiltrate, oft mit zellulären Reaktionsmustern auf degeneriertes Kollagen
Zelluläre Beteiligung	Aktivierte Monozyten/Makrophagen und T-Lymphozyten mit zentraler Rolle: Zellen wandern in das Interstitium ein und setzen entzündliche Mediatoren frei	Histiozyten (teils palisadenartig um Kollagen), vereinzelte mehrkernige Riesenzellen möglich, lymphozytäre Beimischung, seltener auch neutrophile oder eosinophile Granulozyten
Verteilungsmuster	Diffuse interstitielle Entzündungsreaktion innerhalb der Dermis, ohne scharfe Begrenzung	Infiltrate verlaufen locker entlang der Kollagenbündel in der mittleren und oberen Dermis; interstitiell und diffus, gelegentlich fokal konfluierend, jedoch ohne Bildung kompakter Granulome.
Beteiligung von Gefäßen	Mögliche Begleitvaskulitis durch Immunkomplexablagerung; entzündliche Veränderung des dermalen Stützgewebes	Mitunter Nachweis einer leichten perivaskulären Infiltration oder beginnender Vaskulitis
Kollagenschädigung	Degeneration von Bindegewebe durch Enzyme und Zytokine aus aktivierten Entzündungszellen; Kollagenabbau als sekundärer Effekt der Entzündungsreaktion	blass-eosinophile, aufgequollene Kollagenfasern mit degenerativem Aspekt, gelegentlich von Histiozyten umgeben
Granulombildung	Keine klassische granulomatöse Immunantwort wie bei infektiösen Erkrankungen, sondern reaktive, histiozytäre Reaktion auf zellulären Stress oder Matrixabbau	Kein echter Granulombau; granulomatoide Struktur durch diffuse Histiozytenverteilung und Kollagenschädigung; Riesenzellen selten, nekrotisierende Anteile fehlen

4

Tab 4.10 Therapieoptionen bei interstitieller granulomatöser Dermatitis

Therapieebene	Wirkung	Maßnahmen
Allgemeine Maßnahmen	Identifikation und Ausschaltung der auslösenden Ursache	Absetzen potenziell auslösender Medikamente (z. B. ACE-Hemmer, Statine, Kalziumantagonisten, TNF-α-Inhibitoren, NSAID), Behandlung begleitender systemischer Erkrankungen (z. B. rheumatoider Arthritis, Lupus erythematodes)
Topische Therapie	Entzündungshemmung, Reduktion lokaler Infiltrate und Rötung	Mittel- bis hochpotente Glukokortikoide, Calcineurin-Inhibitoren als steroidfreie Alternative, kühlende und entzündungshemmende Pflegepräparate
Systemische Therapie (bei ausgedehnten oder therapierefraktären Fällen)	Kontrolle der granulomatösen Entzündung	Systemische Glukokortikoide (Prednisolon, 0,5–1 mg/kg KG/Tag, ausschleichend), Dapson (antiinflammatorisch, bei chronischen Fällen), Hydroxychloroquin (v. a. bei assoziierten Autoimmunerkrankungen), Methotrexat, Azathioprin oder Mycophenolat-Mofetil als Immunsuppressiva bei schweren Verläufen

ACE-Hemmer Angiotensin-Converting-Enzym-Hemmer, *KG* Körpergewicht, *NSAID* non-steroidal anti-inflammatory drugs, *TNF-α* Tumornekrosefaktor-alpha

- **Klinik**

- **Typische Hautveränderungen:** initial rötlich-livide oder violett (sogenannter Lilac-Ring), umschriebene, derbe, indurierte Plaques oder Areale, später elfenbeinfarben oder weißlich glänzend mit zentrifugalem Wachstum
- **Lokalisation:** Rumpf, Extremitäten (häufig unilateral), selten Gesicht
- **Verlauf:** fortschreitende Ausdünnung der Haut, Verlust der Elastizität
- **Hautanhangsgebilde:** Verlust der Hautanhangsgebilde, daher erscheint die Haut haarlos und trocken
- **Allgemeinsymptome:** keine systemischen Manifestationen, bei tiefer Morphea Bewegungseinschränkungen

- **Therapie**

Die Therapie der Morphea richtet sich nach dem Ausmaß, der Tiefe und dem klinischen Verlauf der Erkrankung. Ziel ist es, die entzündliche Aktivität zu kontrollieren, die Fibrosierung zu hemmen und funktionelle Einschränkungen zu vermeiden. Tab. 4.12 gibt einen Überblick über bewährte Therapieoptionen in Abhängigkeit vom Krankheitsbild.

4.1.2.3 Granuloma anulare

Granuloma anulare ist eine gutartige, meist selbstlimitierende entzündliche Hauterkrankung unklarer Ätiologie, die sich klinisch durch ringförmige Hautveränderungen und histologisch durch granulomatöse Entzündungsreaktionen in der Dermis auszeichnet.

Tab 4.11 Pathophysiologie und Histologie der Morphea

Aspekt	Pathophysiologie	Histologie
Entzündungsprozess	T-Zell-vermittelte Autoimmunreaktion mit Freisetzung von Zytokinen (z. B. IL-4, TGF-β)	Perivaskuläre lymphozytäre Infiltrate, gelegentlich eosinophile Granulozyten im frühen Stadium
Fibroseentwicklung	Aktivierung von Fibroblasten führt zur Kollagensynthese (v. a. Typ I und III Kollagen)	Homogenisierte, verdichtete Kollagenbündel in der Dermis/Subkutis; Verlust von Hautanhangsgebilden
Gefäßveränderungen	Endothelzellschädigung, Mikroangiopathie, Kapillarverlust	Verengte oder zerstörte Kapillaren, reduzierter Gefäßquerschnitt
Zelluläre Immunantwort	Beteiligung von $CD4^+$ T-Zellen; Autoantikörper häufig nachweisbar (z. B. ANA)	Entzündungszellen (Lymphozyten, Makrophagen), besonders in frühen Phasen
Epidermale Beteiligung	Keine primäre epidermale Beteiligung, jedoch sekundäre Veränderungen möglich	Meist unauffällige oder atrophische Epidermis, keine Hyperkeratose oder Akanthose
Krankheitsverlauf	Übergang von entzündlicher zu fibrotischer Phase mit zunehmender Sklerose	Anfangs entzündlich (zellreich), später fibrotisch (zellarm, sklerotisch)

ANA antinukleäre Antikörper, *CD* Cluster of Differentiation, *IL-4* Interleukin-4, *TGF-β* transforming growth factor beta

In Tab. 4.13 sind die Pathophysiologie und Histologie des Granuloma anulare gegenübergestellt.

Klinik

- **Typische Hautveränderungen:** ringförmig angeordnete, hautfarbene bis rötliche, derbe Papeln oder Plaques, oft ohne Schuppung
- **Lokalisation:** bevorzugt an Handrücken, Füßen, Knöcheln und Unterarmen
- **Verlauf:** chronischer Verlauf möglich, aber meist selbstlimitierend
- **Allgemeinsymptome:** meist asymptomatisch, gelegentlich leichter Juckreiz

Therapie

Die Therapie des Granuloma anulare richtet sich nach der Ausprägung und Symptomatik der Erkrankung. In der lokalisierten Form kommen v. a. topische Kortikosteroide zum Einsatz, da sie entzündungshemmend wirken und meist gut vertragen werden. Bei hartnäckigen, einzeln stehenden Läsionen können intraläsionale Kortikosteroidinjektionen hilfreich sein. Eine weitere Option für kleinere störende Hautveränderungen ist die Kryotherapie, bei der die Läsion gezielt vereist wird.

Für generalisierte Verlaufsformen hat sich die UVB-Phototherapie als schonende, nichtinvasive Behandlungsalternative bewährt. In besonders therapieresistenten Fällen kann auf systemische Medikamente wie Hydroxychloroquin, Dapson oder Isotretinoin zurückgegriffen werden, wobei diese zumeist off-label verwendet werden und eine engmaschige ärztliche Überwachung erfordern.

4

Tab 4.12 Therapieoptionen bei Morphea

Therapieebene	Wirkung	Maßnahmen
Allgemeine Maßnahmen	Verbesserung der Hautelastizität, Vermeidung von Bewegungseinschränkungen	Regelmäßige physio- und ergotherapeutische Übungen (v. a. bei Gelenkbeteiligung), tägliche Hautpflege mit rückfettenden und feuchtigkeitsspendenden Cremes, Schutz vor Kälte und Traumata
Topische Therapie (bei lokalisierten, oberflächlichen Formen)	Entzündungshemmung und Hemmung der Fibrosierung	Hochpotente Glukokortikoide einmal täglich über mehrere Wochen, topische Calcineurin-Inhibitoren bei steroidempfindlichen Arealen (z. B. Gesicht), Vitamin-D_3-Analoga zur Modulation der Keratinozytenaktivität
Phototherapie	Antifibrotische und immunmodulierende Wirkung	UVA-1-Phototherapie (20–50 J/cm^2, 3–5× pro Woche, 20–40 Sitzungen), alternativ: PUVA- oder UVB-311-nm-Therapie bei begrenzten Läsionen
Systemische Therapie (bei generalisierten oder tiefen Formen)	Kontrolle der Entzündung und Fibrosierung	Methotrexat (15–25 mg/Woche) als Mittel der Wahl, Kombination mit niedrig dosiertem Prednisolon (0,25–0,5 mg/kg KG/Tag) zu Therapiebeginn; Alternativen bei Unverträglichkeit: Mycophenolat-Mofetil, Azathioprin, Hydroxychloroquin

KG Körpergewicht, *PUVA* Psoralen + UVA, *UVA* Ultraviolettstrahlung A, *UVB* Ultraviolettstrahlung B

Da das Granuloma anulare oft spontan ausheilt und in vielen Fällen asymptomatisch verläuft, ist bei geringer Ausprägung auch ein abwartendes Vorgehen (watchful waiting) möglich und häufig angemessen.

4.1.2.4 Kutane Sarkoidose

Die kutane Sarkoidose ist eine chronisch-entzündliche Hauterkrankung, die im Rahmen der systemischen Sarkoidose auftreten kann oder seltener als isolierte Hautmanifestation vorkommt. Sie ist durch nicht-verkäsende epitheloidzellige Granulome in der Dermis charakterisiert, ohne eine nachweisbare infektiöse Ursache. Diese Granulome entstehen durch eine fehlgeleitete Immunantwort, meist vom Typ IV (zelluläre Immunität), bei der T-Helferzellen und Makrophagen eine zentrale Rolle spielen.

Die kutane Sarkoidose zeigt ein breites klinisches Spektrum mit unterschiedlichen Hautveränderungen und gilt daher als „Chamäleon der Dermatologie“, da sie viele andere Dermatosen imitieren kann.

In Tab. 4.14 sind die Pathophysiologie und Histologie der kutanen Sarkoidose gegenübergestellt.

Tab 4.13 Pathophysiologie und Histologie des Granuloma anulare

Merkmal	Pathophysiologie	Histologie
Ursachen	Mikrotraumata, Infektionen, Medikamente, häufig idiopathisch; mögliche Assoziationen mit Diabetes mellitus oder Dyslipidämie	–
Immunologische Mechanismen	Vermutlich immunvermittelt (T-Zell- und Zytokinkaskade, z. B. TNF-α, IL-1)	–
Zelluläre Reaktion	Aktivierung von Makrophagen und Fibroblasten, Entzündungsreaktion auf Kollagen	Histiozyten, Lymphozyten, vereinzelte Riesenzellen häufig als interstitielle oder palisadenförmige granulomatöse Infiltrate, auch von perivaskulären lymphozytären Infiltraten begleitet
Gewebeschäden	Nekrobiose von Kollagenfasern im Zentrum der Läsion	Degeneriertes Kollagen (Zentralnekrose), Mukoidsubstanzablagerungen (Alcianblau-positiv)

IL-1 Interleukin-1, *TNF-α* Tumornekrosefaktor-alpha

Tab 4.14 Pathophysiologie und Histologie der kutanen Sarkoidose

	Pathophysiologie	Histologie
Krankheitsmechanismus	Chronisch-granulomatöse Erkrankung unklarer Ätiologie	Scharf begrenzte, nicht-verkäsende epitheloidzellige Granulome
Immunologische Komponente	T-Helferzellen (v. a. $CD4^+$) aktivieren Makrophagen und fördern die Granulombildung.	Granulome mit geringem Lymphozytenhof
Zelluläre Veränderungen	Dysregulierte Immunantwort vom Typ IV (zellvermittelt), evtl. Trigger durch Umwelt oder Infektionen	Riesenzellen, epitheloide Makrophagen
Zusätzliche Merkmale	Möglicher Einfluss genetischer Prädisposition	Keine Nekrosen (Abgrenzung zu infektiösen Granulomen)

CD Cluster of Differentiation

4

Klinik

- **Typische Hautveränderungen:** derb, rotbraun bis kupferfarbene Papeln oder Plaques
- **Lokalisation:** meist im Gesicht (v. a. Nase, Wangen), an den Armen oder am Rücken
- **Verlauf:** meist chronischer Verlauf
- **Allgemeinsymptome:** Veränderungen oft asymptomatisch, selten Juckreiz oder Schmerzen, Hautläsionen können Hinweis auf systemische Beteiligung sein (Lunge, Augen, Herz etc.)

Therapie

Die Therapie der kutanen Sarkoidose richtet sich nach dem Ausmaß der Hautveränderungen sowie einer möglichen systemischen Beteiligung (◘ Tab. 4.15).

4.1.2.5 Necrobiosis lipoidica

Necrobiosis lipoidica ist eine chronisch-entzündliche Hauterkrankung, die durch degenerative Veränderungen des kollagenen Bindegewebes, granulomatöse Entzündung und Lipidablagerungen gekennzeichnet ist. Sie betrifft typischerweise die Streckseiten der Unterschenkel und ist häufig, aber nicht ausschließlich mit einem Diabetes mellitus assoziiert.

In ◘ Tab. 4.16 sind die Pathophysiologie und Histologie der Necrobiosis lipoidica gegenübergestellt.

Klinik

- **Typische Hautveränderungen:** meist scharf begrenzte randbetonte Erytheme mit gelblich-rötliche Plaques und zentraler Atrophie (glänzende, pergament-

◘ **Tab 4.15** Therapieoptionen bei kutaner Sarkoidose

Therapieebene	Wirkung	Maßnahmen
Allgemeine Maßnahmen	Kontrolle von Entzündung und kosmetischen Folgen, Behandlung assoziierter Organe	Abklärung und Mitbehandlung systemischer Beteiligungen (Lunge, Augen, Herz etc.), UV-Schutz, Hautpflege, Vermeidung mechanischer Reize
Topische Therapie (bei milden oder lokalisierten Formen)	Entzündungshemmung, Reduktion von Papeln und Plaques	Hochpotente topische Glukokortikoide, intraläsionale Kortikosteroidinjektionen (Triamcinolon, 2,5–10 mg/ml), Calcineurin-Inhibitoren bei Gesichtsbefall
Phototherapie	Immunmodulatorische Wirkung, Verbesserung flacher Läsionen	UVA-1- oder PUVA-Therapie
Systemische Therapie (bei multiplen oder therapierefraktären Läsionen)	Kontrolle der granulomatösen Entzündung	Prednisolon (0,5–1 mg/kg KG/Tag, langsam ausschleichend), Hydroxychloroquin oder Chloroquin (bei chronischen Plaques und Lupus pernio), Methotrexat (10–25 mg/Woche) oder Azathioprin als steroidsparende Mittel; Tetrazykline (Minocyclin, Doxycyclin): antiinflammatorisch, bei milden chronischen Verläufen

KG Körpergewicht, *PUVA* Psoralen + UVA, *UV* Ultraviolettstrahlung, *UVA* Ultraviolettstrahlung A

■ Tab 4.16 Pathophysiologie und Histologie der Necrobiosis lipoidica

Aspekt	Pathophysiologie	Histologie
Ätiologie	Unklare Ätiologie, jedoch häufige Assoziation mit Diabetes mellitus; mikrovaskuläre Schädigung führt zu Ischämie, Kollagendegeneration und granulomatöser Reaktion.	Keine spezifische Ursache sichtbar, jedoch auffällige Gefäßveränderungen und Lipidablagerungen in der Dermis
Entzündungsmechanismus	Chronisch-entzündlicher Prozess mit Beteiligung von Immunzellen und Degeneration kollagener Fasern. Beteiligung von Zytokinen, Immunkomplexen und oxidativem Stress wahrscheinlich	Interstitielle und perivaskuläre Infiltrate aus Histiozyten, Plasmazellen, Lymphozyten und gelegentlich Eosinophilen; palisadenförmige Granulome um kollagene Nekroseherde
Gefäßbeteiligung	Mikrovaskuläre Ischämie durch Endothelschäden und perivaskuläre Inflammation; Beteiligung von Vaskulopathie im Rahmen diabetischer Mikroangiopathien	Verdickte Gefäßwände, perivaskuläre Hyalinose, evtl. obliterierende Vaskulitis; Gefäße können von Infiltraten umgeben oder zerstört sein.
Strukturelle Veränderungen	Degeneration von Bindegewebe und Lipideinlagerung in der Dermis	Zentral kollagene Nekrose, umgeben von histiozytären Granulomen; Lipidablagerungen zwischen kollagenen Fasern und in Makrophagen, häufig mit atropher Epidermis darüber

artiger Haut), Teleangiektasien und sichtbare Gefäße in atrophen Arealen
- **Lokalisation:** bevorzugt an den Unterschenkeln (v. a. prätibial)
- **Verlauf:** in fortgeschrittenen Fällen Ulzerationen im Zentrum der Plaques
- **Allgemeinsymptome:** häufig asymptomatisch, gelegentlich Brennen oder Schmerzen
- Häufige Assoziation mit Diabetes mellitus

■ **Therapie**

Die Therapie der Necrobiosis lipoidica zielt auf die Entzündungshemmung, Förderung der Wundheilung und ggf. Verbesserung der Mikrozirkulation ab. Ein kausaler Therapieansatz fehlt, daher erfolgt die Behandlung meist symptomatisch (■ Tab. 4.17).

4.1.2.6 Übersicht

In ■ Tab. 4.18 sind die typischen Erkrankungen mit interstitiellen Infiltraten zusammengefasst.

Tab 4.17 Therapieoptionen bei Necrobiosis lipoidica

Therapieebene	Wirkung	Maßnahmen
Allgemeine Maßnahmen	Verbesserung der Mikrozirkulation, Reduktion von Risikofaktoren	Optimierung der Blutzuckereinstellung bei Diabetes mellitus, Nikotinverzicht, Schutz der betroffenen Areale vor Traumata, Kompressionsstrümpfe bei venöser Komponente (vorsichtig bei Ulzeration)
Topische Therapie (bei frühen oder begrenzten Läsionen)	Entzündungshemmung und Verlangsamung der Progression	Hochpotente Glukokortikoide, intraläsionale Kortikoidinjektionen (Triamcinolon, 2,5–10 mg/ml, am Rand aktiver Plaques), topische Calcineurin-Inhibitoren als steroidfreie Alternative
Phototherapie	Verbesserung der Durchblutung, antifibrotische Wirkung	UVA-1- oder PUVA-Therapie
Systemische Therapie (bei ausgeprägten oder ulzerierten Läsionen)	Hemmung der granulomatösen und ischämischen Komponente	Systemische Glukokortikoide (Prednisolon, 0,5 mg/kg KG/Tag), Pentoxifyllin (Verbesserung der Mikrozirkulation), Acetylsalicylsäure oder Dipyridamol (Thrombozytenaggregationshemmer), Chloroquin oder Hydroxychloroquin (antientzündlich), Ciclosporin oder Methotrexat bei therapierefraktären Fällen

KG Körpergewicht, *PUVA* Psoralen + UVA, *UVA* Ultraviolettstrahlung A

4

4.1.3 Noduläre Infiltrate

Noduläre Infiltrate in der Dermis bezeichnen umschriebene, knotige Ansammlungen von Entzündungszellen, die in der Lederhaut lokalisiert sind. Sie bestehen je nach Ursache meist aus Lymphozyten, Histiozyten, Plasmazellen, Granulozyten oder einer Mischung daraus. Die Infiltrate erscheinen histologisch als gut abgrenzbare Zellaggregate, die eine noduläre Struktur bilden.

Merkmale nodulärer Infiltrate

- **Veränderung des Hautbildes:** je nach Ursache sehr unterschiedlich, aber häufig erythematöse Papeln oder Plaques, unscharf begrenzte, entzündliche Hautareale oder auch Schuppung, Juckreiz und Nodusbildung
- **Histologische Untersuchung:** Unter dem Mikroskop erkennt man dichte, meist gut umschriebene Zellansammlungen in der Dermis bestehend aus mono- oder polymorphen Entzündungszellen, je nach Ätiologie (z. B. Lymphozyten, Histiozyten, Plasmazellen, Neutrophile).

Besonders häufig sind noduläre Infiltrate bei granulomatösen Hauterkrankungen wie der kutanen Sarkoidose, dem Granuloma anulare oder der Necrobiosis lipoidica.

Infektiöse Ursachen wie die kutane Tuberkulose (Lupus vulgaris) oder die Leishmaniose führen ebenfalls zu granulomatösen, teilweise nekrotischen, nodulären Infiltraten. Tiefe Mykosen oder atypische Mykobakteriosen können vergleichbare Muster zeigen.

Auch lymphoproliferative Erkrankungen wie kutane B- oder T-Zell-Lymphome können noduläre Infiltrate aufweisen.

Noduläre Infiltratmuster sind also in der Dermatopathologie von besonderer Bedeutung, da sie auf granulomatöse, infektiöse

Tab 4.18 Pathophysiologie, Histologie und Klinik von Hauterkrankungen mit interstitiellen Infiltraten als Übersicht

Erkrankung	Pathophysiologie	Histologie	Klinik
Interstitielle granulomatöse Dermatitis	Entzündliche Hautreaktion, meist granulomatös, ausgelöst durch verschiedene Ursachen, häufig durch Infekte bedingt oder idiopathisch	Granulome mit Epitheloidzellen, Riesenzellen und interstitiellen Infiltraten von Lymphozyten und anderen Entzündungszellen	Knotenartige Läsionen, häufig an Händen und Füßen, mit zentrischer Verhärtung und Randschuppung
Morphea	Fibrosierende Hauterkrankung mit vermehrter Kollagenproduktion in der Dermis, oft durch Autoimmunprozesse ausgelöst	Verdickung der Dermis durch Kollagenansammlungen, teils granulomatöse Entzündungsinfiltrate, interstitielle Infiltrate aus Fibroblasten und Kollagen	Lokal begrenzte verhärtete, indurierte Plaques mit zunehmender Hautverhärtung und -verdichtung
Lupus erythematodes	Autoimmunerkrankung, bei der das Immunsystem körpereigene Zellen angreift, insbesondere die der Haut und Organe	Perivaskuläre und interstitielle Infiltrate von Lymphozyten, Vakuolisierung der Basalzellen, teils Granulome	Schmetterlingsförmiger Ausschlag, photosensible Hautläsionen, Läsionen auf Schleimhäuten
Pityriasis lichenoides	Chronische entzündliche Hauterkrankung, möglicherweise durch Immunstörungen ausgelöst	Vakuolisierung der Epidermis, apoptotische Keratinozyten, perivaskuläre und interstitielle Entzündungsinfiltrate	Papulöse, schuppende Läsionen, die rötlich oder braun sind, mit entzündlichen Reaktionen
Granuloma anulare	Häufig gutartige granulomatöse Erkrankung, deren genaue Ursache unbekannt ist	Granulome mit Epitheloidzellen, Riesenzellen und interstitiellen Infiltraten von Lymphozyten und Makrophagen	Ringförmige hautfarbene bis rötliche Papeln, häufig an Händen und Füßen
Medikamenteninduzierte Dermatitiden	Hautreaktion auf Medikamente, oft durch Überempfindlichkeit oder Immunreaktionen ausgelöst	Je nach Erkrankung	
Kutane Sarkoidose	Multisystemerkrankung mit Granulombildung in Haut und anderen Organen, Ursache unklar	Nicht-nekrotische granulomatöse Infiltrate, meist im Interstitium der Haut, mit Riesen- und Epitheloidzellen	Rötliche bis braune Knoten, häufig an Gesicht, Händen, Füßen, Lymphadenopathie, Lungenbeteiligung
Necrobiosis lipoidica	Chronische Entzündung, oft assoziiert mit Diabetes mellitus, führt zu fortschreitender Hautverdünnung und Atrophie	Interstitielle Entzündungsinfiltrate, meist mit Lymphozyten, Fibrose und vaskulären Veränderungen	Gelbliche, glänzende Hautläsionen, teils ulzerierende Stellen, v. a. an den Unterschenkeln

oder lymphoproliferative Prozesse hinweisen und wichtige Hinweise für die weitere Diagnostik liefern.

4

4.1.3.1 Lupus vulgaris

Lupus vulgaris ist die häufigste Form der kutanen Tuberkulose in Mitteleuropa. Es handelt sich um eine chronisch verlaufende lokalisierte Hauttuberkulose, die durch eine persistierende Infektion mit *Mycobacterium tuberculosis* entsteht – meist bei Personen mit hoher Immunreaktivität gegenüber dem Erreger.

In ◻ Tab. 4.19 sind die Pathophysiologie und Histologie des Lupus vulgaris gegenübergestellt.

Klinik

- **Typische Hautveränderungen:** rötlichbraune bis gelbliche Plaques oder Knoten mit glänzender Oberfläche, häufig Ulzerationen mit narbiger Abheilung
- **Lokalisation:** bevorzugt im Gesicht, an Nase, Wangen, Lippen oder Ohrmuscheln lokalisiert
- **Verlauf:** chronischer Verlauf mit langsamer Ausbreitung
- **Allgemeinsymptome:** selten generalisierte Formen oder Übergang in systemische Tuberkulose
- **Diaskopie:** gelbliche Farbe („Apfelgelee-Färbung") durch granulomatöses Infiltrat

Therapie

Bei der Behandlung des Lupus vulgaris steht die antituberkulöse Therapie im Vordergrund. Die Standardtherapie umfasst eine Kombination aus Isoniazid, Rifampicin, Pyrazinamid und Ethambutol über einen

◻ **Tab 4.19** Pathophysiologie und Histologie des Lupus vulgaris

Aspekt	Pathophysiologie	Histologie
Erreger	*Mycobacterium tuberculosis* – meist bei bestehender latenter oder aktiver Tuberkulose; kutane Manifestation entsteht durch hämatogene, lymphogene oder kontagiöse Ausbreitung von Tuberkelbakterien	Kein direkter Erregernachweis in Routinefärbung möglich; Nachweis ggf. mittels PCR oder Ziehl-Neelsen-Färbung bei hoher Erregerdichte
Immunantwort	Granulomatöse Entzündung als Ausdruck einer Typ-IV-Hypersensitivität, die zur Eindämmung des Erregers dient	Ausbildung tuberkuloider Granulome: epitheloide Histiozyten, mehrkernige Langhans-Riesenzellen, lymphozytärer Randsaum
Lokalisation	Chronisch-persistierende Hautinfektion v. a. im Gesicht (Nase, Wangen), an Ohren, Extremitäten	Interstitielle bis noduläre Infiltrate in der Dermis mit granulomatösem Aufbau; keine oder nur geringe zentrale Nekrose
Verlauf	Langsamer, schleichender Verlauf mit chronischer Entzündung, Hautdestruktion und möglicher Ulzeration, Vernarbung möglich	Infiltrate können sich um Gefäße und Hautanhangsgebilde gruppieren (perivaskulär und interstitiell).
Charakteristika	Chronische, progrediente Hauttuberkulose mit lokal aggressivem, aber systemisch oft mildem Verlauf	Granulome kaum verkäsend, sondern solide organisier

PCR polymerase chain reaction

Zeitraum von mindestens zwei Monaten, gefolgt von einer Erhaltungstherapie mit Isoniazid und Rifampicin über mindestens weitere vier Monate.

In ausgewählten Fällen – insbesondere bei klar begrenzten Läsionen – kann eine chirurgische Exzision sinnvoll sein, sowohl zur Diagnosesicherung als auch zur therapeutischen Entfernung.

Wichtig ist zudem eine engmaschige klinische Überwachung während und nach der Therapie, um Rückfälle oder therapieresistente Verläufe frühzeitig zu erkennen. Besteht der Verdacht auf eine systemische Beteiligung, etwa eine pulmonale Tuberkulose, sollte eine umfassende Diagnostik erfolgen und die Behandlung entsprechend erweitert werden.

4.1.3.2 Atypische Mykobakteriosen

Atypische Mykobakteriosen sind Infektionen, die durch nicht tuberkulöse Mykobakterien verursacht werden. Diese Mykobakterien kommen natürlich in Umweltquellen wie Wasser, Boden und Staub vor. Im Gegensatz zu *Mycobacterium tuberculosis* lösen sie keine klassische Tuberkulose aus. Atypische Mykobakteriosen betreffen häufig die Haut, Weichteile, Lymphknoten oder die Lunge und treten meist bei immungeschwächten, aber auch bei immunkompetenten Personen auf.

In ◘ Tab. 4.20 sind die Pathophysiologie und Histologie der atypischen Mykobakteriosen gegenübergestellt.

- **Klinik**

- **Typische Hautveränderungen:** schmerzlose oder nur leicht schmerzhafte Knoten oder Plaques mit teils schuppender Oberfläche an Haut und Unterhaut mit möglichen Ulzerationen oder fistelnden Läsionen
- **Lokalisation:** bevorzugt an Extremitäten (besonders Hände, Arme, Beine)

◘ **Tab 4.20** Pathophysiologie und Histologie der atypischen Mykobakteriosen

Aspekt	Pathophysiologie	Histologie
Erreger und Infektionsweg	Infektion durch nicht-tuberkulöse Mykobakterien (z. B. *Mycobacterium marinum*, *M. abscessus*, *M. fortuitum*, *M. chelonae*) nach Hautverletzungen oder medizinischen Eingriffen	Nachweis von säurefesten Stäbchen im Gewebe mittels Ziehl-Neelsen-Färbung; Kultur oft erforderlich
Entzündungsmechanismus	Lokale oder systemische Aktivierung des Immunsystems, Bildung granulomatöser Entzündungen als Abwehrreaktion; bei Immunsuppression teils disseminierter Verlauf	Granulomatöse Entzündungsreaktion mit nodulären Aggregaten von Epitheloid- und Riesenzellen; häufig gemischtzelluläre Infiltrate aus Lymphozyten, Neutrophilen und Histiozyten
Gewebeschädigung	Chronische Gewebszerstörung durch anhaltende Entzündungsprozesse und Persistenz der Erreger im Gewebe	Nekrosen möglich, meist wenig bis keine Verkäsung; Dermis häufig diffus entzündlich durchsetzt
Spezifische Merkmale	Persistenz und chronische Verlaufsformen; häufig kalte Abszesse, Fistelbildungen oder Ulzera; schlechte spontane Abheilung	Tiefe dermale bis subkutane Infiltrate, teils abszedierend; oft perivaskulär betont

- **Verlauf:** chronischer Verlauf, teils über Wochen bis Monate, auch entlang von Lymphbahnen möglich
- **Allgemeinsymptome:** bei Immunsuppression auch disseminierte Haut- oder Organmanifestationen möglich
- **Diaskopie:** gelbliche Farbe („Apfelgelee-Färbung") durch granulomatöses Infiltrat
- Häufig nach Trauma, chirurgischen Eingriffen oder Kontakt mit kontaminiertem Wasser

4

Therapie

Die Therapie atypischer Mykobakteriosen erfordert ein individuelles Vorgehen, das sowohl auf den Erreger als auch auf den klinischen Verlauf abgestimmt ist. Neben einer gezielten antibiotischen Behandlung spielen auch chirurgische Maßnahmen und die Berücksichtigung von Risikofaktoren wie einer bestehenden Immunsuppression eine wichtige Rolle. ◘ Tab. 4.21 fasst die wesentlichen Therapieaspekte zusammen.

4.1.3.3 Leishmaniose

Leishmaniose ist eine durch protozoische Parasiten der Gattung Leishmania verursachte Infektionskrankheit, die durch den Stich von infizierten Sandmücken übertragen wird. Sie tritt in verschiedenen klinischen Formen auf – insbesondere als kutane, mukokutane oder viszerale Leishmaniose (Kala-Azar) – abhängig vom Erregertyp und der Immunantwort des Wirts.

◘ **Tab 4.21** Therapieoptionen bei atypischen Mykobakteriosen

Therapieebene	Wirkung	Maßnahmen
Allgemeine Maßnahmen	Sanierung der Infektionsquelle, Unterstützung der Heilung	Entfernung oder Drainage infizierter Materialien, chirurgische Exzision oder Débridement bei Abszessen, aseptische Wundversorgung und Narbenprophylaxe
Erregerspezifische Diagnostik (Pflicht vor Therapiebeginn)	Sicherung des Erregers und Resistenztestung	Kultur und molekulare Identifikation (PCR, Sequenzierung), Resistenzprüfung, da hohe Variabilität der Empfindlichkeit innerhalb der Mykobakterienarten
Antimikrobielle Kombinationstherapie (Basis der Behandlung)	Elimination des Erregers, Vermeidung von Resistenzbildung	– *Mycobacterium marinum*: Clarithromycin ± Ethambutol ± Rifampicin, über 3–6 Monate – *M. kansasii*: Rifampicin + Isoniazid + Ethambutol, über 9–12 Monate – *M. fortuitum*, *M. chelonae*, *M. abscessus*: Clarithromycin ± Amikacin ± Cefoxitin oder Imipenem, ggf. Fluorchinolon; Therapiedauer: ≥ 4 Monate – *M. ulcerans* (Buruli-Ulkus): Rifampicin + Clarithromycin oder Streptomycin, über 8 Wochen
Systemische Therapie (je nach Schwere und Erreger)	Kontrolle tiefer oder disseminierter Infektionen	Langzeitantibiotikatherapie über Wochen bis Monate (mindestens 3–6 Monate), Kombinationstherapie, um Resistenzentwicklung zu vermeiden, regelmäßige klinische und laborchemische Kontrollen

PCR polymerase chain reaction

Tab 4.22 Pathophysiologie und Histologie der Leishmaniose

Aspekt	Pathophysiologie	Histologie
Erreger und Übertragung	*Leishmania* spp., übertragen durch infizierte Sandmücken (*Phlebotomus* spp.)	–
Zellulärer Befall	Parasiten dringen in Makrophagen ein, Vermehrung als intrazelluläre Amastigoten	Zahlreiche intrazelluläre Amastigoten („Donovan-Körperchen") in Makrophagen
Entzündungsreaktion	Aktivierung des Immunsystems mit Bildung granulomatöser Entzündungen	Granulomatöse Entzündung, interstitielle oder noduläre Infiltrate mit Histiozyten
Gewebereaktion	Krankheitsverlauf abhängig von Immunantwort (kutane, mukokutane, viszerale Leishmaniose)	Mitunter Ulzerationen und Nekrosen der Epidermis/Dermis

spp. Spezies

In Tab. 4.22 sind die Pathophysiologie und Histologie der Leishmaniose gegenübergestellt.

- **Klinik**

- **Intiale Läsion:** schmerzarme, rötlichbraune Papel an der Stichstelle der Sandmücke
- **Lokalisation:** häufig an unbedeckten Hautstellen (z. B. Gesicht, Arme, Beine)
- **Verlauf:** langsamer Verlauf über Wochen bis Monate, Entwicklung zu schmerzlosen, scharf begrenzten Ulzera mit erhöhtem Rand, oft selbstlimitierend
- **Allgemeinsymptome:** mögliche Lymphadenopathie bei Ausbreitung entlang der Lymphbahnen
- **Mukokutane Manifestation:** seltener, v. a. in Lateinamerika; Zerstörung von Nasen-, Mund- oder Rachenschleimhaut
- **Viszerale Leishmaniose:** Fieber, Gewichtsverlust, Hepatosplenomegalie, Panzytopenie

- **Therapie**

In Tab. 4.23 sind die wichtigsten Therapieoptionen der kutanen Leishmaniose zusammengefasst. Die Wahl der Behandlung richtet sich nach der Schwere, Ausdehnung und Lokalisation der Hautveränderungen sowie der Leishmania-Spezies und individuellen Patientenfaktoren.

4.1.3.4 Tiefe Mykosen

Tiefe Mykosen der Haut sind schwerwiegende Pilzinfektionen, die nicht nur die oberflächlichen Hautschichten betreffen, sondern auch tiefere Hautschichten und darunterliegendes Gewebe wie Unterhautgewebe, Muskeln und manchmal Knochen. Sie entstehen häufig durch die Invasion von Pilzen in die Haut nach einer Verletzung oder bei immungeschwächten Personen.

Zu den häufigsten Erregern gehören Dermatophyten, Zygomyzeten, Candida-Arten sowie Fusarien und Aspergillen. Die tiefen Mykosen betreffen nicht nur die Haut, sondern auch tiefer liegende Gewebe wie Knochen, Lunge und innere Organe und sie können systemische Infektionen hervorrufen. Wenn nicht frühzeitig behandelt, können tiefe Mykosen schwerwiegende Komplikationen bis hin zu Multiorganversagen und Tod verursachen.

In Tab. 4.24 sind die Pathophysiologie und Histologie der tiefen Mykosen gegenübergestellt.

Tab 4.23 Therapieoptionen bei Leishmaniose

Therapieebene	Wirkung	Maßnahmen
Allgemeine Maßnahmen	Kontrolle der Infektion, Vermeidung von Narbenbildung und Dissemination	Expositionsprophylaxe (Mückenschutz, imprägnierte Netze, Repellents), Abklärung der Leishmania-Spezies (z. B. *Leishmania major*, *L. tropica*, *L. mexicana*, *L. braziliensis*) zur gezielten Therapieplanung
Lokaltherapie (bei kleinen, nicht-progredienten Läsionen)	Elimination lokaler Parasiten, Förderung der Abheilung	Intraläsionale Injektionen mit Antimonpräparaten, Kryotherapie oder thermische Therapie (lokale Hitzeanwendung, 50 °C für 30 s), Paromomycin-haltige Salben (15 %), lokal 1–2× täglich, photodynamische Therapie oder CO_2-Laser
Systemische Therapie (bei multiplen, mukokutanen oder disseminierten Formen)	Parasitenelimination, Rezidivprophylaxe	Liposomales Amphotericin B (3 mg/kg KG/Tag i. v., kumulativ 18–21 mg/kg), Antimonpräparate i. v., Miltefosin (oral, 2,5 mg/kg KG/Tag, über 28 Tage – besonders bei *L. braziliensis*, *L. donovani*, *L. infantum*), Azol-Antimykotika (Fluconazol, Itraconazol) bei milden kutanen Formen als Alternativen

i. v. intravenös, *KG* Körpergewicht

Klinik

- **Typische Hautveränderungen:** schmerzhafte, juckende Rötung und Schwellung mit Eiterbildung an der betroffenen Hautstelle
- **Verlauf:** im Verlauf auch nekrotische Läsionen und Ulkusbildung möglich
- **Allgemeinsymptome:** Bei systemischer Ausbreitung können Fieber und Müdigkeit und Lymphadenopathie auftreten.

Therapie

Die Behandlung der tiefen Mykosen der Haut erfordert oft eine Kombination aus systemischer und lokaler Therapie. Antimykotische Medikamente spielen dabei eine zentrale Rolle, unterstützt durch chirurgische Maßnahmen bei ausgedehnten oder nekrotischen Läsionen. Ein sorgfältiges Monitoring und eine Anpassung der Behandlung an den klinischen Verlauf sind es-

Tab 4.24 Pathophysiologie und Histologie der tiefen Mykosen

Aspekte	Pathophysiologie	Histologie
Erreger	Verschiedene Pilzarten wie *Aspergillus* spp., *Fusarium* spp., *Candida* spp.	Pilze dringen über Hautläsionen oder Inhalation in den Körper ein und breiten sich in tiefe Gewebe aus
Infektionsweg	Direkter Kontakt mit dem Erreger durch Verletzungen, Inhalation von Sporen oder hämatogene Streuung	Ausbreitung von Myzelien oder Sporen in tiefe Gewebeschichten
Immunsystem	Häufige Invasion bei immungeschwächten Personen (z. B. durch Diabetes mellitus, Chemotherapie, HIV)	Pilze dringen in Dermis und Subkutis ein und können sich bis in tiefe Gewebe wie Muskeln und Knochen ausbreiten.
Gewebeveränderung	Entzündungsreaktionen, Nekrose, Eiterbildung und Granulationsgewebe in infizierten Hautbereichen	Mikroskopisch sind in den betroffenen Hautbereichen noduläre Infiltrate von Entzündungszellen wie Makrophagen, Lymphozyten und Neutrophilen sichtbar, die die Pilzstrukturen umgeben.
Lokalisation	Tritt meist an Hautstellen mit Verletzungen auf, z. B. bei Trauma oder Operationen	Tiefe Hautschichten, subkutanes Gewebe, Muskeln und manchmal Knochen, in denen sich noduläre Infiltrate ausbilden
Gewebezerstörung	Zerstörung von Geweben durch direkte Pilzinfektion und Entzündungsreaktionen	Noduläre Infiltrate können die Struktur des Gewebes beeinträchtigen und zu einer weiteren Gewebeschädigung führen, oft begleitet von nekrotischen Bereichen.

HIV humanes Immundefizienz-Virus, *spp.* Spezies

senziell, um Langzeitkomplikationen zu vermeiden und eine vollständige Heilung zu erreichen (Tab. 4.25)

4.1.3.5 Kutane B-Zell-Lymphome

Kutane B-Zell-Lymphome sind eine heterogene Gruppe von seltenen, primär in der Haut auftretenden lymphoproliferativen Erkrankungen, die aus maligne entarteten B-Lymphozyten hervorgehen. Sie entstehen ohne initiale systemische Beteiligung und stellen eine Form der extranodalen Non-Hodgkin-Lymphome dar.

Zu den wichtigsten Subtypen zählen das primär kutane Follikelzentrumslymphom, das primär kutane Marginalzonenlymphom und das primär kutane diffus-großzellige B-Zell-Lymphom.

Im Gegensatz zu systemischen B-Zell-Lymphomen, die sekundär die Haut infiltrieren können, sind kutane B-Zell-Lymphome auf die Haut beschränkt (zumindest initial) und zeigen meist einen indolenten Verlauf, mit Ausnahme des primär kutanen diffusen großzelligen B-Zell-Lymphoms, das aggressiver verläuft.

4

Tab 4.25 Therapieoptionen bei tiefen Mykosen

Therapieebene	Wirkung	Maßnahmen
Diagnostische Abklärung (Pflicht vor Therapie)	Identifikation des Erregers zur gezielten Therapie	Histopathologie, Kultur, PCR
Allgemeine Maßnahmen	Kontrolle der Infektion, Stabilisierung des Allgemeinzustands	Chirurgische Exzision oder Débridement nekrotischer oder abszedierter Läsionen, Behandlung zugrunde liegender Immunsuppression (z. B. Reduktion von Kortikosteroiden, Kontrolle von Diabetes mellitus), Hygienemaßnahmen, Wundpflege
Systemische antimykotische Therapie	Eradikation des Erregers	– Sporotrichose: Itraconazol (100–200 mg/Tag, über 3–6 Monate) – Chromoblastomykose: Itraconazol oder Terbinafin, ggf. Kombination mit Kryotherapie oder chirurgischer Exzision – Myzetom: Kombination aus Itraconazol und ggf. chirurgischer Entfernung

PCR polymerase chain reaction

In Tab. 4.26 sind die Pathophysiologie und Histologie der kutanen B-Zell-Lymphome gegenübergestellt.

- **Klinik**
- ***Primär kutanes Follikelzentrumslymphom***
  - **Typische Hautveränderungen:** meist asymptomatische, oft multiple, gruppierte oder disseminierte rötlich-rosafarbene Papeln, Plaques oder Knoten
  - **Lokalisation:** bevorzugt am Stamm, an den Schultern oder im Gesicht
  - **Verlauf:** langsamer, indolenter Verlauf
  - **Allgemeinsymptome:** keine systemischen Symptome (B-Symptomatik fehlt)
- ***Primär kutanes Marginalzonenlymphom***
  - **Typische Hautveränderungen:** meist asymptomatische, rötlich-violette Papeln, Knoten oder Plaques
  - **Lokalisation:** häufig an den oberen Extremitäten oder am Stamm
  - **Verlauf:** langsam wachsend, über Monate bis Jahre
  - **Allgemeinsymptome:** systemische Beteiligung sehr selten

Tab 4.26 Pathophysiologie und Histologie der kutanen B-Zell-Lymphome

Subtyp	Pathophysiologie	Histologie
Primär kutanes Follikelzentrumslymphom	Neoplastische Proliferation von B-Zellen des Keimzentrums, meist reifer B-Zell-Ursprung, häufig indolenter Verlauf	Noduläre oder diffuse Infiltrate in der Dermis, bestehend aus Zentrozyten und wenigen Zentroblasten, keine Epidermotropie, Ähnlichkeit zu Keimzentrumsstrukturen
Primär kutanes Marginalzonenlymphom	Entsteht aus postgerminalen B-Zellen der Marginalzone; chronische Antigenstimulation (z. B. durch Borrelien) als Auslöser diskutiert	Dichte, meist perivaskuläre oder interstitielle Infiltrate kleiner B-Zellen, mit zahlreichen Plasmazellen und Lymphoidfollikeln; wenig Atypien
Primär kutanes diffus-großzelliges B-Zell-Lymphom	Aggressive, hochmaligne Proliferation großer B-Zellen mit häufigem MYC-, BCL2- oder BCL6-Expressionsprofil, vorwiegend bei älteren Patienten	Diffuse Infiltrate großer atypischer B-Zellen mit prominenten Nukleolen und hoher mitotischer Aktivität; kein follikuläres Muster, dichte dermale Tumorzellansammlungen

BCL2 B-Zell-Lymphom 2, *BCL6* B-Zell-Lymphom 6, *MYC* Transkriptionsfaktor zur Verstärkung der Genexpression

- *Primär kutanes diffus-großzelliges B-Zell-Lymphom*
  - **Typische Hautveränderungen:** schnell wachsende, schmerzhafte, oft solitäre oder bilateral-symmetrische, rötlich-livide oder bräunliche Knoten, gelegentlich mit Ulzeration
  - **Lokalisation:** meist an den Unterschenkeln, besonders bei älteren Frauen
  - **Verlauf:** aggressiver Verlauf mit höherem Risiko systemischer Ausbreitung und häufigen Rezidiven

Therapie

Für das primär kutane Follikulelzentrumslymphom ist die Exzision der Läsionen oft kurativ, besonders bei lokalisierten Fällen. Bei fortgeschrittenen oder rezidivierenden Erkrankungen kommen Strahlentherapie, Chemotherapie sowie der monoklonale Antikörper Rituximab zum Einsatz, der gegen CD20 gerichtet ist.

Beim primär kutanen Marginalzonenlymphom ist ebenfalls die Exzision der Läsionen eine bevorzugte Therapie, besonders bei isolierten Tumoren. Eine Strahlentherapie kann bei kleinen Läsionen angewendet werden. Bei fortgeschrittenen oder wiederkehrenden Fällen wird ebenfalls Rituximab verwendet, und bei systemischer Ausbreitung ist eine Kombination von Chemotherapie und monoklonalen Antikörpern möglich.

Für das primär kutane diffus-großzellige B-Zell-Lymphom, das eine aggressivere Form darstellt, sind oft Exzisionen der Tumoren erforderlich. Bei kleinen Tumoren kann auch eine Strahlentherapie in Betracht gezogen werden. Bei fortgeschrittenen oder metastasierenden Fällen wird eine Chemotherapie in Kombination mit Rituximab durchgeführt, und in schweren Fällen mit systemischer Ausbreitung kann eine Hochdosis-Chemotherapie und Stammzelltransplantation notwendig sein.

4.1.3.6 Kutane T-Zell-Lymphome

Kutane T-Zell-Lymphome sind eine heterogene Gruppe maligner lymphoproliferativer Erkrankungen, bei denen sich entartete T-Lymphozyten primär in der Haut manifestieren. Sie gehören zu den Non-Hodgkin-Lymphomen und sind durch eine klonale Expansion reifer, meist $CD4^+$ T-Zellen gekennzeichnet.

Die häufigste Form ist die Mycosis fungoides, die langsam progredient verläuft und mit schuppenden Erythemen beginnt und später Plaques und tumoröse Hautveränderungen bildet. Eine aggressivere Variante stellt das Sézary-Syndrom dar, das durch eine Trias aus Erythrodermie, generalisierter Lymphadenopathie und zirkulierenden atypischen T-Zellen (Sézary-Zellen) im Blut definiert ist.

Kutane T-Zell-Lymphome zeigen meist einen chronisch verlaufenden, indolenten Charakter, können aber – je nach Subtyp – auch aggressiv fortschreiten und systemische Organe betreffen.

In ◘ Tab. 4.27 sind die Pathophysiologie und Histologie der kutanen T-Zell-Lymphome gegenübergestellt.

◘ **Tab 4.27** Pathophysiologie und Histologie der kutanen T-Zell-Lymphome

Aspekt	Pathophysiologie	Histologie
Mycosis fungoides	Indolentes kutanes T-Zell-Lymphom, ausgehend von klonalen $CD4^+$ T-Zellen; Beginn meist mit schuppenden, ekzematösen Herden, schreitet langsam voran und kann später systemisch werden	Früh: epidermotrope atypische T-Zellen (Pautrier-Mikroabszesse), bandförmige Infiltrate; spät: noduläre, dichte Infiltrate in Dermis/Subkutis, zellreich, weniger epidermotrop, atypische Lymphozyten
Sézary-Syndrom	Leukämische Variante mit generalisierter Erythrodermie und Nachweis von Sézary-Zellen im peripheren Blut; aggressiver Verlauf; Trias: Erythrodermie, generalisierte Lymphadenopathie, leukämisches Zellbild	Diffuse, oft noduläre Infiltrate in der Dermis aus atypischen T-Zellen ohne deutliche Epidermotropie; Sézary-Zellen im Blut, Epidermis häufig atrophisch; dermales Infiltrat diffus oder perivaskulär, aber auch knotig aggregiert
Primär kutanes $CD8^+$ T-Zell-Lymphom	Hochaggressives Lymphom mit starker zytotoxischer Aktivität; rasche Tumorbildung, meist Ulzerationen; häufig extrakutane Manifestationen.	Tiefe, noduläre, zerstörende Infiltrate in Dermis und Subkutis aus stark atypischen, $CD8^+$ T-Zellen; oft epidermale Ulzerationen, keine Pautrier-Mikroabszesse, hohe Zellproliferation, Angioinvasion möglich
Indolente $CD8^+$ T-Zell-Lymphome	Lokal begrenzt, langsamer Verlauf, geringere Zellatypie, meist ohne Ulzeration	Mildere, teils noduläre Infiltrate, häufig mit epidermotropen T-Zellen, weniger Atypien, kein aggressives Muster; zellarme bis -reiche Aggregate in der oberen und mittleren Dermis

CD Cluster of Differentiation

- **Klinik**
- *Mycosis fungoides*
  - **Typische Hautveränderungen:** Beginn mit unspezifischen ekzematösen oder schuppenden Läsionen (Patch-Stadium), Entwicklung zu Plaques und später zu Tumoren (Tumorstadium)
  - **Lokalisation:** oft bevorzugt an Gesäß, Oberschenkeln, Rumpf
  - **Verlauf:** chronischer Verlauf, oft über Jahre
  - **Juckreiz:** häufig
  - **Allgemeinsymptome:** keine oder späte systemische Beteiligung

- *Sézary-Syndrom*
  - **Typische Hautveränderungen:** generalisierte Erythrodermie, palmoplantare Hyperkeratosen, Alopezie
  - **Juckreiz:** stark
  - **Allgemeinsymptome:** Lymphadenopathie, B-Symptomatik möglich

- *Primär kutanes CD8⁺ T-Zell-Lymphom*
  - **Typische Hautveränderungen:** schmerzhafte oder druckempfindliche, schnell wachsende Knoten oder Tumoren, solitär oder wenige Läsionen, häufig Ulzerationen
  - **Allgemeinsymptome:** schlechter Allgemeinzustand bei Progression, oft systemische Beteiligung (z. B. Lunge, Leber)

- *Indolente CD8⁺ T-Zell-Lymphome*
  - **Typische Hautveränderungen:** langsam wachsender, solitärer oder umschriebener Knoten
  - **Verlauf:** häufig stabile Läsionen über Monate bis Jahre
  - **Allgemeinsymptome:** keine

- **Therapie**

Tab. 4.28 gibt einen strukturierten Überblick über die gängigen Therapieoptionen bei kutanen T-Zell-Lymphomen – differen-

Tab 4.28 Therapieoptionen bei kutanen T-Zell-Lymphomen

Subtyp	Therapieoptionen
Mycosis fungoides (Frühstadium)	Topische Kortikosteroide, Calcineurin-Inhibitoren, topisches Mechlorethamin, Phototherapie (PUVA-, UVB-311-nm-Therapie)
Mycosis fungoides (fortgeschrittenes Stadium)	Retinoide (z. B. Bexaroten), Interferon-α, Methotrexat, ECP, systemische Chemotherapie, Strahlentherapie
Sézary-Syndrom	Systemische Therapien: Retinoide, Interferon-α, Methotrexat, Histondeacetylase-Inhibitoren (Vorinostat, Romidepsin), ECP, ggf. Stammzelltransplantation
Aggressives CD8⁺ T-Zell-Lymphom	Systemische Polychemotherapie (z. B. CHOP-Schema), evtl. ergänzende Strahlentherapie
Indolentes CD8⁺ T-Zell-Lymphom	Lokale Therapie (chirurgische Exzision, Strahlentherapie), watchful waiting bei asymptomatischem Verlauf

CD Cluster of Differentiation, *CHOP* Cyclophosphamid + Hydroxydaunorubicin + Vincristin (z. B. Oncovin) + Prednison/Prednisolon, *ECP* extrakorporale Photopherese, *PUVA* Psoralen + UVA, *UVA* Ultraviolettstrahlung A, *UVB* Ultraviolettstrahlung B

4

ziert nach Subtypen und Krankheitsstadien – und zeigt auf, welche lokalen oder systemischen Behandlungsansätze in der klinischen Praxis zur Anwendung kommen.

4.1.3.7 Übersicht

In Tab. 4.29 sind die typischen Erkrankungen mit nodulären Infiltraten zusammengefasst.

Tab 4.29 Pathophysiologie, Histologie und Klinik von Hauterkrankungen mit nodulären Infiltraten als Übersicht

Erkrankung	Pathophysiologie	Histologie	Klinik
Kutane Sarkoidose	Multisystemerkrankung, bei der das Immunsystem Granulome bildet, die hauptsächlich in der Haut lokalisiert sind	Granulome mit Epitheloid- und Riesenzellen, teils ohne Nekrose; noduläre granulomatöse Infiltrate	Rötliche bis braune Knoten, häufig an Gesicht, Händen, Füßen; Lymphadenopathie, Lungenbeteiligung möglich
Granuloma anulare	Häufig gutartige granulomatöse Erkrankung, deren genaue Ursache unbekannt ist	Granulome mit Epitheloid- und Riesenzellen, Infiltrate von Lymphozyten und Makrophagen; noduläre Läsionen	Ringförmige, hautfarbene bis rötliche Papeln, häufig an Händen und Füßen
Necrobiosis lipoidica	Chronische Entzündung, oft assoziiert mit Diabetes mellitus, führt zu fortschreitender Hautverdünnung und Atrophie	Interstitielle Entzündungsinfiltrate mit Lymphozyten, Fibrose und vaskulären Veränderungen, oft noduläre Läsionen	Gelbliche, glänzende Hautläsionen, teils ulzerierende Stellen, v. a. an den Unterschenkeln
Lupus vulgaris	Tuberkulöse Hauterkrankung, meist durch *Mycobacterium tuberculosis* ausgelöst	Granulome mit Epitheloid- und Riesenzellen, teils Nekrose; es bilden sich noduläre, infiltrative Läsionen.	Erhabene, rötlich-braune Knoten, die zum Ulzerieren tendieren, häufig an Gesicht und Hals
Atypische Mykobakteriosen	Hautinfektionen durch nicht-tuberkulöse Mykobakterien, die sowohl die Haut als auch tiefere Gewebe betreffen	Granulomatöse Entzündung mit interstitiellen und nodulären Infiltraten, teils mit Nekrosen und Abszessen	Knotenartige Läsionen, oft entzündlich und ulzerierend, in Bereichen wie Armen, Oberschenkeln oder im Gesicht
Leishmaniose	Infektiöse Hauterkrankung durch den Parsiten Leishmania-Spezies, übertragen durch Sandmückenstiche	Granulomatöse Entzündung mit lymphozytären und histiozytären Infiltraten, die oft in Form von nodulären Läsionen erscheinen	Hautläsionen, die in der Regel als erhabene, knotige oder ulzerierende Läsionen auftreten, häufig an unbehaarten Körperstellen
Tiefe Mykosen	Pilzinfektionen, die tiefere Haut- und Gewebeschichten befallen, oft durch opportunistische Erreger	Granulomatöse Entzündung mit interstitiellen und nodulären Infiltraten, häufig auch mit nekrotischen Bereichen	Noduläre Läsionen, die ulzerieren können, teils mit systemischen Symptomen wie Fieber; häufig an Extremitäten und im Gesicht

▫ Tab 4.29 (Fortsetzung)

Erkrankung	Pathophysiologie	Histologie	Klinik
Kutane B-Zell-Lymphome	Maligne Lymphomerkrankung, bei der B-Zellen in der Haut involviert sind und sich als Knoten manifestieren	Infiltration durch atypische B-Zellen, Bildung von nodulären Läsionen; es können auch Tumoren mit nekrotischen Bereichen auftreten.	Knotenartige Läsionen, teils schmerzhaft, häufig an Armen, Oberkörper und auf der Kopfhaut
Kutane T-Zell-Lymphome	Tumoröse Erkrankung der Haut, bei der T-Zellen in der Haut proliferieren und noduläre Infiltrate bilden	Infiltration durch atypische T-Zellen, die noduläre Läsionen bilden, teilweise mit nekrotischen und ulzerierenden Zonen	Knoten oder Plaques, häufig am Oberkörper und an den Extremitäten, teils mit Juckreiz und Schmerzen

4.1.4 Neutrophile Infiltrate

Neutrophile Infiltrate in der Dermis bezeichnen die Ansammlung von neutrophilen Granulozyten in der mittleren Hautschicht. Neutrophile sind Teil des angeborenen Immunsystems und spielen eine zentrale Rolle bei der Bekämpfung von Infektionen, insbesondere bei bakteriellen Erkrankungen. Sie wandern in das betroffene Gewebe ein und setzen Substanzen frei, die Mikroben abtöten und Entzündungsreaktionen fördern.

- **Merkmale neutrophiler Infiltrate**
  - **Veränderung des Hautbildes:** Neutrophile Infiltrate verursachen häufig entzündliche Hautveränderungen, die in Form von erythematösen Papeln, Pusteln oder ulzerierenden Läsionen auftreten können. Die Haut erscheint oft gerötet, geschwollen und kann schmerzhaft sein. Pusteln oder eitrige Ablagerungen sind häufig ein Indikator für die Anwesenheit neutrophiler Infiltrate.
  - **Histologische Untersuchung:** Unter dem Mikroskop erkennt man dichte Zellansammlungen aus Neutrophilen, die als unscharf begrenzte, polymorphe Zellaggregate erscheinen. Die Neutrophilen können in unterschiedlichen Mustern angeordnet sein, manchmal auch in Kombination mit anderen entzündlichen Zellen wie Lymphozyten oder Makrophagen.

Neutrophile Infiltrate in der Dermis treten häufig bei infektiösen Hauterkrankungen auf, insbesondere bei den Pyodermien, die durch bakterielle Erreger verursacht werden. In diesen Fällen übernehmen die Neutrophilen eine Schlüsselrolle bei der Immunabwehr, indem sie in das betroffene Gewebe einwandern, um Mikroorganismen zu bekämpfen. Diese Reaktion führt zu einer Entzündung, die sich in entsprechenden Hautveränderungen manifestiert.

Auch beim Pyoderma gangraenosum ist eine markante Ansammlung von Neutrophilen zu beobachten. Weitere entzündliche Hauterkrankungen wie Hidradenitis suppurativa, Erythema nodosum und Psoriasis pustulosa sind ebenfalls mit einer Neutrophileninfiltration verbunden.

Ein weiteres Beispiel ist das Sweet-Syndrom, bei dem Neutrophile eine zentrale Rolle spielen. Auch Autoimmunerkrankungen wie die Granulomatose mit Polyangiitis zeigen neutrophile Infiltrationen in der Haut, häufig in Zusammenhang mit einer Entzündung der Blutgefäße. Zudem können Vaskulitiden neutrophile Infiltrate in der Dermis verursachen und somit Hautläsionen hervorrufen.

In der Dermatopathologie sind neutrophile Infiltrate ein bedeutender histopathologischer Marker, der auf akute Entzündungsprozesse, v. a. auf bakterielle Infektionen und entzündliche Dermatosen, hinweist. Sie liefern wichtige diagnostische Hinweise und unterstützen die gezielte Therapie von Hauterkrankungen.

4.1.4.1 Pyodermien

Pyodermien bezeichnet eine Gruppe von bakteriellen Hautinfektionen, die durch das Eindringen von Bakterien in die Haut und deren darunterliegende Gewebe entstehen. Diese Erkrankungen zeichnen sich durch entzündliche Hautveränderungen wie Rötung, Schwellung, Pus und teils schmerzhafte Läsionen aus. Die häufigsten Erreger sind Staphylokokken und Streptokokken, die die Haut über kleinere Risse, Verletzungen oder Haarfollikel infizieren.

Pyodermien können unterschiedliche klinische Erscheinungsbilder aufweisen, darunter oberflächliche Eiteransammlungen, Blasenbildung und tiefe Abszessbildung. Zu den häufigsten Formen gehören die Impetigo, die Follikulitis, das Erysipel, die Phlegmone und das Ekthyma.

In ◘ Tab. 4.30 sind die Pathophysiologie und Histologie der Pyodermien gegenübergestellt.

- **Klinik**
- ***Impetigo***
- **Typische Hautveränderungen:** Beginn mit kleinen erythematösen Maculae oder Papeln, dann Blasenbildung; gelblich-honigfarbene Krusten nach Platzen der Blasen
- **Lokalisation:** Auftreten meist im Gesicht (perioral, nasal) oder an den Extremitäten

◘ **Tab 4.30** Pathophysiologie und Histologie der Pyodermien

Erkrankung	Pathophysiologie	Histologie
Impetigo	Oberflächliche bakterielle Infektion der Epidermis, meist durch *Staphylococcus aureus* oder *Streptococcus pyogenes*; Ausbreitung durch direkte Haut-zu-Haut-Kontamination oder Autoinokulation.	Subkorneale oder intraepidermale Pusteln, neutrophile Infiltrate in der Epidermis, Erosionen mit serösem Exsudat und Krustenbildung
Follikulitis	Infektion des Haarfollikels, meist verursacht durch *Staphylococcus aureus*; Trauma, Reibung oder feuchte Umgebung begünstigen die Infektion	Entzündung auf die Follikel beschränkt; neutrophile Infiltrate innerhalb des Follikelepitheliums und perifollikulär, evtl. Mikroabszesse
Erysipel	Akute bakterielle Infektion der oberen Dermis und Lymphgefäße, meist durch *Streptococcus pyogenes*; häufig nach Hautläsionen oder bei chronischer Ödembildung	Massive dermale Ödeme, diffuse dermale Entzündung mit dichten neutrophilen Infiltraten, oft perivaskulär; Epidermis meist unbeteiligt
Phlegmone	Diffuse, nicht abgekapselte bakterielle Entzündung des subkutanen Gewebes, meist durch Streptokokken oder Staphylokokken; häufig nach Verletzungen oder Operationen	Diffuse Entzündung mit dichten neutrophilen Infiltraten im gesamten subkutanen Fettgewebe und der tiefen Dermis; teils Nekrosen
Ekthyma	Tiefer gehende Infektion der Haut bis in die Dermis, häufig durch Streptokokken oder sekundär mit Staphylokokken; oft auf schlechte Hygiene oder Immunsuppression zurückzuführen	Ulzeration der Epidermis, eitriges Exsudat, Krustenbildung; dichte neutrophile Infiltrate in der Dermis, teils mit fibrinöser Nekrose

- **Allgemeinsymptome:** Allgemeinsymptome (wie Fieber) meist nur bei ausgeprägtem Befall
- Häufig bei Kindern, besonders im Sommer
- Hoch ansteckend durch direkten Hautkontakt oder kontaminierte Gegenstände

- *Follikulitis*
- **Typische Hautveränderungen:** kleine, gerötete Papeln oder Pusteln, zentriert um Haarfollikel
- **Lokalisation:** bevorzugt an behaarten Körperstellen (z. B. Gesicht, Nacken, Gesäß, Oberschenkel)
- **Verlauf:** in milden Fällen spontane Rückbildung, bei schweren Verläufen Ausbreitung oder Abszessbildung möglich
- Häufig durch Rasur, Reibung oder okklusive Kleidung begünstigt

- *Erysipel*
- **Typische Hautveränderungen:** scharf begrenzte, flammenförmig auslaufende, intensiv geröteten Hautfläche, mit Schmerz, Überwärmung und Schwellung
- **Lokalisation:** häufig im Gesicht oder an den Unterschenkeln lokalisiert
- **Verlauf:** bei schweren Verläufen Blasenbildung oder nekrotische Veränderungen möglich
- **Allgemeinsymptome:** begleitende Allgemeinsymptome wie Fieber, Schüttelfrost und Krankheitsgefühl und Lymphadenopathie

- *Phlegmone*
- **Typische Hautveränderungen:** schmerzhafte, diffuse, unscharf begrenzte Rötung und Schwellung der Haut und des Unterhautfettgewebes mit starker Überwärmung des betroffenen Areals
- **Lokalisation:** Extremitäten, periorbitale Region, postoperative Wunden
- **Verlauf:** rasche Ausbreitung der Entzündung in die Tiefe und in angrenzende Gewebe mit möglicher Entwicklung von Abszessen oder nekrotischen Arealen
- **Allgemeinsymptome:** häufig begleitet von Fieber, Schüttelfrost und schwerem Krankheitsgefühl

- *Ekthyma*
- **Typische Hautveränderungen:** Beginn meist als kleine Pusteln oder Bläschen, die aufbrechen und dann als tief reichende, schmerzhafte Ulzera mit hämorrhagischen Krusten imponieren; häufig von entzündlich gerötetem, leicht überwärmtem Rand umgeben
- **Lokalisation:** untere Extremitäten, besonders bei schlechter Hautdurchblutung oder Hygiene
- Häufig bei Risikogruppen: ältere Menschen, Diabetiker, immunsupprimierte Patienten

- **Therapie**

Je nach Schweregrad, Lokalisation und klinischer Ausprägung erfordern sie unterschiedliche therapeutische Ansätze – von topischen Antiseptika über systemische Antibiotikagaben bis hin zu chirurgischen Maßnahmen bei komplizierten Verläufen. ◘ Tab. 4.31 bietet eine strukturierte Übersicht über die Therapieoptionen bei den wichtigsten Pyodermien.

4.1.4.2 Pyoderma gangraenosum

Das Pyoderma gangraenosum ist eine seltene chronisch-entzündliche neutrophile Dermatose, die durch schmerzhafte, schnell progrediente Hautulzera mit einem typischen lividen Rand gekennzeichnet ist. Die genaue Ursache ist unklar, jedoch wird eine Fehlregulation des angeborenen Immunsystems vermutet, bei der es zu einer überschießenden Aktivierung neutrophiler Granulozyten kommt.

Die Erkrankung tritt häufig assoziiert mit systemischen Grunderkrankungen wie chronisch-entzündlichen Darmerkrankungen (v. a. Morbus Crohn, Colitis ulcerosa),

Tab 4.31 Therapieoptionen bei Pyodermien

Erkrankung	Topische Therapie	Systemische Antibiotika	Chirurgische Maßnahmen	Weitere Maßnahmen
Impetigo	Antiseptika, ggf. Fusidinsäure	Bei ausgeprägter oder bullöser Form: Cefalexin, Amoxicillin/Clavulansäure	Nicht erforderlich	Hygienemaßnahmen, Nägel kurz halten, Schul-/Kita-Ausschluss bis 24 h nach Therapiebeginn
Follikulitis	Antiseptika, ggf. Fusidinsäure	Bei tiefer oder ausgedehnter Form: Flucloxacillin, Clindamycin	Bei Furunkeln ggf. Inzision bei Abszessbildung	Rasurpause, Vermeidung okklusiver Kleidung, Hygieneberatung
Erysipel	Antiseptische Umschläge	Penicillin V, Amoxicillin, bei Allergie: Clindamycin	Nur bei Komplikationen oder Abszessen	Hochlagerung, Kühlung
Phlegmone	Antiseptische Umschläge	Cefazolin i. v., Clindamycin oder Piperacillin/Tazobactam je nach Schweregrad	Häufig notwendig: chirurgisches Débridement, Drainage	Krankenhauspflichtig, tägliche Wundkontrollen
Ekthyma	Antiseptika, ggf. Fusidinsäure	Cefalexin, Flucloxacillin, bei tiefer Ulzeration auch systemisch	Débridement bei Nekrosen oder Krusten	Grunderkrankungen behandeln (z. B. Diabetes mellitus), Hygienemaßnahmen

i. v. intravenös

■ Tab 4.32 Pathophysiologie und Histologie des Pyoderma gangraenosum

Merkmal	Pathophysiologie	Histologie
Ursache	Dysregulation des angeborenen Immunsystems, insbesondere überaktive neutrophile Granulozyten	Dichte, oft abszedierende, neutrophile Infiltrate in Dermis und Subkutis
Mechanismus	Unkontrollierte Entzündungsreaktion mit Gewebezerstörung	Massive Dermisdestruktion mit nekrotischem Gewebe
Assoziationen	Häufig bei systemischen Erkrankungen wie chronisch-entzündlichen Darmerkrankungen, rheumatoider Arthritis, hämatologischen Neoplasien	Perivaskuläre Inflammation, meist ohne Erregernachweis
Spezifika	Pathergie-Phänomen: Läsionen nach kleinsten Traumata	Ulzeration mit fibrinösem Exsudat und neutrophilen Leukozyten

rheumatischen Erkrankungen oder hämatologischen Neoplasien auf.

In ■ Tab. 4.32 sind die Pathophysiologie und Histologie des Pyoderma gangraenosum gegenübergestellt.

Klinik

- **Typische Hautveränderungen:** plötzlich einsetzender, schmerzhafter pustulöser oder papulöser Herd, der rasch ulzeriert, im Verlauf dann Ulkus mit unterminiertem Rand und nekrotischem Belag oder zentralem Gewebsverlust
- **Lokalisation:** Unterschenkel, seltener im Gesicht, Genitalbereich
- **Verlauf:** chronisch-rezidivierender Verlauf möglich
- **Allgemeinsymptome:** starke Schmerzen, disproportional zur sichtbaren Läsion
- **Assoziation:** mit systemischen Grunderkrankungen (z. B. chronisch-entzündliche Darmerkrankungen, rheumatischen Erkrankungen)
- **Klinische Phänomene:** Pathergie-Phänomen (neue Läsionen nach kleinen Traumata, z. B. Biopsie, Injektion)

Therapie

Zunächst ist es essenziell, andere Ursachen für Hautulzerationen wie Infektionen, Vaskulitiden oder maligne Erkrankungen auszuschließen. Die wichtigste Säule der Behandlung ist die Immunsuppression. Hierbei kommen v. a. systemische Kortikosteroide und Ciclosporin A zum Einsatz. Bei therapierefraktären oder schweren Verläufen können Biologika wie TNF-α-Inhibitoren (TNF-α= Tumornekrosefaktor-alpha) oder IL-1-Blocker (IL-1 = Interleukin-1) angewendet werden.

Zusätzlich kann bei milden Verlaufsformen eine topische Therapie mit hochpotenten Glukokortikoiden oder Calcineurin-Inhibitoren hilfreich sein. Eine adäquate Wundversorgung ist wichtig, wobei traumatische Eingriffe zu vermeiden sind, da durch das Pathergie-Phänomen eine Verschlechterung ausgelöst werden kann.

Begleitend sollte eine Therapie der zugrunde liegenden systemischen Erkrankung erfolgen. Schmerztherapie und psychosoziale Unterstützung sind in der Regel ebenfalls notwendig, da die Erkrankung oft mit einer hohen Belastung für die Patienten einhergeht.

4

4.1.4.3 Hidradenitis suppurativa

Die Hidradenitis suppurativa ist eine chronisch-entzündliche Hauterkrankung, die durch schmerzhafte tief liegende Knoten, Abszesse, Fistelgänge und Narbenbildung v. a. in den intertriginösen Arealen (z. B. Achselhöhlen, Leisten, Anogenitalregion) gekennzeichnet ist.

In ◘ Tab. 4.33 sind die Pathophysiologie und Histologie der Hidradenitis suppurativa gegenübergestellt.

▪ Klinik

- **Typische Hautveränderungen:** schmerzhafte Knoten in intertriginösen Arealen ohne spontane Abheilung, Fistelgänge und Narbenstränge bei chronischem Verlauf mit seropurulenter Sekretion aus Fisteln oder offenen Läsionen, Geruchsbildung durch bakterielle Zersetzung
- **Lokalisation:** Achseln, Leisten, submammär, perianal
- **Verlauf:** Verlauf in Schüben mit Phasen relativer Ruhe
- **Allgemeinsymptome:** Beeinträchtigung der Lebensqualität durch Schmerzen, wiederholte Entzündungen und soziale Stigmatisierung; in schweren Fällen auch ausgedehnte Areale mit narbiger Fibrosierung

▪ Therapie

Die Therapie der Hidradenitis suppurativa richtet sich nach dem Schweregrad der Erkrankung sowie nach der individuellen Belastung des Patienten. Ziel ist es, Entzündungen zu kontrollieren, neue Läsionen zu verhindern und langfristig die Lebensqualität zu verbessern. Die Behandlung erfolgt in einem multimodalen Ansatz, der sowohl allgemeine Maßnahmen als auch topische, systemische, biologische und chirurgische Therapien umfasst. ◘ Tab. 4.34 gibt einen strukturierten Überblick über die wichtigsten Therapieoptionen.

4.1.4.4 Psoriasis pustulosa

Psoriasis pustulosa ist eine seltene, aber schwere Variante der Psoriasis, die durch das Auftreten steriler, weißlich-gelber Pusteln auf geröteter Haut gekennzeichnet ist. Diese Form entsteht durch eine massive, sterile Infiltration neutrophiler Granulozyten

◘ **Tab 4.33** Pathophysiologie und Histologie der Hidradenitis suppurativa

Aspekt	Pathophysiologie	Histologie
Primärer Auslöser	Follikuläre Okklusion durch Hyperkeratose	Verhornung und Verstopfung des Haarfollikels
Entzündung	Sekundäre Entzündung nach Follikelruptur und Ausbreitung in das umliegende Gewebe	Dichte, oft neutrophile oder gemischte Entzündungsinfiltrate in Dermis und Subkutis
Drüsenbeteiligung	Entzündung betrifft apokrine Drüsenregionen, meist sekundär	Zerstörung von Haarfollikeln und Schweißdrüsen
Infektion	Häufig sekundäre bakterielle Superinfektion	Vorhandensein von Bakterien, z. B. Staphylokokken, in Abszessen oder Fisteln
Chronifizierung	Bildung von Fistelgängen, Narben, Abszesskonglomeraten bei fortgeschrittenen Stadien	Fistelgänge mit epithelialer Auskleidung, Fibrosierung, granulomatöse oder plasmareiche Entzündungsherde

Tab 4.34 Therapieoptionen bei Hidradenitis suppurativa

Therapieebene	Wirkung	Maßnahmen
Allgemeine Maßnahmen	Entzündungsreduktion, Minimierung von Schüben	Gewichtsreduktion bei Adipositas, Nikotinkarenz (Rauchen ist ein starker Risikofaktor), Tragen luftiger Kleidung, Reduktion mechanischer Reibung, antiseptische Waschungen, Schmerzmanagement und psychologische Unterstützung
Topische Therapie (leichte Stadien, Hurley I)	Kontrolle lokaler Entzündungen, Reduktion bakterieller Belastung	Topisches Clindamycin 1 % (2× täglich, für 12 Wochen), Resorcinol-Creme 15 % (keratolytisch, antiinflammatorisch), Ichthyol- oder Zinksalben zur Linderung akuter Läsionen
Systemische Antibiotikatherapie (Hurley I–II)	Entzündungshemmung, antibakterielle Kontrolle	Tetrazykline (z. B. Doxycyclin 100 mg 1–2× täglich, über 3 Monate), Clindamycin + Rifampicin (je 300 mg 2× täglich, für 10–12 Wochen), Moxifloxacin + Rifampicin + Metronidazol bei therapierefraktären Fällen
Hormonelle Therapie (bei Frauen)	Reduktion der androgenbedingten Entzündungsaktivität	Kombinierte orale Kontrazeptiva mit antiandrogener Komponente (z. B. Ethinylestradiol + Cyproteronacetat), Spironolacton (25–100 mg/Tag), Absetzen von androgen wirksamen Präparaten (z. B. Testosteron)
Systemische Immunsuppressiva/Retinoide	Hemmung der chronischen Entzündung	Acitretin (0,25–0,5 mg/kg KG/Tag, v. a. bei Verhornungsstörungen), Cyclosporin A (3–5 mg/kg KG/Tag) bei schwerer Entzündung, Dapson (100 mg/Tag) als immunmodulierende Option
Biologika (bei moderaten bis schweren Formen, Hurley II–III)	Gezielte Blockade proinflammatorischer Signalwege	Adalimumab, Secukinumab oder Bimekizumab
Chirurgische Therapie (Hurley II–III)	Entfernung chronisch-entzündlicher Herde und Fistelgänge	Inzision und Drainage bei akuten Abszessen (nur symptomatisch), Exzision einzelner Läsionen, radikale Exzision betroffener Areale mit Sekundärheilung oder plastischer Deckung

KG Körpergewicht

4

Tab 4.35 Pathophysiologie und Histologie der Psoriasis pustulosa

Aspekt	Pathophysiologie	Histologie
Beschreibung	Autoimmunerkrankung mit einer Überaktivierung von T-Helferzellen, insbesondere Th17 und Th1 → Förderung der Entzündung und Pustelbildung durch Zytokine wie IL-17 und TNF-α	Pusteln in der Epidermis, die durch Ansammlungen von Neutrophilen entstehen, Hyperkeratose, Parakeratose
Ätiologie	Genetische Prädisposition und Auslöser wie Infektionen, Medikamente oder Stress können das Krankheitsbild triggern.	Neutrophile Infiltrate in der Epidermis und Dermis
Mikrobiologie	Sekundärinfektionen durch Bakterien wie *Staphylococcus aureus* können auftreten.	Bakterien sind in den Läsionen sichtbar, besonders bei Sekundärinfektionen

IL-17 Interleukin-17, *Th* T-Helferzelle, *TNF-α* Tumornekrosefaktor-alpha

in die Epidermis, wobei keine bakterielle Infektion vorliegt.

In Tab. 4.35 sind die Pathophysiologie und Histologie der Psoriasis pustulosa gegenübergestellt.

Klinik

- **Typische Hautveränderungen:** multiple, über das Integument verteilte Pusteln mit erythematöser Randbetonung
- **Lokalisation:** häufig an Händen und Füßen oder am Stamm
- **Verlauf:** kann über Jahre hinweg immer wiederkehren oder persistieren
- **Allgemeinsymptome:** häufig Juckreiz und Schmerzen in den betroffenen Bereichen mit möglichen begleitenden Symptomen wie Fieber und allgemeinem Krankheitsgefühl in akuten Phasen

Therapie

Die Therapie der Psoriasis pustulosa erfolgt in mehreren Stufen, abhängig vom Schweregrad der Erkrankung. Zu den topischen Therapieoptionen gehören v. a. Kortikosteroide, die entzündungshemmend wirken und dabei helfen, die Pusteln zu reduzieren. Außerdem kommen Vitamin-D-Analoga zum Einsatz, die die Zellproliferation dämpfen und die Schuppenbildung verringern. Diese Behandlungsansätze sind in der Regel bei milden bis moderaten Formen der Psoriasis pustulosa wirksam.

Für schwerere oder therapieresistente Fälle sind systemische Therapien erforderlich. Hierzu zählen Biologika, die gezielt in den Entzündungsprozess eingreifen und bei schweren Verläufen der Erkrankung eingesetzt werden. Methotrexat wird ebenfalls verwendet, um das Immunsystem zu dämpfen, besonders bei schwerer Psoriasis pustulosa. Retinoide, insbesondere Acitretin, kommen in schweren oder therapieresistenten Fällen zur Anwendung und hemmen das Wachstum von Hautzellen. Eine weitere Option ist Cyclosporin A, das besonders bei akuten Schüben schnelle Linderung verschaffen kann.

4.1.4.5 Übersicht

In Tab. 4.36 sind die typischen Erkrankungen mit neutrophilen Infiltraten zusammengefasst.

Tab 4.36 Pathophysiologie, Histologie und Klinik von Hauterkrankungen mit neutrophilen Infiltraten als Übersicht

Erkrankung	Pathophysiologie	Histologie	Klinik
Pyoderma gangraenosum	Neutrophile Dermatose; wahrscheinlich autoimmun getriggert, oft assoziiert mit chronisch-entzündlichen Erkrankungen	Dichte neutrophile Infiltrate in der Dermis, abszedierende Entzündung, nekrotisierende Areale	Schnell schmerzhaft ulzerierende Hautläsionen mit livider Rötung, häufig an Beinen; rasche Ausbreitung möglich
Hidradenitis suppurativa	Chronisch-entzündliche Erkrankung der apokrinen Drüsen; vermutlich durch follikuläre Okklusion mit sekundärer Entzündung und bakterieller Besiedelung	Neutrophile Infiltrate, Abszesse, Fistelgänge, oft mit Granulationsgewebe und Narbenbildung	Schmerzhaft entzündliche Knoten und Abszesse in intertriginösen Arealen, oft chronisch-rezidivierender Verlauf
Erythema nodosum	Akute Entzündungsreaktion des subkutanen Fettgewebes, meist immunvermittelt, z. B. nach Infekten, Medikamenten oder bei Sarkoidose	Septale Pannikulitis mit neutrophilen Infiltraten in den Fettsepten, später lymphozytär durchsetzt	Schmerzhafte rötliche Knoten (v. a. an den Unterschenkeln), häufig mit Allgemeinsymptomen wie Fieber und Arthralgien
Psoriasis pustulosa	Variante der Psoriasis mit pustulösem Verlauf; starke Immunaktivierung mit Infiltration durch Neutrophile in der Epidermis	Spongiforme Pusteln mit neutrophilen Infiltraten, akanthotische Epidermis	Rötliche, teils konfluierende Plaques mit weißlichen, sterilen Pusteln, oft schubweise und generalisiert oder palmoplantar
Sweet-Syndrom	Akute febrile neutrophile Dermatose, meist mit paraneoplastischem oder entzündlichem Hintergrund	Dichte, diffuse neutrophile Infiltrate in der oberen Dermis, Ödem, keine Vaskulitis	Schmerzhafte erythematöse Papeln und Plaques, meist an Gesicht, Hals und Oberkörper, begleitet von Fieber und Leukozytose
Granulomatose mit Polyangiitis	Systemische nekrotisierende Vaskulitis der kleinen Gefäße, autoimmunvermittelt (ANCA-assoziiert)	Nekrotisierende Granulome, Neutrophileninfiltration in und um Gefäße, vaskuläre Zerstörung	Ulzerierende, noduläre Hautläsionen, oft im Gesicht; systemische Beteiligung von Atemwegen, Nieren, Gelenken
Vaskulitiden	Entzündliche Erkrankungen der Blutgefäße unterschiedlicher Größe, teils autoimmunologisch oder medikamentös bedingt	Fibrinoide Nekrosen der Gefäßwände mit perivaskulären neutrophilen Infiltraten, Leukozytoklasie	Palpable Purpura, Petechien, Nekrosen oder Ulzera – häufig an den Unterschenkeln; mit oder ohne systemische Beteiligung

ANCA antineutrophile zytoplasmatische Antikörper

4

4.1.5 Eosinophile Infiltrate

Eosinophile Infiltrate in der Dermis bezeichnen die Ansammlung von eosinophilen Granulozyten in der mittleren Hautschicht. Eosinophile sind spezialisierte Immunzellen, die eine zentrale Rolle bei allergischen Reaktionen, parasitären Infektionen sowie bestimmten Autoimmun- und Medikamentenreaktionen spielen. Sie setzen Zytokine, Enzyme und toxische Granula frei, die zur Gewebeschädigung, aber auch zur Regulation von Immunprozessen beitragen können.

▪ **Merkmale eosinophiler Infiltrate**

- **Veränderung des Hautbildes:** Hautveränderungen durch eosinophile Infiltrate präsentieren sich häufig als erythematöse, juckende Papeln, Plaques oder Schwellungen. In schweren Fällen können auch Blasen oder Ulzera auftreten. Ein Leitsymptom ist oft ein starker Pruritus. Auch makulöse oder urtikarielle Läsionen sind möglich, insbesondere bei Medikamentenreaktionen.
- **Histologische Untersuchung:** Mikroskopisch zeigen sich dichte Ansammlungen von eosinophilen Granulozyten in der Dermis, teils auch in der Subkutis. Oft finden sich begleitend Lymphozyten oder Mastzellen. Bei bestimmten Erkrankungen sind zusätzlich nekrotische Keratinozyten, Vaskulitis oder Blasenbildung nachweisbar.

Eosinophile Infiltrate sind typisch für eine Vielzahl kutaner Erkrankungen. Besonders häufig treten sie bei allergischen Reaktionen wie der Kontaktdermatitis, Urtikaria oder atopischen Dermatitis auf. Auch bei medikamenteninduzierten Exanthemen spielen eosinophile Infiltrate eine zentrale Rolle. In diesen Fällen vermitteln Eosinophile Entzündungen und führen durch die Freisetzung von Enzymen zur Gewebeschädigung.

Eine wichtige eosinophile Dermatose ist das bullöse Pemphigoid, bei dem eosinophile Infiltrate in der oberen Dermis sowie intraepidermale Blasen charakteristisch sind. Auch bei parasitären Hautinfektionen sind eosinophile Infiltrate häufig zu finden.

Darüber hinaus treten eosinophile Infiltrate bei autoimmunen und idiopathischen Erkrankungen wie der eosinophilen Zellulitis (Wells-Syndrom), der eosinophilen pustulösen Dermatose oder dem Hypereosinophilie-Syndrom auf.

4.1.5.1 Kontaktekzem

Ein Kontaktekzem ist eine nicht-infektiöse, entzündliche Hauterkrankung, die durch exogene Noxen wie chemische Reizstoffe oder Allergene verursacht wird. Die Haut reagiert mit Rötung, Juckreiz, Schwellung, Bläschenbildung oder Schuppung, je nach Art und Dauer der Einwirkung.

In ◘ Tab. 4.37 sind die Pathophysiologie und Histologie des Kontaktekzems gegenübergestellt. Es können zwei verschiedene Hauptformen unterschieden werden: das toxische und das allergische Kontaktekzem.

▪ **Klinik**

- **Typische Hautveränderungen:** Erythem mit Vesikeln oder roten Papeln (bei toxischem Kontaktekzem scharf begrenzt und auf die Kontaktstelle beschränkt!)
- **Lokalisation:** Hände (v. a. bei beruflicher Belastung), Gesicht (z. B. durch Kosmetika, Masken)
- **Verlauf:** bei chronischem Verlauf Lichenifikation der Haut mit Rhagaden und Hyperkeratosen
- **Juckreiz:** starker Juckreiz, Brennen

▪ **Therapie**

Die Therapie des Kontaktekzems richtet sich nach der Ursache (toxisch vs. allergisch), dem Stadium (akut vs. chronisch) sowie dem Schweregrad. Zentrale Ziele sind die Vermeidung des Auslösers, die Reduk-

Tab 4.37 Pathophysiologie und Histologie des Kontaktekzems

Typ	Pathophysiologie	Histologie
Toxisches Kontaktekzem	Direkte Schädigung durch toxische oder reizende Substanzen (je mehr, desto ausgeprägter); Störung der Hautbarriere; Freisetzung proinflammatorischer Mediatoren (z. B. IL-1, TNF-α); Aktivierung von Keratinozyten, Mastzellen, Neutrophilen	Spongiose, Parakeratose, Akanthose, unspezifisches perivaskuläres Infiltrat (v. a. Neutrophile); chronisch: Lichenifikation, Hyperkeratose
Allergisches Kontaktekzem	Typ-IV-Hypersensitivitätsreaktion (zellvermittelt); Sensibilisierungsphase (Antigenaufnahme durch Langerhans-Zellen, Präsentation an T-Zellen); Effektorphase beim Wiederkontakt: Aktivierung spezifischer T-Lymphozyten ($CD4^+$, $CD8^+$), Zytokinfreisetzung (z. B. IFN-γ)	Spongiose mit vesikulären Läsionen, dichtes lymphozytäres Infiltrat (v. a. $CD4^+$ T-Zellen), Langerhans-Zellen, evtl. eosinophile Granulozyten; chronisch: Epidermishyperplasie, Fibrosierung

CD Cluster of Differentiation, *IFN-γ* Interferon-gamma, *IL-1* Interleukin-1, *TNF-α* Tumornekrosefaktor-alpha

tion der Entzündung, die Linderung von Juckreiz und die Wiederherstellung der Hautbarriere (Tab. 4.38).

4.1.5.2 Atopische Dermatitis

Die atopische Dermatitis ist eine chronisch-entzündliche Hauterkrankung, die mit starkem Juckreiz, Hauttrockenheit und wiederkehrenden Ekzemen einhergeht. Sie gehört zur Gruppe der atopischen Erkrankungen, zu denen auch das Asthma bronchiale und die Rhinitis allergica gehören, da sie häufig mit einer genetischen Veranlagung für Allergien verbunden ist.

In Tab. 4.39 sind die Pathophysiologie und Histologie der atopischen Dermatitis gegenübergestellt.

Klinik

- **Typische Hautveränderungen:** unscharf begrenztes Erythem mit Vesikeln oder roten Papeln
- **Lokalisation bei Säuglingen und Kleinkindern:** häufig im Gesicht, an Streckseiten der Extremitäten (z. B. Ellenbogen, Knie), mit verkrusteten Ekzemen
- **Lokalisation bei Kindern und Erwachsenen:** Tendenz zur Lokalisation in den Beugefalten und an den Händen
- **Verlauf:** bei chronischem Verlauf Lichenifikation der Haut mit Rhagaden und Hyperkeratosen
- **Juckreiz:** starker Juckreiz, Brennen
- **Komplikationen:** sekundäre bakterielle Infektionen (z. B. *Staphylococcus aureus*) durch Hautbarriereschäden, virale Infektionen (z. B. durch Herpes-simplex-Viren [HSV])
- **Begleiterkrankungen:** allergische Rhinitis und Asthma (häufige Assoziationen im Rahmen der atopischen Erkrankung, erhöhte Hautempfindlichkeit gegenüber Umwelteinflüssen wie Kälte, Feuchtigkeit, Reizstoffen)

4

Tab 4.38 Therapieoptionen bei Kontaktekzem

Therapieebene	Wirkung	Maßnahmen
Diagnostik und Ursachenklärung	Identifikation und Ausschaltung des Auslösers	Anamnese (Beruf, Freizeit, neue Produkte, Medikamente), Epikutantest zur Bestimmung spezifischer Kontaktallergene, Ausschluss irritativer Faktoren (Chemikalien, Feuchtigkeit, Reibung)
Allgemeine Maßnahmen	Entzündungsreduktion und Hautschutz	Vermeidung des auslösenden Kontakts (Allergen- bzw. Irritanzvermeidung), Hautschutzmaßnahmen: Schutzhandschuhe, Hautschutzcremes, milde Reinigungsprodukte; rückfettende Pflege mit Emollienzien (z. B. Harnstoff-, Glycerin-, Ceramid-haltige Cremes)
Topische Therapie	Entzündungshemmung, Linderung von Juckreiz	Topische Glukokortikoide, Calcineurin-Inhibitoren als steroidfreie Alternative, gerbstoffhaltige Umschläge oder Zink-Schüttelmixturen bei nässenden Läsionen
Systemische Therapie (bei schweren oder ausgedehnten Ekzemen)	Kontrolle starker Entzündungsreaktionen	Orale Glukokortikoide, Antihistaminika zur Juckreizlinderung, Immunsuppressiva bei chronisch-rezidivierenden Fällen (z. B. Azathioprin, Methotrexat, Ciclosporin)
Phototherapie (bei chronischen oder therapieresistenten Verläufen)	Immunmodulation und Entzündungs-hemmung	UVB-311-nm- oder PUVA-Therapie

PUVA Psoralen + UVA, *UVA* Ultraviolettstrahlung A, *UVB* Ultraviolettstrahlung B

Therapie

Die Behandlung der atopischen Dermatitis verfolgt ein stufenweises Konzept, das sich am Schweregrad der Erkrankung orientiert und auf der Kombination aus Basistherapie, symptomatischer Entzündungshemmung und ggf. systemischer Intervention basiert (Tab. 4.40).

4.1.5.3 Eosinophile Zellulitis

Die eosinophile Zellulitis ist eine rezidivierende, nicht-infektiöse, inflammatorische Dermatose, die klinisch an eine bakterielle Zellulitis erinnern kann, jedoch ohne Erregernachweis verläuft. Sie ist charakterisiert durch eosinophile Infiltrationen in der Haut und wird oft als immunologisch be-

Tab 4.39 Pathophysiologie und Histologie der atopischen Dermatitis

Aspekt	Pathophysiologie	Histologie
Ursachen	Genetische Prädisposition (z. B. Mutationen des Filaggringens), Fehlregulation des Immunsystems (überaktive Th2-Antwort)	Veränderung der Epidermis durch barriereschädigende Prozesse (z. B. reduzierte Filaggrinproduktion)
Immunsystem	Überaktivität von Th2-Zellen mit vermehrter Produktion von IL-4, IL-5, IL-13, Dysregulation der T-Helferzellen	Vermehrte Lymphozyteninfiltration in der Dermis, insbesondere Th2-Zellen und Eosinophile
Hautbarriere	Schädigung der Hautbarriere durch Filaggrinmangel und defekte Lipidbarrieren	Verlust der Integrität des Stratum corneum, Epidermisverdickung, Akanthose, Parakeratose
Entzündung	Chronische Entzündung durch die übermäßige Immunantwort, verstärkt durch Umwelteinflüsse (Allergene, Irritanzien)	Perivaskuläre Lymphozyten- und Eosinophileninfiltration, Hautentzündung mit Spongiose und Blasenbildung
Sekundärinfektionen	Häufige bakterielle Infektionen (z. B. *Staphylococcus aureus*) aufgrund der Hautbarriereschädigung	Krustenbildung und Bakterienkolonisation (häufig *Staphylococcus aureus*)

IL-4, -5, -13 Interleukin-4, -5, -13, *Th2-Zellen* Typ-2-T-Helferzellen

dingte Reaktion auf verschiedene Trigger (z. B. Medikamente, Insektenstiche, Infektionen oder hämatologische Erkrankungen) verstanden.

In Tab. 4.41 sind die Pathophysiologie und Histologie der eosinophilen Zellulitis gegenübergestellt.

Klinik

- **Typische Hautveränderungen:** plötzlich auftretende, erythematöse, ödematöse Plaques oder urtikarielle Läsionen, zentrale Aufhellung möglich
- **Lokalisation:** meist an Extremitäten oder Rumpf
- **Juckreiz:** meist stark ausgeprägt
- **Verlauf:** schubweiser Verlauf, teils mit rezidivierenden Episoden
- **Allgemeinsymptome:** keine Infektionszeichen oder systemischen Beschwerden, gelegentlich systemische Eosinophilie im Blutbild

Therapie

Die Behandlung der eosinophilen Zellulitis zielt auf die rasche Kontrolle der Entzündung und Linderung der Beschwerden ab. Während akute Schübe gut auf Kortikosteroide ansprechen, ist bei chronisch-rezidivierenden Verläufen eine längerfristige immunmodulierende Therapie erforderlich (Tab. 4.42).

4.1.5.4 Eosinophile pustulöse Dermatose

Die eosinophile pustulöse Dermatose ist eine seltene chronisch-rezidivierende Hauterkrankung, die durch sterile, juckende Pusteln mit ausgeprägter eosinophiler Infiltration der Haut gekennzeichnet ist. Sie tritt idiopathisch oder sekundär im Zusammenhang mit systemischen Erkrankungen (z. B. lymphoproliferativen Erkrankungen, HIV [humanem Immundefizienz-Virus], Autoimmunerkrankungen) auf.

4

Tab 4.40 Therapieoptionen bei atopischer Dermatitis

Therapieebene	Wirkung	Maßnahmen
Allgemeine Maßnahmen/Basistherapie	Wiederherstellung der Hautbarriere, Reduktion von Schüben	Tägliche rückfettende Pflege mit Emollienzien (Cremes, Salben, Lotionen mit Harnstoff, Glycerin, Ceramiden), Vermeidung von Triggern: Duftstoffe, Wollkleidung, starke Temperaturwechsel, Stress; Allergenkarenz: Hausstaubmilben, Nahrungsmittelallergene (nach Testung); Körperpflege: kurzes, lauwarmes Duschen, milde Syndets, rückfettende Ölbäder
Topische antientzündliche Therapie	Kontrolle der Entzündung, Linderung von Juckreiz	Topische Glukokortikoide: je nach Lokalisation und Schweregrad; Calcineurin-Inhibitoren: steroidfrei, besonders für Gesicht und intertriginöse Areale; Kombination mit Antiseptika bei bakterieller Superinfektion
Systemische Therapie (bei schweren/therapierefraktären Verläufen)	Hemmung der chronischen Entzündung, Reduktion von Schüben	Systemische Glukokortikoide (Kurzzeittherapie bei akuten Schüben), Ciclosporin A (3–5 mg/kg KG/Tag, meist 3–6 Monate), Biologika oder JAK-Inhibitoren bei moderaten bis schweren Verläufen
Phototherapie (mittelschwere Formen)	Entzündungshemmung und Immunmodulation	UVB-311-nm- (Standard), UVA1- oder PUVA-Therapie (bei ausgedehnten Läsionen oder Lichenifikation)

JAK-Inhibitoren Januskinase-Hemmer, *KG* Körpergewicht, *PUVA* Psoralen + UVA, *UVA* Ultraviolettstrahlung A, *UVB* Ultraviolettstrahlung B

Tab 4.41 Pathophysiologie und Histologie der eosinophilen Zellulitis

Aspekt	Pathophysiologie	Histologie
Ursache	Unklare Genese; wahrscheinlich eine hypersensitive Immunreaktion auf Auslöser wie Insektenstiche, Medikamente oder Infekte	Keine Erreger nachweisbar; sterile Entzündung
Immunantwort	Aktivierung von Th2-Zellen und vermehrte Ausschüttung von IL-5 → Eosinophilenaktivierung und -migration	Dichtes eosinophiles Infiltrat in der Dermis (und teils Subkutis)
Zelluläre Beteiligung	Eosinophile Granulozyten dominieren das Infiltrat, beteiligt sind auch Mastzellen und Lymphozyten.	Degenerierte Kollagenfasern, umgeben von eosinophilen Granula
Gewebsreaktion	Entzündliche Reaktion auf unspezifische Stimuli; häufig rezidivierender Verlauf	Ödem, Spongiose, ggf. Granulombildung bei chronischem Verlauf
Systemische Beteiligung	In der Regel auf die Haut begrenzt, keine systemische Eosinophilie zwingend, aber möglich	Keine Gefäßvaskulitis; oft perivaskulär und interstitiell orientiertes Infiltrat

IL-5 Interleukin-5, *Th2-Zellen* Typ-2-T-Helferzellen

Tab 4.42 Therapieoptionen bei eosinophiler Zellulitis

Therapieebene	Wirkung	Maßnahmen
Allgemeine Maßnahmen	Kontrolle der Entzündung, Linderung der Symptome	Vermeidung potenzieller Auslöser (Insektenstiche, Infektionen, Medikamente), Behandlung begleitender Erkrankungen (z. B. Parasitosen, hämatologische Erkrankungen)
Topische Therapie (bei milden, lokalisierten Formen)	Entzündungshemmung, Juckreizlinderung	Topische Glukokortikoide (mittel- bis hochpotent), topische Calcineurin-Inhibitoren als steroidfreie Alternative, Antihistaminika bei Juckreiz
Systemische Glukokortikoide (Standardtherapie bei akuten Schüben)	Rasche Entzündungshemmung und Rückbildung der Läsionen	Prednisolon (0,5–1 mg/kg KG/Tag, über 1–2 Wochen, danach langsames Ausschleichen)
Steroidsparende/alternative systemische Therapien (bei rezidivierendem Verlauf)	Langfristige Kontrolle und Reduktion der Steroidabhängigkeit	Dapson (50–100 mg/Tag; antiinflammatorisch, neutrophilenhemmend), Hydroxychloroquin (200–400 mg/Tag), Colchicin, Azathioprin, Cyclosporin A oder Methotrexat in therapierefraktären Fällen

KG Körpergewicht

In Tab. 4.43 sind die Pathophysiologie und Histologie der eosinophilen pustulösen Dermatose gegenübergestellt.

Klinik

- **Typische Hautveränderungen:** gruppiert stehende sterile Pusteln auf erythematösem, oft leicht erhabenem Grund, teils in Ringform mit zentraler Abheilung
- **Lokalisation:** meist im Bereich seborrhoischer Zonen (Gesicht, Kopfhaut, Nacken, Brust, Rücken)
- **Verlauf:** chronisch-rezidivierender Verlauf mit Schüben
- **Juckreiz:** sehr stark, häufig als führendes Symptom
- **Allgemeinsymptome:** keine systemischen Symptome (Fieber o. Ä.), aber möglich bei assoziierten Grunderkrankungen (z. B. HIV)

Therapie

Die Behandlung der eosinophilen pustulösen Dermatose zielt darauf ab, die entzündliche Reaktion schnell zu kontrollieren und Symptome wie Juckreiz zu lindern. Je nach Schweregrad und Verlauf wird eine Kombination aus topischen und systemischen Therapien eingesetzt (Tab. 4.44).

4

Tab 4.43 Pathophysiologie und Histologie der eosinophilen pustulösen Dermatose

Aspekt	Pathophysiologie	Histologie
Ursache	Unklare Ätiologie, möglicherweise Hypersensitivitätsreaktion, oft assoziiert mit HIV, Malignomen, Autoimmunerkrankungen	Sterile intraepidermale oder follikuläre Pusteln
Immunreaktion	Überaktive Th2-Antwort mit vermehrter Produktion von IL-5 und Rekrutierung von Eosinophilen	Dichte eosinophile Infiltration in der Dermis und um Haarfollikel
Zelluläre Beteiligung	Aktivierte Eosinophile, Mastzellen, ggf. T-Zellen	Eosinophile Pusteln, meist ohne Bakteriennachweis
Lokalisation	Häufig im Bereich der Haarfollikel (z. B. Gesicht, Nacken, Schultergürtel)	Perifollikuläre Spongiose und Vesikel möglich
Besonderheiten	Kann Ausdruck einer paraneoplastischen Reaktion sein oder als Teil eines Immundefektsyndroms auftreten	Keine Vaskulitis, aber oft exozytotische Muster und epidermale Eosinophilie sichtbar

HIV humanes Immundefizienz-Virus, *IL-5* Interleukin-5, *Th2* Typ-2-T-Helferzellen

Tab 4.44 Therapieoptionen bei eosinophiler pustulöser Dermatose

Therapieebene	Wirkung	Maßnahmen
Allgemeine Maßnahmen	Entzündungshemmung, Kontrolle des Juckreizes und der Pustelbildung	Vermeidung bekannter Trigger (Wärme, Schwitzen, UV-Exposition), Behandlung assoziierter Erkrankungen (HIV, hämatologische Neoplasien, Immunsuppression)
Topische Therapie (bei milden Verläufen)	Lokale Entzündungs-hemmung, Juckreizlinderung	Topische Glukokortikoide (mittel- bis hochpotent), topische Calcineurin-Inhibitoren als Alternative bei Gesichtsläsionen, antiseptische Präparate oder Zusätze bei sekundärer Superinfektion
Systemische Therapie (Standard bei moderaten bis schweren Verläufen)	Hemmung der eosinophilen Inflammation, Kontrolle der Pusteln	Indometacin (25–75 mg/Tag) gilt als First-Line-Therapie mit oft rascher Wirkung; systemische Glukokortikoide (z. B. Prednisolon, 0,5 mg/kg KG/Tag) bei schweren Schüben; Dapson (50–100 mg/Tag) oder Colchicin (0,5–1 mg/Tag) bei rezidivierendem Verlauf

HIV humanes Immundefizienz-Virus, *KG* Körpergewicht, *UV* Ultraviolettstrahlung

4.1.5.5 Übersicht

In Tab. 4.45 sind die typischen Erkrankungen mit eosinophilen Infiltraten zusammengefasst.

4.1.6 Gemischtzellige Infiltrate

Gemischtzellige Infiltrate in der Dermis bezeichnen die Ansammlung unterschiedlicher Immunzellen in der mittleren Hautschicht.

Tab 4.45 Pathophysiologie, Histologie und Klinik von Hauterkrankungen mit eosinophilen Infiltraten als Übersicht

Erkrankung	Pathophysiologie	Histologie	Klinik
Kontaktekzem	Entzündliche Reaktion auf exogene Substanzen (z. B. Allergene, Reizstoffe), oft als allergische oder irritative Dermatitis	Eosinophile Infiltration, besonders in der akuten Phase, mit Spongiose und Vesikulation	Juckende, erythematöse Hautläsionen, Bläschenbildung und schuppige Stellen, häufig in Bereichen, die dem Allergen ausgesetzt sind
Urtikaria	Sofortreaktion vom Typ I auf ein Allergen, häufig mit Histaminfreisetzung und eosinophiler Beteiligung	Eosinophile können in der dermalen Schicht vorhanden sein, jedoch hauptsächlich neutrophile Infiltrate.	Juckende, quaddelige Hautveränderungen, die schnell verschwinden, gelegentlich mit Angioödemen
Atopische Dermatitis	Immunologische Erkrankung, die mit einer Th2-dominierten Reaktion und erhöhter Eosinophilenaktivität einhergeht	Eosinophile Infiltration, besonders in den akuten entzündlichen Phasen, oft mit Spongiose und Akanthose	Trockene, juckende Haut, häufig in Beugen und im Gesicht; Schübe mit Rötung, Krusten und Flüssigkeitsverlust
Medikamenteninduzierte Exantheme	Allergische Reaktion auf Medikamente, häufig nach wiederholtem Kontakt	Eosinophile in den Epidermis- und Dermisschichten, je nach Schweregrad der Reaktion	Juckende rötliche Hautausschläge, häufig mit Bläschenbildung oder Erosionen, meist nach Einnahme von Medikamenten
Bullöses Pemphigoid	Autoimmunerkrankung mit Antikörpern gegen hemidesmosomale Proteine, die eine entzündliche Reaktion hervorrufen	Eosinophile Infiltrate in und um die Blasenbildung, meist in der dermalen Schicht	Schmerzhafte Blasenbildung, oft in Hautfalten, v. a. bei älteren Patienten
Parasitäre Hauterkrankungen	Infektionen durch Parasiten, die eine eosinophile Immunantwort auslösen	Eosinophile Infiltration in der Dermis und Hypodermis, häufig mit Granulomen	Juckende Hautausschläge, häufig mit Blasenbildung oder Papeln; oft in tropischen oder endemischen Gebieten

(Fortsetzung)

4

Tab 4.45 (Fortsetzung)

Erkrankung	Pathophysiologie	Histologie	Klinik
Eosinophile Zellulitis	Reaktive Entzündung mit einer vermehrten eosinophilen Infiltration, meist im Zusammenhang mit entzündlichen Erkrankungen	Dichte eosinophile Infiltrate, oft um Gefäße oder Haarfollikel	Schnelle, schmerzhafte Hautveränderungen, meist in Form von entzündeten Plaques oder Papeln
Eosinophile pustulöse Dermatose	Autoimmunologisch oder paraneoplastisch bedingte Erkrankung mit starker eosinophiler Infiltration	Sterile pustulöse Läsionen mit eosinophilen Infiltraten in der Epidermis und Dermis	Rötliche, schmerzhafte Pusteln und Plaques, häufig im Gesicht und an den oberen Extremitäten

Th2 Typ-2-T-Helferzellen

Diese Infiltrate setzen sich häufig aus neutrophilen Granulozyten, Lymphozyten, Plasmazellen und/oder Mastzellen zusammen. Die Art und das Verhältnis der beteiligten Zelltypen hängen von der zugrunde liegenden Erkrankung und der Art der Immunantwort ab. In vielen Fällen können auch Eosinophile in diesen Infiltraten vorhanden sein, jedoch sind die Hauptzellen in gemischtzelligen Infiltraten oft Neutrophile und Lymphozyten.

Merkmale gemischtzelliger Infiltrate

- **Veränderung des Hautbildes:** Hautveränderungen durch gemischtzellige Infiltrate erscheinen häufig als erythematöse Plaques, Papeln oder nodenartige Schwellungen. Sie können auch Blasenbildung oder Ulzera aufweisen. Die Symptome variieren je nach zugrunde liegender Erkrankung. Ein typisches Leitsymptom ist auch hier häufig der starke Pruritus, aber auch schmerzhafte Läsionen oder Erosionen sind möglich.
- **Histologische Untersuchung:** Mikroskopisch sind gemischtzellige Infiltrate durch eine Ansammlung von verschiedenen Immunzellen gekennzeichnet, darunter Neutrophile, Lymphozyten, Plasma- und/oder Mastzellen. Oft ist auch eine Vaskulitis oder eine Granulombildung nachweisbar.

Gemischtzellige Infiltrate sind charakteristisch für eine Vielzahl von entzündlichen Hauterkrankungen, die mit einer kombinierten Immunantwort einhergehen. Diese Infiltrate finden sich besonders häufig bei Erkrankungen wie Hidradenitis suppurativa, Pyoderma gangraenosum, Erythema nodosum und Psoriasis pustulosa, bei denen eine komplexe Interaktion von verschiedenen Zelltypen zur Entstehung der Hautläsionen führt. In diesen Fällen vermitteln die unterschiedlichen Immunzellen Entzündungsreaktionen, die mit einer Gewebeschädigung und einem Gewebeumbau einhergehen können.

Besonders bei Erkrankungen wie dem Sweet-Syndrom oder der Granulomatose mit Polyangiitis sind häufig gemischtzellige Infiltrate zu finden, da sie durch eine systemische Vaskulitis und eine breit angelegte Immunantwort gekennzeichnet sind. Diese Erkrankungen beinhalten häufig auch eine neutrophile und lymphozytäre Aktivierung in den betroffenen Hautarealen.

Darüber hinaus treten gemischtzellige Infiltrate auch bei Autoimmunerkrankungen (insbesondere beim diskoiden bzw. systemischen Lupus erythematodes) oder paraneoplastischen Reaktionen auf, die eine Mischung aus verschiedenen Immunzellen hervorrufen und Gewebeschäden in der Haut und anderen Organen verursachen können.

4.1.6.1 Erythema nodosum

Das Erythema nodosum ist eine akute entzündliche Erkrankung des Unterhautfettgewebes, die sich typischerweise durch das plötzliche Auftreten von druckschmerzhaften rötlich-violetten Knoten an der Vorderseite der Unterschenkel äußert. Ursächlich handelt es sich nicht um eine eigenständige Erkrankung, sondern um eine unspezifische Immunreaktion, die durch verschiedene Auslöser hervorgerufen werden kann. Zu den häufigsten Ursachen zählen Infektionen und Medikamente.

In ◘ Tab. 4.46 sind die Pathophysiologie und Histologie des Erythema nodosum gegenübergestellt.

- **Klinik**

- **Typische Hautveränderungen:** plötzlich auftretende, schmerzhafte, gerötete Knoten, symmetrisch verteilt
- **Lokalisation:** typisch an den Streckseiten der Unterschenkel
- **Verlauf:** Rückbildung der Knoten innerhalb von 3–6 Wochen mit möglichen Re-

◘ **Tab 4.46** Pathophysiologie und Histologie des Erythema nodosum

Aspekt	Pathophysiologie	Histologie
Definition	Immunvermittelte Entzündungsreaktion im subkutanen Fettgewebe	Entzündung des subkutanen Fettgewebes (septale Pannikulitis) ohne Vaskulitis
Zielstruktur	Subkutanes Fettgewebe (v. a. Fettsepten)	Bindegewebige Septen des subkutanen Fettgewebes
Mechanismus	Typ-IV-Hypersensitivitätsreaktion (verzögerte Immunreaktion)	Infiltration mit Entzündungszellen, beginnend in den Septen, später Ausbreitung in das Fettläppchen
Auslöser	Antigene von Infektionen, Medikamenten oder systemischen Erkrankungen	Unspezifisch, jedoch oft granulomatöse Veränderungen (bei z. B. Sarkoidose)
Beteiligte Zellen	T-Lymphozyten, Makrophagen, Zytokine, gelegentlich Neutrophile	Lymphozyten, Histiozyten, vereinzelt neutrophile Granulozyten, Eosinophile, Riesenzellen
Charakteristika	Systemische Immunantwort mit lokaler Entzündung	Entzündliches Zellinfiltrat in den Fettsepten, Ödem, Fibrose, ohne Nekrose
Verlauf	Selbstlimitierend; Rückbildung nach Beseitigung des Auslösers	Histologisch: chronisch-granulierender Umbau bei längerem Verlauf
Unterscheidung	Reaktive Erkrankung, keine primäre Hautkrankheit	Abgrenzung zu lobulären Pannikulitiden
Typisches Merkmal	Symmetrische, schmerzhafte Knoten an den Unterschenkeln	Septale Pannikulitis ohne Vaskulitis, ggf. kleine noduläre Granulome in Septen

zidiven, v. a. bei chronischer Grunderkrankung (z. B. Morbus Crohn)
- **Allgemeinsymptome:** Druckschmerzhaftigkeit (starker Druckschmerz schon bei leichtem Kontakt), Fieber, Müdigkeit, Abgeschlagenheit, Gelenkschmerzen, v. a. der Sprunggelenke, Malaise (allgemeines Krankheitsgefühl)

▪ **Therapie**

Tab. 4.47 gibt einen strukturierten Überblick über die verschiedenen Therapiemöglichkeiten des Erythema nodosum, wobei die Detektion der Ursache für eine gezielte Behandlung im Vordergrund steht.

4.1.6.2 Übersicht

In Tab. 4.48 sind die typischen Erkrankungen mit gemischtzelligen Infiltraten zusammengefasst.

4.1.7 Mastzellinfiltrate

Mastzellinfiltrate in der Dermis bezeichnen die krankhafte Vermehrung oder Aktivierung von Mastzellen in der mittleren Hautschicht. Mastzellen sind zentral an allergischen und immunvermittelten Prozessen beteiligt, da sie eine Vielzahl von Mediatoren wie Histamin, Heparin, Tryptase und Zytokine freisetzen. Solche Infiltrate können sowohl bei primären mastzellassoziierten Erkrankungen als auch sekundär im Rahmen anderer entzündlicher oder immunologischer Hautkrankheiten auftreten.

▪ **Merkmale Mastzellinfiltrate**

- **Veränderung des Hautbildes:** Die Hautveränderungen bei Mastzellinfiltration sind sehr variabel und reichen von bräunlich-roten Maculae oder Papeln bis hin zu urtikariellen Plaques oder nodulären Läsionen. Ein typisches Leitsymptom ist der häufig auftretende Pruritus, der teils heftig und spontan, teils durch Reize wie Druck, Reibung oder Temperaturveränderungen ausgelöst wird.
- **Histologische Untersuchung:** Mikroskopisch zeigen sich Mastzellinfiltrate durch eine vermehrte Anzahl von Mastzellen in der papillären und retikulären Dermis. Die Zellen erscheinen rund bis oval, mit granulierter Zytoplasmafärbung, und können durch Giemsa-, Toluidinblau- oder c-KIT-Färbung (c-KIT = Tyrosin-

Tab 4.47 Therapieoptionen bei Erythema nodosum

Therapiebereich	Maßnahmen	Bemerkungen
Allgemeine Maßnahmen	Schonung, Beinhochlagerung, kühlende Umschläge, leichte Kompression	Basis jeder Therapie; unterstützt die Symptomkontrolle
Symptomatische Therapie	Ibuprofen, Naproxen, Diclofenac, Paracetamol	Zur Schmerzlinderung und Entzündungshemmung
Kausale Therapie	Antibiotika bei Infekten (z. B. Penicillin bei Streptokokken), Absetzen auslösender Medikamente, Optimierung der Immunsuppression bei chronisch-entzündlicher Erkrankung	Wichtigster Schritt bei bekannter Ursache
Spezielle Therapie (schwerer Verlauf)	Kortikosteroide (z. B. Prednisolon), Immunsuppressiva (z. B. Azathioprin, Methotrexat)	Nur bei schweren/rezidivierenden Verläufen und nach Diagnostik

Tab 4.48 Pathophysiologie, Histologie und Klinik von Hauterkrankungen mit gemischtzelligen Infiltraten als Übersicht

Erkrankung	Pathophysiologie	Histologie	Klinik
Hidradenitis suppurativa	Chronisch-entzündliche Erkrankung der apokrinen Drüsen, ausgelöst durch Follikelokklusion und sekundäre bakterielle Entzündung	Gemischtzelliges Infiltrat mit Neutrophilen, Lymphozyten, teils Plasmazellen, Abszesse, Fistelgänge, Fibrose	Schmerzhaft entzündliche Knoten, Abszesse und Fisteln in Achseln, Leisten oder perianal; chronisch-rezidivierender Verlauf
Pyoderma gangraenosum	Neutrophile Dermatose, wahrscheinlich autoimmunologisch getriggert; häufig assoziiert mit chronisch-entzündlichen oder hämatologischen Erkrankungen	Dichte neutrophile und lymphozytäre Infiltrate, abszedierende Entzündung, Nekrosen	Schnell entstehende, schmerzhafte Ulzera mit livider Rötung und eitrigem Grund, v. a. an den Beinen
Erythema nodosum	Immunvermittelte Pannikulitis, z. B. nach Infekten, Medikamenten oder bei Sarkoidose	Septale Pannikulitis mit gemischtzelligem Infiltrat: Neutrophile, später Lymphozyten und Histiozyten	Schmerzhafte rötliche Knoten an den Unterschenkeln, oft begleitet von Fieber, Arthralgien und Abgeschlagenheit
Psoriasis pustulosa	Variante der Psoriasis mit starker Immunaktivierung und Infiltration durch neutrophile und lymphozytäre Zellen	Spongiforme Pusteln, akanthotische Epidermis mit neutrophilen und lymphozytären Infiltraten	Schubweise auftretende, gerötete Plaques mit sterilen Pusteln, entweder generalisiert oder palmoplantar
Sweet-Syndrom	Akute febrile neutrophile Dermatose; parainfektiös, paraneoplastisch oder autoimmunvermittelt	Dichte neutrophile, teils lymphozytäre Infiltrate in oberer Dermis, Ödem, keine Vaskulitis	Schmerzhafte erythematöse Papeln und Plaques, oft mit Fieber und Leukozytose; häufig im Gesicht, am Nacken oder Oberkörper
Granulomatose mit Polyangiitis	Autoimmunbedingte nekrotisierende Vaskulitis der kleinen bis mittelgroßen Gefäße (ANCA-assoziiert)	Nekrotisierende Granulome mit Neutrophilen, Lymphozyten und Plasmazellen, vaskuläre Destruktion	Hautulzera, Nekrosen, noduläre Läsionen; systemisch mit Beteiligung von Nase, Lunge und Niere
DLE	Autoimmunerkrankung mit chronisch-entzündlicher Reaktion, begrenzt auf die Haut	Interface-Dermatitis mit Lymphozyten, teils Plasmazellen, Follikulitis, Hyperkeratose	Scharf begrenzte, rote bis livide Plaques mit Schuppung und Narbenbildung, v. a. im Gesicht und auf der Kopfhaut
SLE	Systemische Autoimmunerkrankung mit multiorganischer Beteiligung, ausgelöst durch Autoantikörper und Immunkomplexe	Gemischtzelliges Infiltrat, Vaskulitis, Immunkomplexablagerungen, Interface-Dermatitis	Vielfältige Hautmanifestationen: Schmetterlingserythem, Purpura, Ulzera; mit systemischen Symptomen wie Arthralgien, Nierenbeteiligung, ZNS-Störungen

ANCA antineutrophile zytoplasmatische Antikörper, *DLE* diskoider Lupus erythematodes, *SLE* systemischer Lupus erythematodes, *ZNS-Störungen* zentralnervöse Störungen

kinase KIT) nachgewiesen werden. Die Infiltrate können entweder diffus, perivaskulär oder nodulär angeordnet sein. In einigen Fällen sind begleitend auch Eosinophile, Lymphozyten oder Plasmazellen vorhanden, v. a. bei Mischformen oder sekundären Mastzellreaktionen.

4

Mastzellinfiltrate sind charakteristisch für die kutane Mastozytose, insbesondere die Urticaria pigmentosa bei Kindern und Erwachsenen. Bei der systemischen Mastozytose finden sich kutane Mastzellansammlungen zusätzlich zu systemischen Manifestationen wie Flush, Hypotonie oder gastroenteralen Beschwerden.

Auch bei anderen Hauterkrankungen kann eine verstärkte Mastzellaktivität vorkommen, z. B. bei chronischer Urtikaria, atopischer Dermatitis, Lichen planus oder bestimmten bullösen Autoimmundermatosen. In diesen Fällen wirken Mastzellen als Verstärker der Entzündungsreaktion, ohne dass eine echte Zellvermehrung vorliegt.

Zudem können Mastzellinfiltrate im Rahmen paraneoplastischer Syndrome (z. B. bei hämatologischen Neoplasien) auftreten oder ein Hinweis auf systemische myeloproliferative Erkrankungen sein. Eine sorgfältige histologische und klinische Abklärung ist daher essenziell, insbesondere bei unklaren oder rezidivierenden Hautveränderungen mit systemischen Symptomen.

4.1.7.1 Kutane Mastozytose

Die kutane Mastozytose ist eine seltene Hauterkrankung, die durch eine vermehrte Ansammlung und Proliferation von Mastzellen ausschließlich in der Haut gekennzeichnet ist. Sie manifestiert sich meist durch unterschiedlich ausgeprägte Hautveränderungen wie braunrote oder gelbliche Maculae, Papeln oder Noduli und ist häufig mit Symptomen wie Juckreiz, Brennen und wiederkehrenden Quaddelbildungen verbunden. Im Gegensatz zur systemischen Mastozytose beschränkt sich die Erkrankung auf die Haut, ohne dass innere Organe betroffen sind. Die kutane Mastozytose tritt v. a. im Kindesalter auf, kann aber auch bei Erwachsenen vorkommen.

In ◘ Tab. 4.49 sind die Pathophysiologie und Histologie der kutanen Mastozytose gegenübergestellt.

▪ Klinik

- **Typische Hautveränderungen:** braune bis gelbliche Maculae oder Papeln auf der Haut
- **Lokalisation:** häufig symmetrische Verteilung, besonders an Rumpf, Kopf und Extremitäten
- **Juckreiz:** oft stark ausgeprägt, Brennen bei Reibung oder Hitze
- **Verlauf:** wiederkehrende Quaddeln oder nesselsuchtartige Läsionen
- **Klinische Phänomene:** Darier-Zeichen (urtikarielle Quaddelbildung nach mechanischer Reizung der Haut)
- **Allgemeinsymptome:** mögliche Flush-artige Hautrötung durch Mediatorfreisetzung
- Auftreten meist im Kindesalter, kann aber auch im Erwachsenenalter beginnen

▪ Therapie

Die Therapie der kutanen Mastozytose richtet sich in erster Linie auf die Kontrolle der Symptome und das Vermeiden von Auslösern. ◘ Tab. 4.50 zeigt eine Übersicht über die wichtigsten Therapieoptionen.

Tab 4.49 Pathophysiologie und Histologie der kutanen Mastozytose

Aspekt	Pathophysiologie	Histologie
Definition	Proliferation und Anhäufung von Mastzellen in der Haut ohne Beteiligung innerer Organe	Vermehrte Mastzellansammlung in der Dermis, meist papillär und retikulär
Ursache	Mutationen (häufig KIT-Genmutationen, v. a. D816V-Mutation) führen zu unkontrolliertem Wachstum von Mastzellen	Mastzellen sind zahlreich und dicht gepackt, granulierter Zytoplasmacharakter.
Beteiligte Zellen	Mastzellen mit erhöhter Aktivierung und Mediatorfreisetzung (Histamin, Tryptase, Prostaglandine)	Mastzellen erkennbar durch spezielle Färbungen (Toluidinblau, Giemsa, c-KIT)
Klinische Folge	Freisetzung vasoaktiver Mediatoren → Juckreiz, Rötung, Quaddelbildung, Brennen	Zellansammlungen v. a. um Gefäße und im papillären Bindegewebe
Lokalisation	Haut (Epidermis, Dermis)	Ansammlungen überwiegend in der papillären und oberen retikulären Dermis
Morphologische Merkmale	Überproduktion von Mastzellen ohne Infiltration innerer Organe	Vermehrte, dicht gepackte Mastzellen, oft mit abnormer Granulation
Besondere histologische Zeichen	Keine typische Entzündungsreaktion, keine Fibrose	Positiv für Mastzellmarker wie c-KIT und Tryptase

c-KIT Tyrosinkinase KIT, *KIT-Gen* Gen, das die Tyrosinkinase KIT codiert

Tab 4.50 Therapieoptionen bei kutaner Mastozytose

Therapieform	Maßnahmen	Bemerkungen
Allgemeine Maßnahmen	Vermeidung von Triggern (Hitze, Reibung, bestimmte Medikamente, Stress)	Wichtig zur Vermeidung von Mastzellaktivierung und Symptomen
Symptomatische Therapie	Antihistaminika wie H_1- (z. B. Cetirizin, Loratadin) und H_2-Blocker (z. B. Ranitidin)	Linderung von Juckreiz, Flush und Magen-Darm-Beschwerden
Mediatorblocker/Stabilisierung	Mastzellstabilisatoren (z. B. Cromoglicinsäure)	Verhindert Mediatorfreisetzung
Notfallmanagement	Adrenalin-Autoinjektor bei Anaphylaxierisiko	Für seltene, schwere systemische Reaktionen
Spezielle Therapien (schwerer Verlauf)	Systemische Kortikosteroide, Tyrosinkinase-Inhibitoren (z. B. Imatinib)	Nur bei ausgewählten, schweren Fällen

H_1/H_2 Histaminrezeptor vom Typ 1 bzw. 2

4.1.7.2 Systemische Mastozytose

Die systemische Mastozytose ist eine seltene Erkrankung, die durch eine abnorme Vermehrung und Ansammlung von Mastzellen nicht nur in der Haut, sondern auch in inneren Organen wie Knochenmark, Leber, Milz und Lymphknoten gekennzeichnet ist. Diese übermäßige Mastzellproliferation führt zu einer erhöhten Freisetzung von Mastzellmediatoren (z. B. Histamin), was vielfältige Symptome verursachen kann, darunter Hautveränderungen, allergische Reaktionen, Organfunktionsstörungen und systemische Beschwerden. Die systemische Mastozytose umfasst verschiedene Subtypen, darunter die indolente Form, aber auch aggressive Formen wie das Mastozytom und die mastozytische Leukämie.

In Tab. 4.51 sind die Pathophysiologie und Histologie der systemischen Mastozytose gegenübergestellt.

Tab 4.51 Pathophysiologie und Histologie der systemischen Mastozytose

Aspekt	Pathophysiologie	Histologie
Definition	Abnorme Proliferation und Ansammlung von Mastzellen in Haut und inneren Organen	Vermehrte Mastzellinfiltrate in Haut, Knochenmark, Leber, Milz, Lymphknoten
Ursache	Häufig KIT-Genmutation (z. B. D816V-Mutation), führt zu konstitutiver Aktivierung und unkontrolliertem Wachstum von Mastzellen	Mastzellen sind zahlreich und dicht gepackt, mit charakteristischer Granulation.
Beteiligte Zellen	Mastzellen mit gesteigerter Mediatorfreisetzung (Histamin, Tryptase, Prostaglandine)	Mastzellen nachweisbar durch c-KIT, Tryptase-Färbung
Organ-beteiligung	Systemische Einwanderung der Mastzellen in Knochenmark, Leber, Milz, Lymphknoten, selten in andere Organe	Mastzellansammlungen in verschiedenen Organen, oft perivaskulär
Klinische Folgen	Allergische Symptome, Anaphylaxien, Organfunktionsstörungen (z. B. Hepatomegalie, Lymphadenopathie)	Gewebeveränderungen durch Mastzellinfiltration und Mediatorwirkung
Morphologische Merkmale	Erhöhte Anzahl und Aktivierung von Mastzellen mit Mediatorfreisetzung	Dichte Mastzellinfiltrate, häufig mit Fibrose und Gewebsumbau
Diagnostische Marker	Nachweis von KIT-Mutationen, erhöhter Tryptasespiegel im Serum	Immunhistochemischer Nachweis von Mastzellmarkern (c-KIT, Tryptase)

c-KIT Tyrosinkinase KIT, *KIT-Gen* Gen, das die Tyrosinkinase KIT codiert

- **Klinik**

- **Typische Hautveränderungen:** Urticaria pigmentosa (braune bis rote Maculae/Papeln) mit Juckreiz, Brennen und Darier-Zeichen (Quaddelbildung nach Reibung)
- **Allgemeinsymptome:** Flush, Anaphylaxie oder anaphylaktische Reaktionen, Kopfschmerzen, Schwindel, Hypotonie, Übelkeit, Erbrechen, Durchfall, Bauchschmerzen, Hepatomegalie, Splenomegalie, Lymphadenopathie, Knochenschmerzen, Osteoporose, Müdigkeit, Fieber, Nachtschweiß

- **Therapie**

▣ Tab. 4.52 gibt einen Überblick über die wichtigsten Therapieoptionen bei systemischer Mastozytose.

4.1.7.3 Übersicht

In ▣ Tab. 4.53 sind die typischen Erkrankungen mit Mastzellinfiltraten zusammengefasst.

▣ **Tab 4.52** Therapieoptionen bei systemischer Mastozytose

Therapieform	Maßnahmen	Bemerkungen
Allgemeine Maßnahmen	Vermeidung von Triggern (Hitze, Reibung, bestimmte Medikamente, Stress)	Wichtig zur Vermeidung von Mastzellaktivierung und Symptomen
Symptomatische Therapie	Antihistaminika wie H_1- (z. B. Cetirizin, Loratadin) und H_2-Blocker (z. B. Ranitidin)	Linderung von Juckreiz, Flush und Magen-Darm-Beschwerden
Mediatorblocker/Stabilisierung	Mastzellstabilisatoren (z. B. Cromoglicinsäure)	Verhindert Mediatorfreisetzung
Notfallmanagement	Adrenalin-Autoinjektor bei Anaphylaxierisiko	Für seltene, schwere systemische Reaktionen
Spezielle Therapien (schwerer Verlauf)	Systemische Kortikosteroide, Interferon-α (bei aggressiver Mastozytose), Tyrosinkinase-Inhibitoren (z. B. Imatinib), Chemotherapie bei fortgeschrittener Mastozytose	Nur bei ausgewählten, schweren Fällen

H_1/H_2 Histaminrezeptor vom Typ 1 bzw. 2

4

Tab 4.53 Pathophysiologie, Histologie und Klinik von Hauterkrankungen mit Mastzellinfiltraten als Übersicht

Erkrankung	Pathophysiologie	Histologie	Klinik
Kutane Mastozytose	Klonale Proliferation von Mastzellen in der Haut; meist durch aktivierende KIT-Genmutation (z. B. D816V-Mutation) verursacht	Dichte dermale Mastzellinfiltrate, Nachweis durch c-KIT und Tryptase, teils perivaskulär	Bräunlich-rote Maculae oder Papeln (Urticaria pigmentosa), Pruritus, Darier-Zeichen
Systemische Mastozytose	Systemische klonale Mastzellvermehrung mit Organbeteiligung (Knochenmark, Leber, Milz); ebenfalls meist KIT-Genmutation	Mastzellinfiltrate in verschiedenen Organen (Haut, Knochenmark, Leber etc.), $CD117^+$, häufig mit Fibrose	Hautveränderungen, Flush, gastrointestinale Symptome, Anaphylaxie, Organomegalie, Knochenschmerzen
Chronische Urtikaria	Dysregulation der Mastzellaktivierung, oft autoimmunvermittelt durch IgG gegen IgE-Rezeptoren oder IgE selbst	Ödem der Dermis, perivaskuläre Infiltrate mit Mastzellen, Eosinophilen und Lymphozyten	Flüchtige Quaddeln, starker Juckreiz, tägliche oder häufige Schübe über > 6 Wochen
Lichen planus	Autoimmunreaktion gegen basale Keratinozyten; Aktivierung von T-Zellen und Freisetzung von Mastzellmediatoren (Histamin, Tryptase)	Bandförmiges lymphozytäres Infiltrat mit vereinzelten Mastzellen, Interface-Dermatitis	Polygonale, flache glänzende Papeln mit Wickham-Streifung, Pruritus, v. a. an Beugeseiten, Handgelenken
Bullöse Autoimmundermatosen	Autoantikörper gegen epidermale oder dermoepidermale Strukturen führen zur Blasenbildung; Mastzellen fördern die Entzündung.	Dermales Infiltrat mit Mastzellen, Eosinophilen, Neutrophilen; subepidermale oder intraepidermale Blasen	Spannungsblasen, Erytheme, Pruritus, Schleimhautbeteiligung

CD Cluster of Differentiation, *c-KIT* Tyrosinkinase KIT, *IgE* Immunglobulin E, *IgG* Immunglobulin G, *KIT-Gen* Gen, das die Tyrosinkinase KIT codiert

4.2 Vaskuläre Veränderungen

Vaskuläre Veränderungen in der Dermis sind ein zentrales Merkmal zahlreicher entzündlicher, autoimmunologischer und infektiöser Hauterkrankungen. Sie betreffen sowohl die Struktur als auch die Funktion der dermalen Blutgefäße und können sich histologisch in verschiedenen Mustern manifestieren, die für die Diagnosestellung entscheidend sind.

Grundsätzlich lassen sich vaskuläre Veränderungen in Form von Vaskulitiden (entzündliche Schädigung der Gefäßwand), nicht-entzündlichen (z. B. bei Hyperkoagulabilität oder Stauungsphänomenen) sowie reaktiven Gefäßveränderungen (z. B. dilatierte Kapillaren, Angiogenese) unterscheiden.

Die Art der betroffenen Gefäße (Kapillaren, Venolen, Arteriolen) und die Zusammensetzung des begleitenden Infiltrats (z. B.

neutrophil vs. lymphozytär) ermöglichen eine wichtige histologische Differenzierung und liefern Hinweise auf die zugrunde liegende Erkrankung. Darüber hinaus können vaskuläre Veränderungen sekundär durch Immunkomplexablagerungen, direkte toxische Einflüsse oder zellvermittelte Immunreaktionen ausgelöst werden.

4.2.1 Vaskulitiden

Vaskulitiden der Haut bezeichnen entzündliche Erkrankungen, die sich primär gegen die Blutgefäße der Dermis richten. Dabei sind insbesondere kleine Gefäße wie Kapillaren, Venolen und Arteriolen betroffen. Die Entzündung führt zu einer Schädigung oder Zerstörung der Gefäßwände, was zu Blutungen, Ischämien oder nekrotischen Veränderungen führen kann. Die histologischen und klinischen Manifestationen hängen stark von der Art der betroffenen Gefäße, dem Ausmaß der Entzündung sowie der zugrunde liegenden Ursache ab.

Merkmale der Vaskulitiden

- **Veränderung des Hautbildes:** Hautveränderungen variieren je nach Ausprägung und Lokalisation der Vaskulitis. Typisch sind purpurische Läsionen, v. a. palpable Purpura, die vorwiegend an den unteren Extremitäten auftreten. Weitere mögliche Hautveränderungen sind Petechien, Erytheme, hämorrhagische Vesikel, Livedo reticularis, Ulzera, Nekrosen und bullöse Läsionen.
- **Histologische Untersuchung:** Zentral ist der Nachweis einer Vaskulitis der kleinen bis mittelgroßen Gefäße, meist in der papillären oder oberen retikulären Dermis. Je nach Vaskulitisform finden sich leukozytoklastische Veränderungen mit neutrophilen Granulozyten, fibrinoider Nekrose der Gefäßwände, Erythrozytenextravasation und fibrinösen Thromben. Auch lymphozytäre oder gemischtzellige Vaskulitiden sind möglich. Bei granulomatösen Vaskulitiden treten granulomatöse Entzündungen mit Histiozyten und mehrkernigen Riesenzellen auf.

Zu den wichtigsten Erkrankungen mit kutaner Vaskulitis zählen verschiedene Formen, die sich hinsichtlich Ätiologie, klinischer Ausprägung und systemischer Beteiligung unterscheiden. Eine der häufigsten Formen ist die leukozytoklastische Vaskulitis, die typischerweise die kleinen Gefäße der Haut betrifft und durch Medikamente, Infektionen oder Autoimmunprozesse ausgelöst werden kann. Bei Kindern tritt v. a. die IgA-Vaskulitis (IgA = Immunglobulin A) auf, die neben der typischen palpablen Purpura an den Beinen häufig auch eine Beteiligung des Gastrointestinaltrakts und der Nieren zeigt.

Eine besondere Form ist die Urtikariavaskulitis, bei der klinisch persistierende, brennende oder schmerzhafte Urtikaria-ähnliche Läsionen auftreten, die histologisch Zeichen einer Vaskulitis aufweisen. Systemisch schwerwiegender sind die Granulomatose mit Polyangiitis und die mikroskopische Polyangiitis, beides ANCA-assoziierte (ANCA = antineutrophile zytoplasmatische Antikörper) nekrotisierende Vaskulitiden der kleinen Gefäße, die sich mit kutanen Ulzera, Knoten oder Purpura manifestieren können.

Ebenfalls relevant ist die kryoglobulinämische Vaskulitis, die häufig mit chronischen Hepatitis-C-Infektionen assoziiert und durch ischämische oder nekrotische Hautveränderungen gekennzeichnet ist. Beim systemischen Lupus erythematodes findet sich im Rahmen der Immunkomplexvaskulitis häufig eine kutane Manifestation mit Purpura oder Ulzera. Schließlich ist auch die kutane Form der Polyarteriitis nodosa zu nennen, eine Vaskulitis mittelgroßer Arterien, die typischerweise mit schmerzhaften subkutanen Knoten, Livedo racemosa und ulzerierenden Hautveränderungen einhergeht.

4

4.2.1.1 Leukozytoklastische Vaskultitis

Die leukozytoklastische Vaskulitis ist eine entzündliche Erkrankung der kleinen Blutgefäße der Haut, insbesondere der postkapillären Venolen. Sie entsteht durch eine immunvermittelte Schädigung der Gefäßwände infolge von Immunkomplexablagerungen, die eine Komplementaktivierung und Rekrutierung von neutrophilen Granulozyten auslösen.

In ◘ Tab. 4.54 sind die Pathophysiologie und Histologie der leukozytoklastischen Vaskulitis gegenübergestellt.

- Klinik

- **Typische Hautveränderungen:** Petechien oder palpable, nicht wegdrückbare Purpura, häufig konfluierend und symmetrisch an den Unterschenkeln
- **Lokalisation:** häufige Lokalisation in Arealen wie den Unterschenkeln, Füßen und am Gesäß
- **Verlauf:** akuter Beginn, meist innerhalb von Stunden bis wenigen Tagen, dann selbstlimitierter oder rezidivierender Verlauf, abhängig von der Ursache und dem Schweregrad
- **Allgemeinsymptome:** Schmerzen oder Druckempfindlichkeit der betroffenen Hautareale, auch systemische Symptome möglich, z. B. Fieber, Krankheitsgefühl
- **Extrakutane Manifestationen:** Gelenkbeteiligung (Arthralgien, Arthritis), gastrointestinale Beschwerden (z. B. Bauchschmerzen, Blutungen), Nierenbeteiligung (Hämaturie, Proteinurie)
- Auslöser häufig Medikamente, Infektionen oder Autoimmunerkrankungen

◘ **Tab 4.54** Pathophysiologie und Histologie der leukozytoklastischen Vaskulitis

Aspekt	Pathophysiologie	Histologie
Ursache	Ablagerung zirkulierender Immunkomplexe in den Gefäßwänden kleiner Hautgefäße (v. a. postkapilläre Venolen)	Entzündungsinfiltrat in kleinen Gefäßen der Dermis
Immunreaktion	Aktivierung des Komplementsystems → Anlockung von Neutrophilen	Dichte Infiltration durch neutrophile Granulozyten
Zelluläre Beteiligung	Neutrophile als Hauptmediatoren der Gefäßschädigung	Leukozytoklasie: Fragmentierung der neutrophilen Zellkerne
Gewebeschädigung	Enzymfreisetzung durch Neutrophile, führt zu vaskulärer Schädigung → Ödeme, Nekrosen, extravasale Erythrozyten	Fibrinoide Nekrose der Gefäßwand, Erythrozytenextravasation, Endothelzellschädigung
Verlauf	Akute entzündliche Reaktion, meist selbstlimitierend, kann aber chronisch oder rezidivierend verlaufen	Mit PAS- oder Immunfluoreszenzfärbung ggf. Ablagerungen von IgA, IgG, IgM und C3 nachweisbar

C3 Komplementfaktor 3, *IgA* Immunglobulin A, *IgG* Immunglobulin G, *IgM* Immunglobulin M, *PAS-Färbung* Periodic-Acid-Schiff-Färbung

▪ Therapie

Die Behandlung der leukozytoklastischen Vaskulitis richtet sich nach dem Schweregrad, der zugrunde liegenden Ursache und dem Vorliegen systemischer Manifestationen. ◘ Tab. 4.55 gibt einen Überblick über die wichtigsten Therapiemöglichkeiten.

4.2.1.2 IgA-Vaskulitis

Die IgA-Vaskulitis ist eine kleingefäßbetonte Immunkomplexvaskulitis, die durch Ablagerung von IgA in der Gefäßwand gekennzeichnet ist. Sie betrifft bevorzugt die Haut, die Gelenke, den Gastrointestinaltrakt und die Nieren und tritt v. a. im Kindesalter auf. Die Erkrankung folgt häufig auf Infektionen der oberen Atemwege und gilt als die häufigste systemische Vaskulitis im Kindesalter.

In ◘ Tab. 4.56 sind die Pathophysiologie und Histologie der IgA-Vaskulitis gegenübergestellt.

▪ Klinik

- **Typische Hautveränderungen:** symmetrisch verteilte palpable Purpura
- **Lokalisation:** häufig symmetrische Verteilung, besonders an den Streckseiten der unteren Extremitäten und am Gesäß
- **Allgemeinsymptome:** Arthralgien oder Arthritis, besonders der Knie- und Sprunggelenke, kolikartige abdominelle Schmerzen, Übelkeit, Erbrechen, ggf. blutige Stühle, makroskopische oder mikroskopische Hämaturie, Proteinurie als Hinweis auf renale Beteiligung (in schweren Fällen: Glomerulonephritis mit Risiko für chronische Nieren-

◘ **Tab 4.55** Therapieoptionen bei leukozytoklastischer Vaskulitis

Therapieansatz	Indikation	Bemerkungen
Auslöserelimination	Beispielsweise Medikamente, Infektionen	Wichtigster erster Schritt; Heilung oft nach Beseitigung des Triggers
Topische Kortikosteroide	Leichte, kutane Verlaufsform ohne Systembeteiligung	Zur symptomatischen Linderung bei lokalisierten Läsionen
Systemische Kortikosteroide	Ausgedehnte Hautbeteiligung, Schmerzen, systemische Symptome	Beispielsweise Prednisolon (0,5–1 mg/kg KG), schrittweise Reduktion
NSAR (z. B. Ibuprofen)	Bei begleitenden Arthralgien oder leichten Schmerzen	Mit Vorsicht bei Nierenbeteiligung
Immunsuppressiva (z. B. Azathioprin, Methotrexat)	Rezidivierende oder therapierefraktäre Fälle	Bei chronischen oder systemischen Verläufen
Dapson	Chronische kutane Formen	Antientzündlich und immunmodulierend wirksam
Colchicin	Alternative bei leichteren Verläufen	Besonders bei begleitender Arthropathie
Plasmapherese/intravenöse Immunglobuline	Schwere systemische Verläufe, z. B. mit Nieren- oder gastrointestinaler Beteiligung	In Einzelfällen bei autoimmunologisch oder mit Kryoglobulinämie assoziierten Formen
Antibiotikatherapie	Bei nachgewiesener infektiöser Genese (z. B. Streptokokken)	Nur wenn Infektion Auslöser ist

KG Körpergewicht, *NSAR* nicht-steroidale Antirheumatika

Tab 4.56 Pathophysiologie und Histologie der IgA-Vaskulitis

Aspekt	Pathophysiologie	Histologie
Auslösender Faktor	Häufig nach Atemwegsinfekten (v. a. Streptokokken), Medikamenten oder Impfungen	Unspezifisch im histologischen Bild, aber korrelierbar mit klinischem Kontext
Pathomechanismus	Bildung und Ablagerung von IgA_1-haltigen Immunkomplexen in kleinen Gefäßen der Haut und der inneren Organe	Leukozytoklastische Vaskulitis mit fibrinoider Nekrose der Gefäße
Immunreaktion	Aktivierung des Komplementsystems (v. a. alternative Weg), Entzündungsreaktion durch neutrophile Granulozyten	Fragmentierte neutrophile Kerntrümmer („leukozytoklastisch"), perivaskuläres Infiltrat
Gefäßtyp	Postkapilläre Venolen der Dermis sowie Kapillaren in Niere und Darm betroffen	Betonte Schädigung kleiner Gefäße (vaskuläre Wandnekrosen, extravasierte Erythrozyten)
Spezifischer Nachweis	IgA_1-Ablagerungen in Gefäßwänden (Nachweis durch Direktimmunfluoreszenz)	Positiver IgA-Nachweis in der Immunfluoreszenz als diagnostisches Kriterium

IgA Immunglobulin A, *IgA_1* Immunglobulin A der Unterklasse 1

schädigung), Fieber möglich (besonders im frühen Erkrankungsstadium), selten auch Ödeme, insbesondere an Händen, Füßen oder im Gesicht (v. a. bei Kindern)
- Häufig nach Infekten der oberen Atemwege auftretend

Therapie

Die Therapie der IgA-Vaskulitis richtet sich nach dem Schweregrad und der Organbeteiligung. In der Regel ist die Erkrankung selbstlimitierend, dennoch können je nach Symptomen unterschiedliche Behandlungsansätze notwendig sein (Tab. 4.57).

4.2.1.3 Urtikariavaskulitis

Die Urtikariavaskulitis ist eine Sonderform der kutanen Vaskulitis, bei der urtikariell anmutende Hautveränderungen mit histologischen Zeichen einer leukozytoklastischen Vaskulitis einhergehen. Im Gegensatz zur gewöhnlichen Urtikaria bestehen die Quaddeln länger als 24 h, sind häufig schmerzhaft oder brennend statt juckend und hinterlassen postinflammatorische Hyperpigmentierungen. Die Erkrankung kann isoliert kutan auftreten oder mit systemischen Symptomen (z. B. Arthralgien, Fieber, Abgeschlagenheit) assoziiert sein.

In Tab. 4.58 sind die Pathophysiologie und Histologie der Urtikariavaskulitis gegenübergestellt.

Klinik

- **Typische Hautveränderungen:** länger bestehende, urtikariell erscheinende Läsionen (> 24 h pro Quaddel), weniger juckend als bei klassischer Urtikaria (häufig brennend oder schmerzhaft), Rückbildung oft mit Hyperpigmentierung oder hämatomartiger Residuen
- **Lokalisation:** bevorzugt an Oberschenkeln, Gesäß, Rumpf und Armen lokalisiert

Tab 4.57 Therapieoptionen bei IgA-Vaskulitis

Therapieoption	Indikation	Bemerkungen
Symptomatische Behandlung	Leichte Verläufe ohne Organbeteiligung	Schmerzmittel (z. B. Paracetamol, NSAR), Bettruhe
Systemische Kortikosteroide	Moderate bis schwere Haut- oder Organbeteiligung	Lindern Schmerzen, reduzieren Entzündung
Immunsuppressiva	Renale Beteiligung mit Nephritis oder schwerem Verlauf	Azathioprin, Mycophenolat-Mofetil oder Cyclophosphamid
Supportive Maßnahmen	Abdominelle Symptome, Niereninsuffizienz	Flüssigkeitszufuhr, Elektrolytausgleich, ggf. Dialyse
Antibiotikatherapie	Bei bakteriellen Infekten als Auslöser	Nur bei nachgewiesener Infektion

NSAR nicht-steroidale Antirheumatika

Tab 4.58 Pathophysiologie und Histologie der Urtikariavaskulitis

Aspekt	Pathophysiologie	Histologie
Grundmechanismus	Immunvermittelte leukozytoklastische Vaskulitis der kleinen kutanen Gefäße	Leukozytoklastische Vaskulitis mit Fragmentation von Neutrophilen (nukleäre Trümmer) in der Gefäßwand
Beteiligte Faktoren	Immunkomplexablagerungen in der Gefäßwand, Aktivierung des Komplementsystems (klassischer Weg), oft mit C1q- und C3-Reduktion (hypokomplementämische Form)	Fibrinoide Nekrosen der Gefäßwand, perivaskuläres gemischtzelliges Infiltrat mit Neutrophilen, Lymphozyten, gelegentlich Eosinophilen und Mastzellen
Auslöser	Idiopathisch oder sekundär bei Autoimmunerkrankungen (z. B. SLE), Infektionen, Medikamenten oder Kälte	Immunkomplex- und Komplementablagerungen nachweisbar (z. B. durch Immunfluoreszenz)
Systemische Reaktion	Möglich bei hypokomplementämischer Form: Fieber, Arthralgien, Bauchschmerzen, pulmonale oder renale Beteiligung	Chronisch-entzündliches Bild, das sich histologisch durch Vaskulitiszeichen klar von der klassischen Urtikaria abgrenzt

C1q Komplementfaktor C1 Komponente q, *C3* Komplementfaktor 3, *SLE* systemischer Lupus erythematodes

- **Verlauf:** schubweiser Verlauf, oft über Wochen bis Monate
- **Allgemeinsymptome:** bei hypokomplementämischer Form häufig systemische Symptome wie Fieber, Arthralgien oder Arthritis, Abgeschlagenheit, seltener auch Nieren- oder Lungenbeteiligung
- Häufige Assoziation mit Autoimmunerkrankungen (v. a. systemischer Lupus erythematodes)

▪ **Therapie**

Die Behandlung der Urtikariavaskulitis richtet sich nach dem Schweregrad, der Komplementkonzentration sowie dem Vorliegen systemischer Symptome. ◘ Tab. 4.59 zeigt eine Übersicht über die Therapieoptionen.

4

4.2.1.4 Granulomatose mit Polyangiitis

Die Granulomatose mit Polyangiitis, früher bekannt als Morbus Wegener, ist eine systemische, nekrotisierende Vaskulitis, die kleine bis mittelgroße Blutgefäße betrifft und typischerweise mit granulomatösen Entzündungen einhergeht. Charakteristisch ist eine Beteiligung der oberen und unteren Atemwege sowie der Nieren. Die Erkrankung ist ANCA-assoziiert, meist mit c-ANCA gegen die Proteinase 3.

In ◘ Tab. 4.60 sind die Pathophysiologie und Histologie der Granulomatose mit Polyangiitis gegenübergestellt.

▪ **Klinik**

- **Typische Hautveränderungen:** Purpura, Ulzera, Knoten, nekrotisierende Vaskulitis
- **Allgemeinsymptome:** Fieber, Gewichtsverlust, Abgeschlagenheit
- **Obere Atemwege:** chronische Rhinitis, Sinusitis, Nasenseptumperforation („Sattelnase"), blutiger Schnupfen, Krustenbildung
- **Lunge:** Hämoptysen, Dyspnoe, pulmonale Infiltrate, Noduli, Kavernen, alveoläre Hämorrhagie (potenziell lebensbedrohlich)
- **Niere:** rasch progrediente Glomerulonephritis, Hämaturie, Proteinurie, Niereninsuffizienz
- **Augen:** Konjunktivitis, Episkleritis, Uveitis, Visusminderung
- **Gelenke und Muskeln:** Arthralgien, Myalgien
- **Zentrales und peripheres Nervensystem (ZNS/PNS):** Neuropathien, z. B. Mononeuritis multiplex

◘ **Tab 4.59** Therapieoptionen bei Urtikariavaskulitis

Therapieoption	Wirkmechanismus	Indikation
Antihistaminika	Hemmung der Histaminwirkung, symptomlindernd	Leichte, rein kutane Formen
NSAR	Entzündungshemmend, antiproliferativ	Vorsicht bei systemischer Beteiligung (potenzielle Verschlechterung)
Systemische Glukokortikoide	Stark immunsuppressiv, antientzündlich	Mittel- bis schwerer Verlauf, systemische Beteiligung
Dapson	Antineutrophile Wirkung, entzündungshemmend	Chronische, therapieresistente Verläufe
Colchicin	Hemmung neutrophiler Granulozyten	Alternative bei Glukokortikoidunverträglichkeit
Hydroxychloroquin	Immunmodulation	Bei Assoziation mit Autoimmunerkrankungen
Azathioprin/Mycophenolat-Mofetil	Immunsuppression, T-/B-Zell-Hemmung	Schwere, rezidivierende oder systemisch aktive Formen

NSAR nicht-steroidale Antirheumatika

Tab 4.60 Pathophysiologie und Histologie der Granulomatose mit Polyangiitis

Aspekt	Pathophysiologie	Histologie
Immunologische Grundlage	ANCA-assoziierte Autoimmunreaktion (meist c-ANCA gegen Proteinase 3); Aktivierung neutrophiler Granulozyten mit endothelialer Schädigung und Gefäßentzündung	Neutrophile Infiltrate, fibrinoide Nekrosen in Gefäßwänden, Vaskulitis kleiner bis mittelgroßer Gefäße
Entzündungsmuster	Nekrotisierende granulomatöse Entzündungen, v. a. in oberen Atemwegen, Lunge und Niere	Granulomatöse Entzündung mit zentraler Nekrose und histiozytären Palisaden; Vaskulitis mit zerstörten Gefäßwänden
Organbeteiligung	Systemische Beteiligung mit Fokus auf Respirationstrakt und Nieren	Granulome und Vaskulitis in Biopsien von Nase, Lunge oder Niere nachweisbar
Typische Merkmale	Chronisch-rezidivierender Verlauf mit entzündlicher Zerstörung von Gewebe	Kombination aus nekrotisierender Vaskulitis, Granulombildung und mikroskopisch nachweisbarer Endothelschädigung

ANCA antineutrophile zytoplasmatische Antikörper

Therapie

Die Therapie der Granulomatose mit Polyangiitis richtet sich nach dem Schweregrad und der Organbeteiligung. Sie erfolgt in der Regel zweiphasig: Zunächst wird eine Remissionsinduktion angestrebt, gefolgt von einer Remissionserhaltung zur Verhinderung von Rückfällen (Tab. 4.61).

4.2.1.5 Mikroskopische Polyangiitis

Die mikroskopische Polyangiitis ist eine systemische, nekrotisierende Vaskulitis, die v. a. die kleinen Blutgefäße betrifft – insbesondere Kapillaren, Venolen und Arteriolen. Charakteristisch ist das Fehlen granulomatöser Entzündungen, wodurch sie sich von der Granulomatose mit Polyangiitis unterscheidet. Sie ist typischerweise mit Anti-Myeloperoxidase-Antikörpern (MPO-ANCA, p-ANCA) assoziiert. Die Erkrankung betrifft bevorzugt die Nieren (rasch progrediente Glomerulonephritis) und die Lungen (alveoläre Hämorrhagie), kann jedoch auch andere Organsysteme einbeziehen.

In Tab. 4.62 sind die Pathophysiologie und Histologie der mikroskopischen Polyangiitis gegenübergestellt.

Klinik

- **Typische Hautveränderungen:** Purpura (v. a. an Unterschenkeln), Ulzera, Livedo racemosa
- **Allgemeinsymptome:** Fieber, Gewichtsverlust, Abgeschlagenheit
- **Renale Beteiligung:** rasch progrediente Glomerulonephritis, Mikrohämaturie, Proteinurie, Niereninsuffizienz

4

Tab 4.61 Therapieoptionen bei Granulomatose mit Polyangiitis

Therapiephase	Medikamentöse Optionen	Ziel
Remissionsinduktion	Glukokortikoide (hoch dosiert)	Initiale Entzündungshemmung
	Cyclophosphamid (i. v. oder oral)	Schwere Verläufe mit Organbeteiligung
	Rituximab (CD20-Antikörper)	Alternative zu Cyclophosphamid; v. a. bei Rezidiven
	Plasmapherese (selten)	Bei alveolärer Hämorrhagie oder schwerer Nierenbeteiligung
Remissionserhaltung	Azathioprin	Langfristige Immunsuppression
	Methotrexat (bei guter Nierenfunktion)	Alternative zu Azathioprin
	Mycophenolat-Mofetil	Reservepräparat
	Rituximab (alle 6 Monate)	Bei hoher Rückfallgefahr
Begleitmaßnahmen	Pneumozystisprophylaxe (z. B. Cotrimoxazol)	Unter immunsuppressiver Therapie
	Osteoporoseprophylaxe (Vitamin D, Bisphosphonate)	Bei langfristiger Glukokortikoidgabe
	Regelmäßige Verlaufskontrollen (Labor, Bildgebung)	Zur Erfassung von Aktivität, Nebenwirkungen und Rezidiven

CD Cluster of Differentiation, *i. v.* intravenös

Tab 4.62 Pathophysiologie und Histologie der mikroskopischen Polyangiitis

Aspekt	Pathophysiologie	Histologie
Gefäßbeteiligung	Nekrotisierende Vaskulitis kleiner Gefäße (Kapillaren, Venolen, Arteriolen); systemische Entzündung	Fibrinoide Nekrose der Gefäßwände kleiner Gefäße ohne granulomatöse Entzündung
Autoantikörper	MPO-ANCA (p-ANCA) gegen Myeloperoxidase neutrophiler Granulozyten; Aktivierung der neutrophilen Zellen	Infiltrate aus neutrophilen Granulozyten; Fragmentierung der Zellkerne (leukozytoklastisch)
Pathogene Effekte	ANCA-vermittelte Aktivierung neutrophiler Granulozyten führt zu endothelialem Schaden und Gefäßentzündung	Endothelzellschäden, extravasale Erythrozyten, Ödeme, gelegentlich thrombotische Verschlüsse
Organbeteiligung	Vor allem Niere (Glomerulonephritis), Lunge (alveoläre Hämorrhagie), Haut, periphere Nerven	In der Niere: nekrotisierende, halbmondbildende Glomerulonephritis ohne Immunkomplexe

ANCA antineutrophile zytoplasmatische Antikörper, *MPO-ANCA/p-ANCA* Anti-Myeloperoxidase-Antikörper

- **Pulmonale Beteiligung:** alveoläre Hämorrhagie → Hämoptysen, Dyspnoe, Infiltrate in Röntgen/CT (CT = Computertomografie), Pleuritis
- **Neurologische Symptome:** Mononeuritis multiplex, distale sensomotorische Polyneuropathie
- **Gastrointestinale Beschwerden:** Bauchschmerzen, Ischämien

Therapie

Die Therapie der mikroskopischen Polyangiitis richtet sich nach Krankheitsaktivität, Organbeteiligung und Verlauf. Ziel ist die Remissionseinleitung, gefolgt von einer Erhaltungstherapie zur Vorbeugung von Rückfällen (Tab. 4.63).

4.2.1.6 Kryoglobulinämische Vaskulitis

Die kryoglobulinämische Vaskulitis ist eine immunvermittelte, meist systemische Vaskulitis der kleinen Gefäße, die durch Ablagerung von Kryoglobulinen in den Gefäßwänden verursacht wird. Diese Ablagerungen führen zur Aktivierung des Komplementsystems und einer nachfolgenden Entzündungsreaktion mit Schädigung von Haut, Nieren, peripheren Nerven und weiteren Organen. Häufig ist sie mit chronischen Infektionen (insbesondere Hepatitis C), Autoimmunerkrankungen oder lymphoproliferativen Erkrankungen assoziiert.

In Tab. 4.64 sind die Pathophysiologie und Histologie der kryoglobulinämischen Vaskulitis gegenübergestellt.

Klinik

- **Typische Hautveränderungen:** palpable Purpura, bevorzugt an den Unterschenkeln, akrale Ulzera, Nekrosen, livedoide Veränderungen
- **Allgemeinsymptome:** Fieber, Gewichtsverlust, Abgeschlagenheit, Raynaud-Syndrom möglich, Kälteempfindlichkeit, insbesondere bei Typ-I-Kryoglobulinämie
- **Gelenkbeteiligung:** Arthralgien oder Arthritis (v. a. kleine Gelenke)

Tab 4.63 Therapieoptionen bei mikroskopischer Polyangiitis

Therapiephase	Medikamentöse Optionen	Hinweise
Remissionseinleitung	Glukokortikoide (hoch dosiert) + Cyclophosphamid oder Rituximab	Zu Beginn i. v. Methylprednisolon möglich; Wahl je nach Komorbidität und Fertilitätsaspekten
	Plasmapherese (in Einzelfällen)	Bei alveolärer Hämorrhagie oder schwerer Niereninsuffizienz diskutiert
Erhaltungstherapie	Azathioprin oder Methotrexat oder Rituximab	Dauer: meist 18–24 Monate, regelmäßige Kontrollen notwendig
Symptomatische Therapie	Antihypertensiva, Diuretika, Antibiotikaprophylaxe (z. B. Cotrimoxazol)	Unterstützend, v. a. bei Nierenbeteiligung oder zur Infektionsvermeidung
Monitoring	Regelmäßige ANCA-Bestimmung, Organfunktion, Laborparameter	Verlaufs- und Therapiekontrolle

ANCA antineutrophile zytoplasmatische Antikörper, *i. v.* intravenös

4

Tab 4.64 Pathophysiologie und Histologie der kryoglobulinämischen Vaskulitis

Aspekt	Pathophysiologie	Histologie
Immunmechanismus	Ablagerung von Kryoglobulinen (Immunglobuline, die bei < 37 °C ausfallen) in kleinen Gefäßen → Immunkomplexbildung → Komplementaktivierung (v. a. klassischer Weg)	Immunkomplexvaskulitis mit fibrinoider Nekrose der Gefäßwand und perivaskulären Infiltraten
Zelluläre Beteiligung	Beteiligung neutrophiler Granulozyten, Monozyten, Makrophagen	Leukozytoklastische Vaskulitis: fragmentierte neutrophile Kerne (leukozytoklastisch), perivaskuläre Entzündung
Komplementbeteiligung	Erniedrigung von Komplementfaktoren (häufig erniedrigter C4), Ablagerung in Gefäßwänden	Immunfluoreszenz: Nachweis von Immunglobulinen (v. a. IgM, teils IgG) und Komplementfaktoren (C3, C4) in Gefäßwänden
Assoziationen	Typisch bei chronischer Hepatitis C, lymphoproliferativen Erkrankungen oder Autoimmunerkrankungen	Zeichen chronischer Entzündung mit Lymphozyten, Plasmazellen und gelegentlich granulomatöser Reaktion

C3/C4 Komplementfaktoren 3 und 4, *IgG* Immunglobulin G, *IgM* Immunglobulin M

- **Renale Beteiligung:** Proteinurie, Hämaturie, teils nephritisches Syndrom
- **Neurologische Symptome:** z. B. periphere Neuropathie
- Häufig assoziiert mit chronischer Hepatitis C, seltener mit B-Zell-Lymphomen oder Autoimmunerkrankungen

Therapie

Die Therapie der kryoglobulinämischen Vaskulitis richtet sich nach dem Schweregrad der Organbeteiligung sowie der zugrunde liegenden Ursache, insbesondere bei assoziierter Hepatitis C oder lymphoproliferativen Erkrankungen (Tab. 4.65).

4.2.1.7 Polyarteriitis nodosa

Die Polyarteriitis nodosa ist eine seltene systemische nekrotisierende Vaskulitis, die mittelgroße Arterien befällt. Charakteristisch ist die entzündliche Zerstörung der Gefäßwand, was zu Aneurysmen, Gefäßverschlüssen und Infarkten in betroffenen Organen führen kann. Die Erkrankung ist nicht ANCA-assoziiert und betrifft bevorzugt Organe wie Haut, Nieren, Herz, Muskeln, PNS und den Gastrointestinaltrakt. Eine Sonderform ist die kutane Form, bei der ausschließlich Hautgefäße betroffen sind. Die genaue Ursache ist oft unklar, kann aber mit Infektionen (z. B. Hepatitis B), Medikamenten oder Autoimmunprozessen assoziiert sein.

In Tab. 4.66 sind die Pathophysiologie und Histologie der Polyarteriitis nodosa gegenübergestellt.

Klinik

Systemische Polyarteriitis nodosa

- **Typische Hautveränderungen:** Livedo racemosa, schmerzhafte livide Knoten, v. a. an den Unterschenkeln, Ulzerationen, Nekrosen
- **Lokalisation:** besonders an den Unterschenkeln

Tab 4.65 Therapieoptionen bei kryoglobulinämischer Vaskulitis

Therapieoption	Wirkmechanismus	Indikation
Antivirale Therapie	Elimination von Hepatitis C, Reduktion der Kryoglobulinbildung	Bei Hepatitis-C-assoziierter Vaskulitis
Glukokortikoide	Immunsuppression, rasche Entzündungshemmung	Akute Schübe, systemische Manifestationen
Rituximab	Anti-CD20-Antikörper zur B-Zell-Depletion, Reduktion der Immunkomplexbildung	Schwere, refraktäre oder chronisch-aktive Verläufe
Cyclophosphamid	Zytostatische Immunsuppression zur Kontrolle schwerer Organbeteiligung	Lebensbedrohliche oder rasch progrediente Verläufe
Plasmapherese	Entfernung zirkulierender Kryoglobuline und Immunkomplexe	Schwere kutane, renale oder neurologische Manifestationen
NSAR/Analgetika	Symptomatische Behandlung von Arthralgien	Leichte Verläufe ohne Organschädigung
Therapie der Grunderkrankung	Behandlung eines zugrunde liegenden Lymphoms oder Autoimmunleidens	Bei sekundärer Form ohne HCV

CD Cluster of Differentiation, *HCV* Hepatitis-C-Virus, *NSAR* nicht-steroidale Antirheumatika

Tab 4.66 Pathophysiologie und Histologie der Polyarteriitis nodosa

Form	Pathophysiologie	Histologie
Systemisch	Immunvermittelte, nekrotisierende Vaskulitis mittelgroßer Arterien mit Immunkomplexablagerung, z. B. bei Hepatitis-B-Infektion	Transmurale Entzündung der Gefäßwand mit Fibrinoidnekrosen, v. a. Neutrophile und Lymphozyten
	Organisch weitreichende Ischämien durch Gefäßthrombosen oder Aneurysmenbildung durch Entzündungsreaktion (z. B. Haut, Nieren, Nervensystem, Herz, Gastrointestinaltrakt, Muskulatur)	Segmentale, fokale Gefäßveränderungen mit fibrinoiden Nekrosen, kein Befall kleiner Gefäße (Kapillaren, Venolen)
	Meist ANCA-negativ, aber Assoziation mit HBs-Antigen-positive Immunkomplexe möglich	Kein Nachweis von ANCA-assoziierter Vaskulitis; Immunkomplexe ggf. immunhistologisch nachweisbar
Kutan	Auf Haut beschränkte Form, ohne systemische Organbeteiligung; meist idiopathisch, seltener postinfektiös oder medikamentös	Vaskulitis der subkutanen Arteriolen und Arterien, ebenfalls mit Fibrinoidnekrosen
	Häufig durch zellvermittelte Immunreaktionen auf exogene Trigger ausgelöst	Perivaskuläre Infiltrate aus Neutrophilen, später Lymphozyten und Makrophagen, ohne Granulome

ANCA antineutrophile zytoplasmatische Antikörper, *HBs-Antigen* Hepatitis-B-Surface-Antigen

4

- **Allgemeinsymptome:** Fieber, Nachtschweiß, Gewichtsverlust, ausgeprägtes Krankheitsgefühl
- **Neurologisch:** Mononeuritis multiplex (asymmetrische Paresen/Sensibilitätsstörungen), periphere Neuropathien
- **Renal:** arterielle Hypertonie (durch Nierenarterienbefall), keine Glomerulonephritis (da keine Kapillaren betroffen sind)
- **Muskulär:** Myalgien, Muskelschwäche
- **Gastrointestinal:** abdominelle Schmerzen durch Mesenterialischämie, Blutungen, Perforationen möglich
- **Kardiovaskulär:** Koronararterienbefall → Angina pectoris, Infarkte möglich

■ *Kutane Polyarteriitis nodosa*

- **Typische Hautveränderungen:** schmerzhafte subkutane Knoten (meist an den Beinen), Livedo racemosa, Hautulzera, v. a. im Knöchelbereich
- **Lokalisation:** isoliert auf Haut und periphere Nerven beschränkt
- **Allgemeinsymptome:** ggf. leichte periphere Neuropathien (z. B. Parästhesien), Allgemeinsymptome meist mild oder fehlend, kein Organbefall

■ Therapie

In ◘ Tab. 4.67 sind die Therapieoptionen der systemischen und kutanen Polyarteriitis nodosa dargestellt. Die Behandlung richtet sich nach dem Schweregrad, dem Organbefall und der zugrunde liegenden Ätiologie (z. B. Hepatitis-B-assoziiert).

4.2.1.8 Übersicht

In ◘ Tab. 4.68 sind die typischen Erkrankungen mit Vaskulitis zusammengefasst.

4.2.2 Nicht-entzündliche Gefäßveränderungen

Nicht-entzündliche Gefäßveränderungen bezeichnen strukturelle oder funktionelle Störungen der dermalen Blutgefäße, die nicht primär durch eine entzündliche Schädigung der Gefäßwand bedingt sind. Vielmehr beruhen sie auf hämodynamischen, thrombotischen oder vaskulopathischen

◘ **Tab 4.67** Therapieoptionen bei Panarteriitis nodosa

Therapieebene	Wirkung	Maßnahmen
Allgemeine Maßnahmen	Kontrolle der systemischen Entzündung, Ursachenklärung	Ausschluss sekundärer Ursachen (v. a. Hepatitis-B- oder -C-assoziierte Formen), Kontrolle von Blutdruck, Nierenfunktion, Entzündungsparametern, Schmerztherapie und Behandlung von Organkomplikationen
Systemische Glukokortikoide (Therapie der Wahl)	Rasche Entzündungshemmung, Induktion der Remission	Prednisolon (1 mg/kg KG/Tag, Initialdosis) – langsames Ausschleichen über Wochen bis Monate; bei lebensbedrohlichen Verläufen: Methylprednisolon-Pulstherapie (500–1000 mg i. v., für 3 Tage)
Immunsuppressiva (bei schweren oder steroidrefraktären Fällen)	Remissionserhaltung, Reduktion der Steroidnebenwirkungen	Cyclophosphamid (i. v., alle 3–4 Wochen, oder oral) bei schwerem Organbefall (z. B. Nieren, Nervensystem), Azathioprin oder Methotrexat als Erhaltungstherapie nach der Remission

i. v. intravenöse, *KG* Körpergewicht

Tab 4.68 Pathophysiologie, Histologie und Klinik von Hauterkrankungen mit Vaskulitis als Übersicht

Erkrankung	Pathophysiologie	Histologie	Klinik
Leukozytoklastische Vaskulitis	Immunreaktion auf Auslöser (Medikamente, Infekte etc.) mit Immunkomplexablagerung in kleinen Gefäßen	Neutrophilenreiche Vaskulitis mit Kerntrümmern (Leukozytoklasie), Fibrinoidnekrose der Gefäße	Palpable Purpura, Petechien, teils Ulzerationen; bevorzugt an Unterschenkeln
IgA-Vaskulitis	IgA-Immunkomplex-vermittelte Entzündung kleiner Gefäße, häufig postinfektiös (v. a. bei Kindern)	Leukozytoklastische Vaskulitis mit IgA-Ablagerungen in den Gefäßwänden (Immunfluoreszenz)	Symmetrische Purpura an den Beinen, in der Glutealregion, Arthralgien, Bauchschmerzen, evtl. Hämaturie
Urtikariavaskulitis	Wahrscheinlich Immunkomplex-vermittelt mit Komplementaktivierung; oft mit systemischen Symptomen	Perivaskuläre Infiltrate mit Neutrophilen und Leukozytoklasie, gelegentlich Fibrinoidnekrosen	Länger bestehende urtikariaartige Läsionen (> 24 h), brennender Schmerz, Residuen mit Hyperpigmentierung
Granulomatose mit Polyangiitis	ANCA-assoziierte Vaskulitis kleiner/mittelgroßer Gefäße, mit granulomatöser Entzündung	Nekrotisierende Vaskulitis mit granulomatösen Infiltraten, Riesenzellen, vaskulärer Zerstörung	Ulzera, nekrotische Plaques, subkutane Knoten; systemisch: Sinusitis, Hämaturie, Hämoptysen
Mikroskopische Polyangiitis	ANCA-assoziierte Vaskulitis kleiner Gefäße ohne granulomatöse Komponente	Fibrinoide Nekrosen der Kapillaren/Venolen, perivaskuläre Infiltrate, keine Granulome	Palpable Purpura, Ulzera, digitale Ischämie; systemisch: Glomerulonephritis, pulmonale Kapillaritis
Kryoglobulinämische Vaskulitis	Immunkomplexablagerungen (oft bei Hepatitis C), durch Kälte induzierbar	Leukozytoklastische Vaskulitis mit Kryoglobulinablagerungen, evtl. Thrombosen in kleinen Gefäßen	Livedo, Nekrosen, Ulzera, Akrozyanose; Arthralgien, evtl. Neuropathie und Glomerulonephritis
SLE	Autoantikörper (ANA, Anti-dsDNA-Antikörper) führen zu Immunkomplexvaskulitis mit Komplementaktivierung	Interface-Dermatitis, perivaskuläre Infiltrate, Immunkomplex- und Komplementablagerungen	Schmetterlingserythem, Purpura, Ulzera; evtl. Raynaud-Syndrom, systemische Manifestationen
Polyarteriitis nodosa	Nekrotisierende Vaskulitis der mittelgroßen Arterien, oft ohne ANCA; zum Teil durch Hepatitis B induziert	Transmurale Entzündung mit fibrinoider Nekrose, segmentale Gefäßwanddestruktion, evtl. Mikroaneurysmen	Subkutane Knoten, Livedo racemosa, Ulzera; systemisch: Neuritis, Niereninfarkte, gastrointestinale Beteiligung

ANA antinukleäre Antikörper, *ANCA* antineutrophile zytoplasmatische Antikörper, *Anti-ds-DNA-Antikörper* Antikörper gegen doppelsträngige Desoxyribonukleinsäure, *IgA* Immungobulin A, *SLE* systemischer Lupus erythematodes

Prozessen, die die Mikrozirkulation der Haut beeinträchtigen können. Solche Veränderungen treten häufig im Rahmen systemischer Grunderkrankungen auf, wie etwa Gerinnungsstörungen, vaskulären Okklusionserkrankungen oder chronisch-venösen Insuffizienzen.

4

▪ Merkmale der nicht-entzündlichen Gefäßerkrankungen

- **Veränderung des Hautbildes:** Klinisch zeigen sich je nach zugrunde liegendem Mechanismus unterschiedliche Hautveränderungen. Bei venöser Stauung treten häufig Hyperpigmentierungen, Ödeme, Stauungsdermatitis und Ulzera auf. Bei thrombotischen Verschlüssen kleiner Gefäße sind livide Verfärbungen, netzförmige Purpura, akrale Ischämien oder Nekrosen charakteristisch. Auch Livedo reticularis oder Livedo racemosa können Ausdruck einer gestörten Mikrozirkulation sein.
- **Histologische Untersuchung:** Histologisch zeigen sich keine primären entzündlichen Veränderungen der Gefäßwand. Stattdessen finden sich Anzeichen für vaskuläre Obstruktion durch fibrinreiche Thromben, Stauungsphänomene, Schädigung des Endothels ohne zelluläres Infiltrat oder kapilläre Rarefizierung. Die Gefäße können dilatiert, kollabiert oder hyalin verändert sein.

Zu den wichtigsten klinischen Entitäten mit nicht-entzündlichen Gefäßveränderungen der Haut zählt eine Reihe von Erkrankungen, die durch vaskuläre Obstruktion, Stauung oder strukturelle Gefäßveränderungen charakterisiert sind. Bei der chronisch-venösen Insuffizienz treten infolge venöser Stauung typische Hautveränderungen wie Stauungsdermatitis, Atrophie blanche sowie das Ulcus cruris venosum auf.

Mikrothrombotische Prozesse finden sich bei der thrombotisch-thrombozytopenischen Purpura sowie der disseminierten intravasalen Koagulation, die durch den Verschluss kleiner Gefäße in der Dermis zu Purpura fulminans, hämorrhagischen Infarkten oder Nekrosen führen können. Das Antiphospholipid-Syndrom manifestiert sich durch thrombotische Verschlüsse kleiner und mittelgroßer Gefäße, was sich klinisch in Form von Livedo racemosa, Ulzera und nekrotischen Hautveränderungen äußern kann. Auch bei Kryoglobulinämien kommt es durch kälteinduzierte Antikörper zu vaskulären Okklusionen, die ischämische Läsionen und nekrotische Purpura verursachen.

Eine besondere Form stellt die Kalziphylaxie dar – eine seltene, aber potenziell lebensbedrohliche vaskulopathische Kalzifizierung kutaner Arteriolen, die v. a. bei Patienten mit terminaler Niereninsuffizienz auftritt und sich durch äußerst schmerzhafte Hautulzera und Nekrosen bemerkbar macht.

4.2.2.1 Chronisch-venöse Insuffizienz

Die chronisch-venöse Insuffizienz ist die Folge einer venösen Abflussstörung, meist durch eine Venenklappeninsuffizienz oder durch postthrombotische Veränderungen nach einer tiefen Venenthrombose. Dadurch steigt der Venendruck, was langfristig zu strukturellen Veränderungen der Haut und des subkutanen Gewebes führt.

In ◘ Tab. 4.69 sind die Pathophysiologie und Histologie der chronisch-venösen Insuffizienz gegenübergestellt.

▪ Klinik

- **Typische Hautveränderungen:** Beginn mit Ödemen, im weiteren Verlauf Hyperpigmentierungen durch Hämosiderinablagerung, Stauungsdermatitis (ekzematöse Veränderungen, Juckreiz, Schuppung), Atrophie blanche (weißliche, narbige Areale mit teleangiektatischen Rändern), Corona phlebectatica (feine, venöse Erweiterungen im Knöchel-

Tab 4.69 Pathophysiologie und Histologie der chronisch-venösen Insuffizienz

Aspekt	Pathophysiologie	Histologie
Ursache	Venenklappeninsuffizienz oder postthrombotische Schädigung → venöser Rückfluss (Reflux) und Stauung	Degeneration und Umbau der Venenwand (Fibrose, Verdickung)
Hämodynamik	Erhöhter venöser Druck (venöse Hypertonie), v. a. im Stehen	Dilatation der Venolen und Kapillaren, vermehrte Permeabilität
Ödembildung	Flüssigkeitsaustritt ins Interstitium durch gesteigerten Druck und erhöhte Gefäßpermeabilität	Perivaskuläre Ödeme, extravasierte Erythrozyten
Entzündung	Aktivierung von Leukozyten, Freisetzung von Mediatoren → chronische Entzündung	Infiltration mit Lymphozyten und Makrophagen
Haut- und Gewebeveränderungen	Hypoxie und Mikrozirkulationsstörungen, führen zu Hautveränderungen (Pigmentierung, Sklerose, Ulzera)	Ablagerung von Hämosiderin, Fibrosierung des subkutanen Gewebes, Kollagenvermehrung
Spätstadium	Ulcus cruris venosum durch Gewebsnekrose	Nekrose, Granulationsgewebe, chronische Entzündungszellen

bereich), Lipodermatosklerose (Fibrosierung und Verhärtung des subkutanen Gewebes), Varikose (sichtbare Krampfadern als mögliche Ursache oder Begleiterscheinung) bis hin zum Ulcus cruris venosum (typisch im medialen Knöchelbereich)
- **Lokalisation:** an den Unterschenkeln
- **Allgemeinsymptome:** Schweregefühl, Spannungsgefühl und Schmerzen in den Beinen, insbesondere nach längerem Stehen oder Sitzen; eingeschränkte Lebensqualität durch Schmerzen, Bewegungseinschränkungen und Pflegeaufwand bei Ulzera

Therapie

Die Therapie der Stauungsdermatitis zielt darauf ab, die venöse Rückflussstörung zu behandeln, Hautentzündungen zu kontrollieren und Komplikationen wie Ulzerationen vorzubeugen (Tab. 4.70).

4.2.2.2 Thrombotisch-thombozytopenische Purpura

Die thrombotisch-thrombozytopenische Purpura ist eine seltene, aber lebensbedrohliche mikroangiopathische Erkrankung, die durch eine Störung der Blutgerinnung in den kleinsten Gefäßen (Mikrothrombenbildung) gekennzeichnet ist.

In Tab. 4.71 sind die Pathophysiologie und Histologie der thrombotisch-thrombozytopenischen Purpura gegenübergestellt.

Klinik

- **Typische Hautveränderungen:** Petechien, Purpura, Schleimhautblutungen (z. B. Nasen-, Zahnfleischbluten), Hämatome, verlängerte Blutungszeit
- **Verlauf:** akuter Beginn, lebensbedrohlich, unbehandelt hohe Mortalität

4

Tab 4.70 Therapieoptionen bei chronisch-venöser Insuffizienz

Therapieebene	Wirkung	Maßnahmen
Allgemeine Maßnahmen	Verbesserung des venösen Rückflusses, Reduktion von Ödemen und Beschwerden	Beinhochlagerung, regelmäßige Bewegung, Vermeidung von langem Stehen/Sitzen, Gewichtsnormalisierung
Kompressionstherapie	Reduktion von venösem Druck, Ödemen und trophischen Störungen	Kompressionsstrümpfe (Klasse II–III, individuell angepasst), Kompressionsverbände (z. B. Kurzzugbinden bei Ulcus cruris venosum), Kontraindikationen beachten (z. B. schwere pAVK)
Interventionelle/chirurgische Therapie	Beseitigung der hämodynamischen Ursache (Reflux, Obstruktion)	Sklerosierungstherapie (Verödung insuffizienter Venenabschnitte), endovenöse Verfahren (Laser- oder Radiofrequenzablation), operative Varizenentfernung

pAVK periphere arterielle Verschlusskrankheit

Tab 4.71 Pathophysiologie und Histologie der thrombotisch-thrombozytopenischen Purpura

Aspekt	Pathophysiologie	Histologie
Grundmechanismus	Mangel/Blockade von ADAMTS13 → keine Spaltung großer Von-Willebrand-Faktor-Multimere → pathologische Thrombozytenaggregation	Nachweis von Mikrothromben in Arteriolen und Kapillaren
Thrombenbildung	Bildung von disseminierten mikrothrombotischen Verschlüssen in kleinen Gefäßen (ohne Verbrauch der Gerinnungsfaktoren)	Thromben bestehen v. a. aus Thrombozyten und Von-Willebrand-Faktor, nur wenige Fibrinanteile.
Hämodynamische Folgen	Mechanische Schädigung von Erythrozyten beim Passieren der verschlossenen Kapillaren → mikroangiopathische hämolytische Anämie	Nachweis von Fragmentozyten im Blutausstrich; Gefäßwände oft unauffällig
Organmanifestation	Mikrothromben führen zu Hypoxie und Ischämie (v. a. im Gehirn, Herz und Nieren)	Ischämische Nekrosen und Mikroinfarkte in betroffenen Organen
Immunsystem	In der erworbenen Form: Autoantikörper gegen ADAMTS13	Immunhistologisch: Nachweis von Antikörpern gegen ADAMTS13

ADAMTS13 a disintegrin and metalloproteinase with thrombospondin motifs 13

- **Allgemeinsymptome:** Thrombozytopenie, mikroangiopathische hämolytische Anämie (Blässe, Müdigkeit, Dyspnoe, Ikterus mit Anstieg des indirekten Bilirubins, Fragmentozyten im Blutausstrich), neurologische Symptome (Kopfschmerzen, Verwirrtheit, fokalneurologische Defizite – z. B. Hemiparesen –, Krampfanfälle, Koma, Nierenbeteiligung (Proteinurie, Hämaturie, akutes Nierenversagen), ggf. auch Fieber

Therapie

Die thrombotisch-thrombozytopenische Purpura ist ein hämatologischer Notfall und muss sofort behandelt werden, da unbehandelt eine sehr hohe Mortalität besteht. Therapieziele sind die Entfernung der Autoantikörper, die Substitution von ADAMTS13 (a disintegrin and metalloproteinase with thrombospondin motifs 13) und die Verhinderung einer weiteren Mikrothrombenbildung (Tab. 4.72).

4.2.2.3 Disseminierte intravasale Koagulation

Die disseminierte intravasale Koagulopathie ist eine erworbene, lebensbedrohliche Gerinnungsstörung, die durch eine systemische Aktivierung der Gerinnungskaskade gekennzeichnet ist.

In Tab. 4.73 sind die Pathophysiologie und Histologie der disseminierten intravasalen Koagulopathie gegenübergestellt.

Klinik

- **Typische Hautveränderungen:** Petechien, Purpura, Hämatome, Ekchymosen, Schleimhautblutungen (z. B. Zahnfleisch-, Nasenbluten), Wundblutungen, verlängerte Blutungszeit, aber auch Hautnekrosen durch Mikrothromben und Akrozyanose (paradoxe Kombination von Blutungsneigung und Thrombosen!)
- **Verlauf:** akuter oder subakuter Verlauf, lebensbedrohlich, Symptome variieren je nach Auslöser und Stadium

Tab 4.72 Therapieoptionen bei thrombotisch-thrombozytopenischer Purpura

Therapie	Maßnahmen	Bemerkungen
Akuttherapie	Plasmapherese/Plasmaaustausch	Therapie der Wahl → entfernt Autoantikörper, ersetzt ADAMTS13
Glukokortikoide	z. B. Methylprednisolon hoch dosiert	Immunsuppression gegen Autoantikörper
Rituximab	Anti-CD20-Antikörper	Bei refraktären oder rezidivierenden Verläufen
Caplacizumab	Monoklonaler Antikörper gegen Von-Willebrand-Faktor	Schnelle Wirkung, reduziert Thrombozytenverbrauch; Zusatz zur Plasmapherese
Supportiv	Transfusionsvermeidung von Thrombozyten (nur bei lebensbedrohlichen Blutungen!)	Thrombozytengabe kann Thrombosen verstärken
Rezidivprophylaxe	Langzeit-Immunsuppression, ggf. wiederholte Rituximab-Gaben	Senkt Rezidivrate deutlich

ADAMTS13 a disintegrin and metalloproteinase with thrombospondin motifs 13, *CD* Cluster of Differentiation

Tab 4.73 Pathophysiologie und Histologie der disseminierten intravasalen Koagulopathie

Aspekt	Pathophysiologie	Histologie
Auslöser	Massiver Trigger (z. B. Sepsis, Trauma, Malignom, geburtshilfliche Komplikationen) aktiviert Gerinnungskaskade.	Keine primäre histologische Veränderung durch den Auslöser, sondern sekundäre Befunde
Gerinnungsaktivierung	Generalisierte Thrombinbildung → Fibrinbildung und Mikrothromben in kleinen Gefäßen	Nachweis von Fibrinthromben in Kapillaren, Arteriolen und Venolen
Thrombozytenverbrauch	Aktivierung und Aggregation → Verbrauch von Thrombozyten	Thrombozytenreiche Mikrothromben in Mikrozirkulation
Fibrinolyse	Sekundäre Aktivierung → Spaltung von Fibrin, Bildung von D-Dimeren	Fibrinspaltprodukte im Gewebe nachweisbar
Organschäden	Mikrothromben führen zu Ischämie und Multiorganversagen.	Ischämische Nekrosen in Organen (z. B. Niere, Lunge, Leber, Nebennieren)
Blutungsneigung	Verbrauch von Gerinnungsfaktoren und Thrombozyten → hämorrhagische Diathese	Petechiale Blutungen und Einblutungen in Gewebe sichtbar

4

- **Allgemeinsymptome:** Fieber, Kreislaufinstabilität, Schock, Mikrothrombosen → Multiorganversagen mit Nierenversagen (Oligurie, Anurie), Lungenbeteiligung (Dyspnoe, ARDS [acute respiratory distress syndrome]) und neurologischen Symptomen (Verwirrtheit, Krampfanfälle, Koma), gastrointestinale Blutungen, Urogenitalblutungen

Therapie

Die Therapie der disseminierten intravasalen Koagulopathie richtet sich primär nach der Behandlung der zugrunde liegenden Ursache (z. B. Sepsis, Trauma, Malignom) und umfasst gleichzeitig supportive Maßnahmen, um Blutungs- und Thrombosekomplikationen zu kontrollieren (Tab. 4.74).

4.2.2.4 Anitphospholipid-Syndrom

Das Antiphospholipid-Syndrom ist eine autoimmunvermittelte Gerinnungsstörung, die durch das Auftreten von Antiphospholipid-Antikörpern charakterisiert ist und zu einer erhöhten Thromboseneigung sowie Schwangerschaftskomplikationen führt.

In Tab. 4.75 sind die Pathophysiologie und Histologie des Antiphospholipid-Syndroms gegenübergestellt.

Klinik

- **Typische Hautveränderungen:** Livedo reticularis, Hautulzera
- **Allgemeinsymptome:** venöse Thrombosen (v. a. tiefe Beinvenenthrombose, Lungenembolie), arterielle Thrombosen (z. B. Schlaganfall, Myokardinfarkt, periphere Verschlüsse), Schwangerschaftskomplikationen (wiederholte Spontanaborte, intrauteriner Fruchttod, Präeklampsie/Eklampsie, Plazentainsuffizienz), neurologische Manifestationen (Schlaganfall, transitorische ischämische Attacke [TIA], Kopfschmerzen, Migräne, epileptische Anfälle, kognitive Störungen), Herzklappenthrombosen oder -veränderungen („Libman-Sacks-Endokarditis"), Koronarthrombosen, Nierenarterien- oder Nierenvenenthrombosen, Mikroangiopathie mit Hypertonie oder Niereninsuffizienz

Tab 4.74 Therapieoptionen bei disseminierter intravasaler Koagulopathie

Therapieprinzip	Maßnahmen	Bemerkungen
Ursachenbehandlung	Sanierung/Behandlung der Grunderkrankung (z. B. Antibiotika bei Sepsis, Geburtshilfe bei Plazentalösung)	Zentrale Voraussetzung für Therapieerfolg
Supportive Therapie	Volumen- und Kreislaufstabilisierung, Sauerstoffgabe, intensivmedizinische Betreuung	Basistherapie
Substitutionstherapie bei Blutungen	FFP → Gerinnungsfaktoren, Thrombozytenkonzentrate bei starker Thrombozytopenie, Fibrinogenkonzentrat bei Fibrinogenmangel	Gabe nur bei klinisch relevanten Blutungen oder vor Eingriffen
Antikoagulation bei Thromboseüberwiegen	Niedrig dosiertes Heparin (i. v. oder s. c.)	Vor allem bei chronischer oder thromboselastiger disseminierter intravasaler Koagulopathie, nicht bei starker Blutung
Fibrinolysehemmung	Tranexamsäure, nur in Ausnahmefällen (z. B. massive Blutung ohne Thromboserisiko)	Vorsicht wegen Gefahr von Thrombosen

FFP Frischplasma, *i. v.* intravenös, *s. c.* subkutan

Tab 4.75 Pathophysiologie und Histologie des Antiphospholipid-Syndroms

Aspekt	Pathophysiologie	Histologie
Autoimmunität	Bildung von Antikörpern gegen phospholipidassoziierte Proteine (z. B. β2-Glykoprotein I, Prothrombin)	Direkter Nachweis im Gewebe histologisch nicht möglich, nur serologisch
Gerinnungssystem	Antiphospholipid-Antikörper aktivieren Endothelzellen, Monozyten und Thrombozyten → gesteigerte Prokoagulation	Gefäßwände oft ohne primäre Entzündungszeichen, aber mit Thrombenauflagerungen
Thrombenbildung	Erhöhte Thromboseneigung in arteriellen und venösen Gefäßen → wiederholte Thrombosen	Nachweis von frischen und älteren Thromben in Gefäßen unterschiedlicher Größe
Plazenta	Störung der Plazentadurchblutung durch Mikrothromben → Fehlgeburten, Präeklampsie, Wachstumsrestriktion	Infarkte, fibrinoide Ablagerungen, Thromben in Plazentagefäßen
Organschäden	Ischämische Läsionen in Gehirn, Niere, Herz, Leber u. a.	Ischämien, Mikroinfarkte, zum Teil mit reaktiver Fibrose

4

Therapie

Die Therapie des Antiphospholipid-Syndroms zielt darauf ab, Thrombosen zu verhindern und Schwangerschaften zu schützen (Tab. 4.76).

4.2.2.5 Kryoglobulinämie

Kryoglobulinämie bezeichnet das Vorhandensein von Immunglobulinen (Kryoglobulinen), die bei Temperaturen unter 37 °C ausfallen und sich beim Erwärmen wieder lösen. Diese Immunglobuline können im Blut zirkulieren und durch Ausfällung sowie Immunkomplexbildung zu Gefäßschäden führen.

In Tab. 4.77 sind die Pathophysiologie und Histologie der Kryoglobulinämie gegenübergestellt.

Klinik

- **Typische Hautveränderungen:** tastbare Purpura (typisch, v. a. an den Beinen), Ulzera, Nekrosen bei Gefäßverschlüssen, Livedo reticularis, Akrozyanose, Raynaud-Phänomen
- **Allgemeinsymptome:** Abgeschlagenheit, Fieber, Gewichtsverlust, Nachtschweiß
- **Gelenke/Muskeln:** Arthralgien, Myalgien, Arthritis möglich (meist nicht-erosiv)
- **Nerven:** periphere Neuropathie (sensibel und/oder motorisch), Parästhesien, Taubheitsgefühl
- **Nieren:** Proteinurie, Hämaturie, Hypertonie, membranoproliferative Glomerulonephritis → bis zur Niereninsuffizienz
- **Gefäßsystem:** Vaskulitiden kleiner und mittelgroßer Gefäße, Ischämien durch Mikrothromben
- **Assoziierte Erkrankungen:** chronische Infektionen (v. a. Hepatitis C), Autoimmunerkrankungen (z. B. Sjögren-Syndrom, SLE), lymphoproliferative Erkrankungen (z. B. Non-Hodgkin-Lymphome, Multiples Myelom)

Therapie

Die Therapie der Kryoglobulinämie richtet sich nach der Grunderkrankung (z. B. Hepatitis C, Autoimmunerkrankungen, lymphoproliferative Erkrankungen) und zielt darauf ab, die Bildung und Ablagerung von Kryoglobulinen zu verringern, die Vaskulitis zu kontrollieren und Organschäden zu verhindern (Tab. 4.78).

Tab 4.76 Therapieoptionen bei Antiphospholipid-Syndrom

Therapiesituation	Maßnahmen	Bemerkungen
Primärprophylaxe (asymptomatische Träger der Antikörper mit hohem Risiko)	Niedrig dosierte ASS	Bei hohem Risiko, aber ohne Thrombose in der Vorgeschichte
Sekundärprophylaxe nach Thrombose	Dauerhafte Antikoagulation (z. B. Vitamin-K-Antagonisten, INR-Ziel 2–3)	Rezidivrisiko hoch → meist lebenslang
Arterielle Thrombose	Antikoagulation ± ASS	Kombination bei hohem Risiko erwägen
Schwangerschaft	Niedrig dosierte ASS + prophylaktisches niedermolekulares Heparin	Reduziert Risiko für Aborte, Präeklampsie und Wachstumsrestriktion
Begleiterkrankungen (z. B. SLE)	Hydroxychloroquin, ggf. zusätzliche Immunsuppression	Wirksamkeit v. a. bei Kollagenosen

ASS Acetylsalicylsäure, *INR* International Normalized Ratio, *SLE* systemischer Lupus erythematodes

Tab 4.77 Pathophysiologie und Histologie der Kryoglobulinämie

Aspekt	Pathophysiologie	Histologie
Ursache	Bildung von Kryoglobulinen (Immunglobulinen, die bei < 37 °C präzipitieren)	Direktes Ausfallen im Gewebe nicht sichtbar, aber immunhistochemisch Nachweis von Immunglobulinen möglich
Typ I (monoklonal, z. B. bei Lymphomen, Plasmozytom)	Reine Proteinfällung → Hyperviskosität, Gefäßverschlüsse	Hyaline Thromben in kleinen Gefäßen ohne starke Entzündungsreaktion
Typ II/III (gemischte Formen, meist assoziiert mit Hepatitis C, Autoimmunerkrankungen)	Bildung von Immunkomplexen (IgM gegen IgG) → Komplementaktivierung, Vaskulitis	Leukozytoklastische Vaskulitis der kleinen Gefäße; fibrinoide Nekrosen, neutrophile Infiltrate, Kerntrümmer
Gefäßbeteiligung	Ablagerung von Immunkomplexen in Endothelien → Entzündung und Ischämie	Ablagerung von Immunglobulinen und Komplementfaktoren (C3, C1q) in Gefäßwänden (Nachweis mit Immunfluoreszenz)
Nierenbeteiligung	Immunkomplexablagerung in Glomeruli → membranoproliferative Glomerulonephritis	Verbreiterte Mesangien, Doppelkonturen der Basalmembran, Immunkomplex- und Komplementablagerungen

C1q Komplementfaktor C1 Komponente q, *C3* Komplementfaktor 3, *IgG* Immunglobulin G, *IgM* Immunglobulin M

Tab 4.78 Therapieoptionen bei Kryoglobulinämie

Therapieprinzip	Maßnahmen	Bemerkungen
Ursachenbezogene Therapie	Antivirale Therapie bei HCV, Therapie von Autoimmunerkrankungen (z. B. SLE, Sjögren-Syndrom), Behandlung lymphoproliferativer Erkrankungen	Grundpfeiler der Behandlung, da Kryoglobuline meist sekundär auftreten
Immunmodulation	Glukokortikoide, Rituximab (Anti-CD20-Antikörper), Cyclophosphamid bei schweren Vaskulitiden	Zur Kontrolle der Immunreaktion und Reduktion der Immunkomplexbildung
Plasmapherese	Entfernung von Kryoglobulinen aus dem Blut	Bei schweren akuten Manifestationen (z. B. Ulzera, Nieren- oder Nervenschäden)
Supportiv	ACE-Hemmer bei Proteinurie, Analgetika bei Arthralgien, Kältemeidung (da Ausfällung temperaturabhängig)	Symptomkontrolle und Schutz vor Progression
Schwere Verläufe	Kombination aus Plasmapherese und Immunsuppression (z. B. Rituximab + Steroide)	Notwendig bei Organversagen oder fulminanter Vaskulitis

ACE-Hemmer Angiotensin-Converting-Enzym-Hemmer, *CD* Cluster of Differentiation, *HCV* Hepatitis-C-Virus, *SLE* systemischer Lupus erythematodes

4.2.2.6 Kalziphylaxie

Die Kalziphylaxie ist eine seltene, meist lebensbedrohliche Gefäßerkrankung, die durch eine Mediaverkalkung und Thrombosen kleiner und mittelgroßer Arteriolen der Haut und subkutanen Gewebe gekennzeichnet ist.

In ◻ Tab. 4.79 sind die Pathophysiologie und Histologie der Kalziphylaxie gegenübergestellt.

▪ Klinik

- **Typische Hautveränderungen:** Hautindurationen und Knoten, Livedo-reticularis-ähnliche Areale, schmerzhafte Plaques, die sich zu Nekrosen entwickeln, schwarze, nicht-heilende Ulzera mit Superinfektionsgefahr
- **Lokalisation:** Oberschenkel, Bauchdecke, Gesäß, Brust, seltener Unterschenkel, bevorzugt Areale mit viel subkutanem Fett
- **Verlauf:** rasches Fortschreiten von schmerzhaften Hautveränderungen zu tiefen Nekrosen, häufig sekundäre Infektionen → Sepsis → Multiorganversagen, sehr hohe Mortalität
- **Allgemeinsymptome:** meist bei Patienten mit terminaler Niereninsuffizienz und Dialysepflicht, stark brennende oder stechende Schmerzen in Haut und Subkutis

▪ Therapie

Die Therapie der Kalziphylaxie ist schwierig und multimodal. Sie zielt auf die Korrektur des gestörten Kalzium-Phosphat-Stoffwechsels, die Verbesserung der Durchblutung, die Wundversorgung sowie die Schmerz- und Infektionskontrolle ab (◻ Tab. 4.80).

4.2.2.7 Übersicht

In ◻ Tab. 4.81 sind die typischen Erkrankungen mit nicht-entzündlichen Gefäßveränderungen in der Dermis zusammengefasst.

◻ **Tab 4.79** Pathophysiologie und Histologie der Kalziphylaxie

Aspekt	Pathophysiologie	Histologie
Grundmechanismus	Störung des Kalzium-Phosphat-Stoffwechsels (Hyperphosphatämie, sekundärer Hyperparathyreoidismus) → Gefäßverkalkung	Mediale Verkalkung kleiner und mittelgroßer Arteriolen
Gefäßwandveränderungen	Einlagerung von Kalziumphosphat in die Media → Verlust der Elastizität, Lumeneinengung	Kalkablagerungen in der Gefäßmedia, Verdickung und Fibrose
Thrombosebildung	Verkalkte, geschädigte Arteriolen neigen zu Thrombosen → Ischämie	Nachweis von Thromben im Lumen der Arteriolen
Ischämie	Verschluss kleiner Hautgefäße → Nekrosen der Haut und des subkutanen Gewebes	Ischämische Nekrosen von Haut, Subkutis und Fettgewebe
Entzündungsreaktion	Sekundäre Entzündung durch Gewebsnekrose und Infektionen	Infiltration mit Entzündungszellen (unspezifisch, meist neutrophil)
Folgen	Nicht-heilende, extrem schmerzhafte Ulzera, hohe Sepsisgefahr	Nekrotisches Gewebe, sekundär bakteriell superinfiziert

Tab 4.80 Therapieoptionen bei Kalziphylaxie

Therapieprinzip	Maßnahmen	Bemerkungen
Metabolische Kontrolle	Strikte Kontrolle von Kalzium- und Phosphatspiegeln, Phosphatbinder ohne Kalzium, Absetzen von Vitamin-D-Analoga und Kalziumpräparaten	Ziel: Senkung des Kalzium-Phosphat-Produkts
Parathormonsenkung	Cinacalcet (Kalzimimetikum), ggf. Parathyreoidektomie bei therapierefraktärem sekundärem Hyperparathyreoidismus	Reduktion der Kalzium- und Phosphatspiegel
Spezifische Therapie	Natriumthiosulfat i. v. (häufig bei Dialyse verabreicht)	Chelatbildner, verbessert die Kalklöslichkeit, wirkt schmerzlindernd
Wundtherapie	Chirurgisches Débridement, moderne Wundversorgung	Verhindert die Ausbreitung von Nekrosen
Infektionskontrolle	Frühzeitige Antibiotikatherapie bei Superinfektionen	Sepsisprävention, häufigste Todesursache
Schmerztherapie	Starke Analgetika notwendig	Schmerzen oft therapierefraktär
Supportive Therapie	Optimierte Dialysetherapie, Risikofaktormanagement (z. B. Absetzen von Cumarin-Antikoagulanzien, da mit Kalziphylaxie assoziiert)	Verbesserung des Gesamtüberlebens

i. v. intravenös

4.2.3 Reaktive Gefäßveränderungen

Reaktive Gefäßveränderungen bezeichnen funktionelle oder strukturelle Anpassungsreaktionen der dermalen Blutgefäße, die als Antwort auf äußere oder innere Stimuli auftreten. Sie beruhen weniger auf primären Gefäßwanddefekten, sondern auf dynamischen Regulationsstörungen der Vasokonstriktion und Vasodilatation sowie transienten Störungen der Mikrozirkulation. Diese Veränderungen sind in der Regel reversibel und treten häufig im Rahmen von physiologischen Reaktionen, vegetativen Dysregulationen oder systemischen Grunderkrankungen auf.

Merkmale reaktiver Gefäßerkrankungen

- **Veränderung des Hautbildes:** Klinisch kommt es zu Farbveränderungen der Haut, die durch Weitstellung oder Engstellung der Gefäße oder durch eine ungleichmäßige Perfusion entstehen. Typisch sind flüchtige Erytheme bei Wärme, Anstrengung oder Emotionen, Abblassung (Vasokonstriktion) z. B. bei Kälteexposition, netzförmige Gefäßzeichnungen wie Livedo reticularis infolge vasomotorischer Dysregulation, oder auch triphasische Farbveränderungen bei Raynaud-Phänomen (weiß → blau → rot).
- **Histologische Untersuchung:** Histologisch finden sich keine destruktiven Veränderungen der Gefäßwand. Charakteristisch sind dilatierte oder kollabierte Kapillaren und Venolen, unauffälliges Endothel ohne Infiltrate, teilweise perivaskuläre Ödeme, gelegentlich vermehrte Erythrozyten im Gefäßlumen bei Hyperämie.

Zu den wichtigsten reaktiven Gefäßveränderungen der Haut zählen verschiedene kli-

Tab 4.81 Pathophysiologie, Histologie und Klinik von Hauterkrankungen mit nicht-entzündlichen Gefäßveränderungen in der Dermis als Übersicht

Erkrankung	Pathophysiologie	Histologie	Klinik
Chronisch-venöse Insuffizienz	Venenklappeninsuffizienz oder postthrombotische Schädigung → venöser Rückstau und chronische Hypertonie im Venensystem	Kapillar- und Venolendilatation, extravasierte Erythrozyten, Hämosiderinablagerungen, Fibrosierung des subkutanen Gewebes	Ödeme, Hyperpigmentierung, Stauungsekzeme, Dermatosklerose, Ulcus cruris venosum
Thrombotisch-thrombozytopenische Purpura	Mangel/Blockade von ADAMTS13 → ungespaltene Von-Willebrand-Faktor-Multimere → Thrombozytenaggregation und Mikrothromben in kleinen Gefäßen	Mikrothromben aus Thrombozyten und Von-Willebrand-Faktor in Arteriolen/Kapillaren, Gefäßwand selbst meist unauffällig	Thrombozytopenie (Petechien, Purpura), hämolytische Anämie, neurologische Symptome, Nierenbeteiligung, Fieber
Disseminierte intravasale Koagulation	Generalisierte Gerinnungsaktivierung → intravasale Fibrinthrombenbildung und Verbrauch von Gerinnungsfaktoren und Thrombozyten → gleichzeitige Thrombose und Blutung	Fibrinthromben in Kapillaren und Venolen, petechiale Blutungen, ischämische Nekrosen in Organen	Blutungsneigung (Petechien, Hämatome, Schleimhautblutungen) und Thrombosen mit Multiorganversagen
Antiphospholipid-Syndrom	Autoantikörper gegen β2-Glykoprotein I/Phospholipidproteine → Endothel- und Thrombozytenaktivierung → Thrombosen	Thromben in kleinen und mittleren Gefäßen, keine ausgeprägte Gefäßwandentzündung, in Plazenta: fibrinoide Ablagerungen, Infarkte	Venöse und arterielle Thrombosen, Livedo reticularis, rezidivierende Aborte, Präeklampsie, Schlaganfälle
Kryoglobulinämien	Kryoglobuline präzipitieren bei < 37 °C → Immunkomplexablagerung in Gefäßwänden → Komplementaktivierung und Vaskulopathie	Leukozytoklastische Vaskulitis mit fibrinoider Nekrose, Ablagerung von Immunglobulinen und Komplementfaktoren, Glomerulonephritis möglich	Purpura, Arthralgien, Neuropathien, Nierenbeteiligung (Proteinurie, Hämaturie), Assoziation mit HCV oder Autoimmunität
Kalziphylaxie	Störung des Kalzium-Phosphat-Stoffwechsels bei Niereninsuffizienz → Mediaverkalkung und Thrombosen kleiner Arteriolen → Ischämie	Mediaverkalkung kleiner/mittelgroßer Arteriolen, luminale Thromben, ischämische Haut- und Fettgewebsnekrosen	Schmerzhaft livide Hautareale, nicht-heilende Nekrosen und Ulzera, meist an Oberschenkeln/Gesäß, hohe Sepsis- und Mortalitätsrate

ADAMTS13 a disintegrin and metalloproteinase with thrombospondin motifs 13, *HCV* Hepatitis-C-Virus

nische Erscheinungsformen, die durch eine reversible Dysregulation der Mikrozirkulation bedingt sind. Hierzu gehören Erytheme, beispielsweise das Erythema fugax, das im Rahmen emotionaler Belastung oder bei raschen Temperaturwechseln auftritt. Typisch ist auch das Raynaud-Syndrom, das sich durch anfallsartige Vasokonstriktionen akraler Gefäße mit charakteristischem Farbwechsel (weiß → blau → rot) äußert. Eine weitere Form stellt die Livedo reticularis dar, die durch eine unregelmäßige Perfusion des kapillären Gefäßnetzes hervorgerufen wird und netzförmige, livide Hautzeichnungen zeigt.

Darüber hinaus können Kälte- oder Wärmeerytheme entstehen, die auf thermische Reize zurückzuführen sind, sowie Flush-Symptome, die im Rahmen vegetativer oder hormoneller Dysregulationen, etwa im Klimakterium oder beim Karzinoidsyndrom, auftreten. Diese reaktiven Veränderungen sind in der Regel funktionell bedingt und reversibel; sie können jedoch bei chronischem Verlauf oder im Zusammenhang mit systemischen Grunderkrankungen wie Kollagenosen oder endokrinen Störungen auch Ausdruck tiefer gehender Pathologien sein.

4.2.3.1 Übersicht

In ◘ Tab. 4.82 sind die typischen Erkrankungen mit reaktiven Gefäßveränderungen in der Dermis zusammengefasst.

◘ **Tab 4.82** Pathophysiologie, Histologie und Klinik von Hauterkrankungen mit reaktiven Gefäßveränderungen in der Dermis als Übersicht

Erkrankung	Pathophysiologie	Histologie	Klinik
Erythema fugax	Vorübergehende Vasodilatation kutaner Gefäße durch vegetative oder emotionale Reize (z. B. Stress, Temperaturwechsel)	Meist unauffällig; ggf. erweiterte dermale Kapillaren ohne entzündliche Infiltrate	Flüchtige, scharf begrenzte, rötliche Flecken oder Flächen, v. a. im Gesicht, Hals oder Dekolleté
Raynaud-Syndrom	Anfallsartige Vasospasmen kleiner Arterien/Arteriolen in Akren, ausgelöst durch Kälte oder Stress	Normalbefund zwischen Anfällen; in chronischen Stadien Gefäßwandverdickung und Kapillarmikroangiopathie	Typischer dreiphasiger Farbwechsel (weiß → blau → rot), Kälte- und Schmerzempfindlichkeit der Finger/Zehen
Livedo reticularis	Unregelmäßige Perfusion des kutanen Kapillarnetzes mit wechselnder Vasokonstriktion und Stase	Gitterförmig angeordnete, dilatierte venöse Kapillaren in der Dermis, ohne entzündliche Infiltrate	Netzförmige, livide Hautzeichnung, verstärkt durch Kälte, meist an Beinen sichtbar
Kälte- und Wärmeerytheme	Vasomotorische Dysregulation der Hautgefäße bei thermischen Reizen (Kälte → Vasokonstriktion, Wärme → Vasodilatation)	Erweiterung bzw. Verengung der oberflächlichen Gefäße ohne entzündliche Veränderungen	Rötung, Brennen, Juckreiz oder livide Verfärbung je nach Temperatur; v. a. an exponierten Hautarealen
Flush-Symptome	Plötzliche, generalisierte Vasodilatation durch vegetative Dysregulation oder hormonelle Mediatoren (z. B. Serotonin beim Karzinoidsyndrom, Östrogenmangel im Klimakterium)	Dilatierte dermale Gefäße, Ödem der Dermis, meist ohne entzündliche Zellinfiltrate	Plötzliche Gesichtsrötung, Hitzegefühl, Schweißausbrüche, teils mit systemischen Symptomen (z. B. Diarrhö beim Karzinoidsyndrom)

4.3 Degenerative Veränderungen

Degenerative Veränderungen in der Dermis umfassen strukturelle Umbauprozesse des dermalen Bindegewebes, die zu einer funktionellen Beeinträchtigung von Hautelastizität und -stabilität führen. Sie beruhen auf endogenen Alterungsprozessen, extrinsischen Noxen wie ultravioletter (UV-)Strahlung (Photoaging) oder systemischen Erkrankungen und manifestieren sich histologisch in charakteristischen Mustern.

Grundsätzlich lassen sich degenerative Veränderungen nach der Art der betroffenen Matrixbestandteile differenzieren: Kollagen (z. B. Fibrose, Narbenbildung), elastische Fasern (z. B. Elastose), Grundsubstanz (z. B. Muzinablagerungen bei Kollagenosen) oder Gefäß- und Adnexstrukturen.

Histologisch zeigen sich je nach Ursache Fragmentierung, Verklumpung oder Verlust von Kollagen- und Elastinfasern, Ablagerung von abnormem Material (z. B. Amyloide, Kalziumsalze) oder eine vermehrte Grundsubstanz. Diese Veränderungen liefern wichtige Hinweise auf die zugrunde liegende Pathogenese, etwa photoinduzierte Hautschädigung, degenerative Bindegewebserkrankungen oder metabolische Speicherkrankheiten.

4.3.1 Fibrose

Fibrosen der Haut bezeichnen chronische strukturverändernde Prozesse, die durch eine gesteigerte Aktivität von Fibroblasten und eine vermehrte Ablagerung extrazellulärer Matrix, insbesondere von Kollagen, gekennzeichnet sind. Dies führt zu einer Verdickung, Verhärtung und Funktionseinschränkung der Dermis und kann sowohl lokalisiert als auch systemisch auftreten. Die Veränderungen entstehen in der Regel als Folge von chronischen Entzündungen, Autoimmunprozessen, metabolischen Störungen oder exogenen Schädigungsfaktoren (z. B. Strahlung).

Merkmale der Fibrosen

- **Veränderung des Hautbildes:** Fibrosierende Erkrankungen zeigen sich klinisch durch eine zunehmende Induration und Verhärtung der Haut, die ihre Elastizität verliert. Typisch sind glatte, gespannte oder wachsglänzende Hautareale, die im Verlauf auch zu Bewegungseinschränkungen führen können. Je nach Erkrankung kommen zusätzlich teleangiektatische Gefäßzeichnungen, Pigmentverschiebungen oder Ulzera hinzu.
- **Histologische Untersuchung:** Kennzeichnend ist eine Verdichtung und Vermehrung von Kollagenfasern in der Dermis, oft mit Verlust der normalen Architektur. Die Hautanhangsgebilde können reduziert oder vollständig zerstört sein. Je nach Erkrankung finden sich zusätzliche Veränderungen wie Muzinablagerungen, Atrophie der Epidermis oder Vaskulopathien. In frühen Stadien können noch entzündliche Infiltrate vorhanden sein, in späten Stadien dominiert die ausgeprägte Fibrosierung.

Die wichtigsten fibrosierenden Hauterkrankungen umfassen ein breites Spektrum lokalisierter und systemischer Formen.

Die systemische Sklerodermie ist durch eine generalisierte Hautverhärtung gekennzeichnet, die sich typischerweise an den Akren mit einer Sklerodaktylie manifestiert und im Verlauf zu funktionellen Einschränkungen führen kann. Begleitend treten Teleangiektasien, Ulzera und eine Beteiligung innerer Organe auf.

Die Morphea, auch als „lokalisierte Sklerodermie“ bezeichnet, zeigt sich hingegen in Form umschriebener, sklerotischer Plaques, die auf die Haut begrenzt bleiben und keine systemische Mitbeteiligung zeigen.

Das Skleromyxödem stellt eine seltene Variante dar, bei der die Fibrose mit Muzineinlagerungen und einer fibroblastischen Proliferation einhergeht, was ein charakteristisches histologisches Bild ergibt.

Eine postradiogene Fibrose tritt nach Strahlentherapie auf und ist durch eine lokalisierte Sklerosierung im bestrahlten Hautareal bedingt.

Schließlich findet sich die nephrogene systemische Fibrose, die fast ausschließlich bei Patienten mit chronischer Niereninsuffizienz auftritt und im Zusammenhang mit der Exposition gegenüber gadoliniumhaltigen Kontrastmitteln steht.

4.3.1.1 Systemische Sklerodermie

Die systemische Sklerodermie ist eine chronische, autoimmune Bindegewebserkrankung, die durch eine Trias aus überschießender Fibrosierung der Haut und inneren Organen, Mikroangiopathie mit Gefäßveränderungen sowie immunologischer Dysregulation mit Autoantikörperbildung gekennzeichnet ist.

In ◘ Tab. 4.83 sind die Pathophysiologie und Histologie der systemischen Sklerodermie gegenübergestellt.

◘ **Tab 4.83** Pathophysiologie und Histologie der systemischen Sklerodermie

Aspekt	**Pathophysiologie**	**Histologie**
Gefäß-veränderungen	Endothelschädigung, Aktivierung von Adhäsionsmolekülen, Vasospasmus (Raynaud-Syndrom), obliterierende Mikroangiopathie	Intimaverdickung, Lumeneinengung, Endothelschaden ohne ausgeprägte Entzündung, obliterierte Kapillaren
Fibroblastaktivierung	Überproduktion von Kollagen und extrazellulärer Matrix durch TGF-β und andere profibrotische Zytokine	Massive Kollageneinlagerungen, hyaline Sklerose, Verlust der normalen Dermisarchitektur
Immunreaktion	Autoimmunreaktion mit autoreaktiven T- und B-Zellen, Bildung von Autoantikörpern (z. B. Anti-Scl-70, ACA)	Frühe perivaskuläre lymphozytäre Infiltrate, später Rückgang der Zellinfiltration bei fortschreitender Fibrose
Haut und Adnexstrukturen	Progressiver Ersatz von elastischem Gewebe durch Kollagen, Verlust der Hautelastizität	Atrophie der Epidermis, Verlust von Haarfollikeln, Schweiß- und Talgdrüsen
Organbeteiligung	Fibrose von Lunge (interstitielle Lungenerkrankung), Herz (Kardiomyopathie), Niere (renale Krise), Gastrointestinaltrakt (Motilitätsstörungen)	Fibrotische Umbauprozesse in betroffenen Organen, je nach Lokalisation

ACA Anticardiolipin-Antikörper, *Anti-Scl-70* Anti-Topoisomerase-I-Antikörper, *TGF-β* transforming growth factor beta

4

Klinik

- **Typische Hautveränderungen:** Raynaud-Phänomen (oft erstes Zeichen, Jahre vor Hautveränderungen), puffy fingers (teigige Schwellung der Finger), Sklerodaktylie (Verhärtung und Verengung der Fingerhaut), wachsglänzende, gespannte Haut mit Verlust der Hautfalten, Hypo- und Hyperpigmentierungen, Teleangiektasien (v. a. im Gesicht, Händen), digitale Ulzera und Nekrosen, Mikrostomie durch periorale Fibrose („Tabaksbeutelmund")
- **Allgemeinsymptome:** Fatigue, Gewichtsverlust, Sicca-Symptomatik (sekundäres Sjögren-Syndrom möglich)
- **Gefäßveränderungen:** Livedo reticularis, kapillarmikroskopisch: reduzierte Kapillardichte, Megakapillaren
- **Muskuloskelettal:** Gelenkschmerzen, Bewegungseinschränkungen durch Fibrose, Kontrakturen der Finger
- **Lunge:** interstitielle Lungenerkrankung (interstitial lung disease, ILD), pulmonale Hypertonie
- **Herz:** Rhythmusstörungen, Kardiomyopathie, Perikarditis
- **Niere:** skleroderme renale Krise (maligne Hypertonie, Nierenversagen)
- **Gastrointestinaltrakt:** Dysphagie (Ösophagusmotilitätsstörung), Malabsorption, gastroösophagealer Reflux

Therapie

Die Therapie der systemischen Sklerodermie richtet sich nach den führenden Organmanifestationen, da eine kausale Heilung bislang nicht möglich ist. Im Vordergrund stehen immunmodulatorische, gefäßprotektive und organspezifische Maßnahmen (Tab. 4.84).

Tab 4.84 Therapieoptionen bei systemischer Sklerodermie

Therapieansatz	Medikamente	Ziel
Immunmodulation	Methotrexat, Mycophenolat-Mofetil, Cyclophosphamid, Rituximab	Kontrolle der Hautfibrose, Lungenfibrose, Gelenkbeteiligung
Antifibrotische Therapie	Nintedanib (Tyrosinkinase-Inhibitor)	Progression der ILD bremsen
Gefäßprotektion	Kalziumantagonisten (Nifedipin), PDE-5-Inhibitoren (Sildenafil), Endothelinrezeptorantagonisten (Bosentan), Prostazyklinanaloga (Iloprost)	Behandlung von Raynaud-Phänomen, digitalen Ulzera, pulmonaler Hypertonie
Renale Krise	ACE-Hemmer (z. B. Captopril, Enalapril)	Akute Therapie und Prävention der sklerodermen renalen Krise
Gastrointestinale Manifestationen	Protonenpumpenhemmer, Prokinetika (z. B. Metoclopramid)	Reflux, Dysphagie, Motilitätsstörungen
Supportive Therapie	Physiotherapie, Hautpflege, Nikotinverzicht	Beweglichkeit erhalten, Hautulzera vorbeugen, Gefäßspasmen vermeiden

ACE-Hemmer Angiotensin-Converting-Enzym-Hemmer, *ILD* interstitielle Lungenerkrankung, *PDE-5-Inhibitoren* Phosphodiesterase-5-Hemmer

Tab 4.85 Pathophysiologie und Histologie des Skleromyxödems

Aspekt	Pathophysiologie	Histologie
Muzineinlagerung	Überproduktion von Hyaluronsäure durch aktivierte Fibroblasten → abnorme Muzinablagerung in der Dermis	Basophile Ablagerungen von Muzin zwischen den Kollagenfasern
Fibroblasten	Fibroblastische Proliferation, vermutlich stimuliert durch Zytokine und Wachstumsfaktoren	Vermehrte, spindelförmige Fibroblasten in der Dermis
Kollagen	Exzessive Kollagensynthese → Verdickung und Sklerosierung der Haut	Verdichtete, verdickte und irreguläre Kollagenbündel
Assoziation	Häufig in Verbindung mit monoklonaler Gammopathie (meist IgG-λ)	Keine primären entzündlichen Veränderungen; gelegentlich perivaskuläre Infiltrate

IgG-λ Immunglobulin G mit der freien Leichtkette vom Typ lambda

4.3.1.2 Skleromyxödem

Das Skleromyxödem ist eine seltene chronisch-progrediente, generalisierte kutane Fibrosestörung.

In Tab. 4.85 sind die Pathophysiologie und Histologie des Skleromyxödems gegenübergestellt.

Klinik

- **Typische Hautveränderungen:** generalisierte, wachsartige, indurierte Papeln und Plaques, Haut wirkt verdickt, sklerotisch, teigig, maskenartiges Gesicht, reduzierte Mimik durch Hautverhärtung, sklerodaktylieartige Veränderungen möglich
- **Lokalisation:** häufig symmetrisch, v. a. im Gesicht, an Hals, Oberkörper und Extremitäten
- **Allgemeinsymptome:** Bewegungseinschränkungen durch Hautverhärtung, Polyneuropathien, gastrointestinale Dysmotilität
- **Muskoloskelettal:** Myopathien, Arthralgien
- **Herz/Lunge:** Herzinsuffizienz, restriktive Lungenerkrankung
- **Assoziation:** häufig verbunden mit monoklonaler Gammopathie (IgG-λ), selten Übergang in ein multiples Myelom

Therapie

Tab. 4.86 zeigt Therapieoptionen des Skleromyxödems. Da es sich um eine seltene und schwer behandelbare Erkrankung handelt, erfolgt die Behandlung meist individuell und richtet sich nach den Haut- sowie Systemmanifestationen.

4.3.1.3 Übersicht

In Tab. 4.87 sind die typischen Erkrankungen mit Fibrose in der Dermis zusammengefasst.

4

Tab 4.86 Therapieoptionen bei Skleromyxödem

Therapieansatz	Wirkung	Bemerkungen
Systemische Immunsuppression (z. B. Kortikosteroide, Cyclophosphamid, Methotrexat)	Dämpfung fibroblastischer Aktivität und Entzündung	Wirksamkeit variabel, Rezidive häufig
Plasmapherese/Immunadsorption	Entfernung pathogener Immunglobuline (assoziiert mit monoklonaler Gammopathie)	Meist vorübergehende Besserung, kombiniert mit Immunsuppression
IVIG	Immunmodulation, Reduktion der Fibroseprogression	Häufig als Therapie der Wahl bei schweren Fällen
Thalidomid/Lenalidomid	Immunmodulierende und antifibrotische Effekte	Einsatz bei therapierefraktären Fällen, engmaschige Kontrolle notwendig
Autologe Stammzelltransplantation	Langfristige Remissionsinduktion	Für schwere, therapierefraktäre Verläufe in spezialisierten Zentren
Symptomatische Therapie (Physiotherapie, Hautpflege, Schmerztherapie)	Verbesserung von Beweglichkeit, Hautelastizität und Lebensqualität	Unterstützend notwendig

IVIG intravenöse Immunglobuline

4.3.2 Elastose

Elastosen der Haut bezeichnen chronische strukturverändernde Prozesse, die durch eine Schädigung und Degeneration elastischer Fasern der Dermis gekennzeichnet sind. Häufige Ursachen sind chronische UV-Exposition, Alterungsprozesse, genetische Defekte oder bestimmte Erkrankungen des Bindegewebes. Die Veränderungen führen zu einer verminderten Elastizität, Verdickung und oft auch zu einer gelblich-groben Hauttextur.

Merkmale der Elastosen

- **Veränderung des Hautbildes:** Elastotische Veränderungen äußern sich klinisch durch eine reduzierte Elastizität, Knitterfalten, grobe Hautfelderung oder eine teigig-verdickte Konsistenz. Typisch sind gelbliche oder bräunliche Hautareale, besonders in lichtexponierten Zonen (Gesicht, Nacken, Streckseiten der Unterarme). Je nach Grunderkrankung können auch Papeln, Knoten oder tumorartige Veränderungen auftreten.
- **Histologische Untersuchung:** Kennzeichnend ist die Fragmentierung, Verdickung und Verklumpung der elastischen Fasern in der Dermis. Die normale Architektur des Bindegewebes ist aufgehoben, die elastischen Strukturen erscheinen basophil und unregelmäßig. In frühen Stadien können degenerative Veränderungen noch mit Entzündungsreaktionen einhergehen; in späten Stadien überwiegen massive elastotische Ablagerungen mit Verlust funktioneller Elastizität.

Die wichtigsten elastotischen Hauterkrankungen umfassen ein breites Spektrum degenerativer, exogen bedingter und hereditärer Formen.

Tab 4.87 Pathophysiologie, Histologie und Klinik von Hauterkrankungen mit Fibrose in der Dermis als Übersicht

Erkrankung	Pathophysiologie	Histologie	Klinik
Systemische Sklerodermie	Autoimmunprozess mit Endothelschädigung, Mikroangiopathie und fibroblastischer Überaktivität → übermäßige Kollagenablagerung	Dermale Fibrose mit Kollagenbündelverdichtung, Verlust der Hautanhangsgebilde, obliterierende Mikroangiopathie	Generalisierte Hautverhärtung, Sklerodaktylie, Teleangiektasien, digitale Ulzera, mögliche Organbeteiligung (Lunge, Niere, Herz)
Morphea	Lokalisierte fibroblastische Überaktivität, vermutlich autoimmunvermittelt	Hyalinisierte, verdickte Kollagenbündel in Dermis und Subkutis, Verlust der Hautanhangsgebilde, keine systemische Beteiligung	Umschriebene, verhärtete, sklerotische Plaques, teils lilafarbener Rand (Lilac-Ring)
Skleromyxödem	Assoziation mit monoklonaler Gammopathie; fibroblastische Proliferation und Muzineinlagerung in der Dermis	Verbreiterte Dermis mit Muzinablagerungen, fibroblastischer Zellvermehrung, dichten Kollagenablagerungen	Generalisierte Hautverhärtung mit Papeln, Sklerodermie-ähnliches Bild, oft systemische Manifestationen (z. B. Myopathie, Dysphagie, neurologische Symptome)
Postradiogene Fibrose	Strahleninduzierte Endothelschädigung und chronische Gewebshypoxie → Aktivierung von Fibroblasten	Verdickung und Fibrose der Dermis und Subkutis, Gefäßsklerose, Verlust elastischer Fasern	Harte, schlecht verschiebliche Hautareale im Bestrahlungsfeld, Teleangiektasien, Pigmentveränderungen, Ulzera
Nephrogene systemische Fibrose	Auftreten bei schwerer Niereninsuffizienz, oft nach Exposition mit gadoliniumhaltigen MRT-Kontrastmitteln; überschießende Fibroblastenaktivierung	Massive dermale und subkutane Fibrose, proliferierende $CD34^+$ Fibrozyten, Kollagenablagerungen	Symmetrische, indurierte Hautveränderungen, v. a. an Extremitäten und Stamm, Bewegungseinschränkungen, keine inneren Organe betroffen wie bei systemischer Sklerodermie

CD Cluster of Differentiation, *MRT* Magnetresonanztomografie

Die aktinische Elastose entsteht durch chronische UV-Strahlung und zeigt sich in Form verdickter, grober und gelblich verfärbter Haut mit Faltenbildung.

Seltenere Formen sind die Pseudoxanthoma elasticum mit systemischer Beteiligung von Gefäßen und Augen oder die elastotische Pseudotumorbildung, die sich durch knotenartige Verdickungen darstellt.

4

Insgesamt sind Elastosen v. a. Ausdruck einer chronischen Gewebeschädigung, die die Hautstruktur nachhaltig verändert und funktionelle Einschränkungen bedingen kann.

4.3.2.1 Aktinische Elastose

Die aktinische Elastose ist eine chronisch-degenerative Veränderung der Dermis infolge langjähriger Exposition gegenüber UV-Strahlung (v. a. UVA). Sie ist gekennzeichnet durch eine Fragmentierung, Verdickung und unregelmäßige Ablagerung von elastischen Fasern, die zur verminderten Elastizität und strukturellen Veränderung der Haut führt.

In ◘ Tab. 4.88 sind die Pathophysiologie und Histologie der aktinischen Elastose gegenübergestellt.

▪ **Klinik**

- **Typische Hautveränderungen:** gelblich-graue, grob wirkende Haut mit Verlust der Elastizität („Lederhaut-Phänomen"), tiefe, unregelmäßige Falten, fleckige Hyper- oder Hypopigmentierungen, Teleangiektasien, erweiterte Komedonen („Favre-Racouchot-Syndrom")
- **Lokalisation:** besonders in sonnenexponierten Arealen (Gesicht, Nacken, Unterarme)
- **Klinische Relevanz:** Prädisposition für Präkanzerosen und Hauttumoren (Plattenepithel-, Basalzellkarzinom)

▪ **Therapie**

Die Therapie der aktinischen Elastose zielt v. a. darauf ab, weitere Schäden durch UV-Strahlung zu verhindern und bereits bestehende Veränderungen zu mildern. Zentrale Maßnahme ist ein konsequenter UV-Schutz, insbesondere durch die Verwendung von breitbandigen Sonnenschutzmitteln mit hohem Lichtschutzfaktor (LSF), das Tragen schützender Kleidung sowie das Meiden intensiver Sonnenexposition. Bereits eingetretene Hautveränderungen lassen sich durch diese Maßnahmen zwar nicht rück-

◘ **Tab 4.88** Pathophysiologie und Histologie der aktinischen Elastose

Aspekt	Pathophysiologie	Histologie
Elastin	UV-induzierte Bildung von reaktiven Sauerstoffspezies → Fragmentierung, Abbau und fehlerhafte Reparatur elastischer Fasern	Basophile, klumpige Ablagerungen von degeneriertem Elastin in der oberen Dermis
Kollagen	Aktivierung von MMPs → Kollagenabbau; Dysbalance der Fibroblastenaktivität → fehlerhafte Neubildung	Fragmentierte, desorganisierte Kollagenfasern; verminderte Dichte
Dermis	Chronische Schädigung durch UV-Strahlung → Struktur-, Elastizitätsverlust	Homogenisierte, verdichtete Dermis; Reduktion von Hautanhangsgebilden
Epidermis	Direkte DNA-Schädigung und Photoaging	Atrophie oder Hyperkeratose; unregelmäßige Akanthose
Gefäße	UV-bedingte Vaskulopathie mit Dilatation	Verdickte, dilatierte dermale Blutgefäße; perivaskulär leichte Infiltrate

DNA Desoxyribonukleinsäure, *MMPs* Matrix-Metalloproteinasen, *UV-Strahlung* Ultraviolettstrahlung

gängig machen, ihr Fortschreiten jedoch deutlich verlangsamen.

Zur kosmetischen und funktionellen Verbesserung stehen verschiedene Verfahren zur Verfügung. Dazu zählen topische Retinoide, die eine Stimulation der Kollagensynthese und eine Normalisierung der epidermalen Struktur bewirken können, sowie chemische Peelings (z. B. mit Trichloressigsäure) und Lasertherapien (ablative oder fraktionierte Laser), die zur Reduktion von Falten und oberflächlichen Veränderungen eingesetzt werden. Auch Dermabrasion und die photodynamische Therapie kommen in ausgewählten Fällen zum Einsatz.

4.3.2.2 Übersicht

In ◘ Tab. 4.89 sind die typischen Erkrankungen mit Elastose in der Dermis zusammengefasst.

4.3.3 Veränderungen der Grundsubstanz

Veränderungen der dermalen Grundsubstanz bezeichnen chronische oder akute Prozesse, die durch eine abnorme Zusammensetzung, Vermehrung oder Ablagerung der amorphen extrazellulären Matrix (v. a. Glykosaminoglykane, Proteoglykane, Wasser) gekennzeichnet sind. Die Ursachen reichen von entzündlichen und autoimmunen Erkrankungen über metabolische Störungen bis hin zu hereditären Defekten. Klinisch resultieren daraus Ödeme, Hautverdickungen oder teigige Konsistenzen, die die Hautstruktur und -funktion deutlich beeinträchtigen können.

◘ **Tab 4.89** Pathophysiologie, Histologie und Klinik von Hauterkrankungen mit Elastose in der Dermis als Übersicht

Erkrankung	Pathophysiologie	Histologie	Klinik
Aktinische Elastose	Chronische UV-Exposition → Bildung abnormer, degenerierter elastischer Fasern in der Dermis durch direkte DNA- und Matrixschädigung	Basophile, klumpige Ablagerungen von degeneriertem Elastin in der oberen Dermis	Hautverdickung, Falten, gelblich-lederartiges Hautbild, v. a. in sonnenexponierten Arealen (Gesicht, Nacken, Unterarme)
Pseudoxanthoma elasticum	Genetischer Defekt (meist ABCC6-Mutationen) → pathologische Verkalkung und Fragmentierung elastischer Fasern in Haut, Gefäßen und Retina	Fragmentierte, verkalkte elastische Fasern in Dermis und Gefäßwänden	Gelblich-papulöse Hautveränderungen (Hals, Achseln, Leiste), angioid streaks in der Retina (Gefahr der Erblindung), Gefäßmanifestationen (arterielle Hypertonie, Claudicatio intermittens)
Elastotischer Pseudotumor	Fokale Proliferation und Degeneration elastischer Fasern; meist reaktive Veränderung unklarer Genese	Knotenförmige, unregelmäßige Ansammlungen verdickter, teils degenerierter elastischer Fasern in der Dermis	Derbe, elastische, meist asymptomatische Hautknoten, bevorzugt an mechanisch belasteten Stellen (z. B. Ellenbogen)

ABCC6 ATP binding cassette subfamily C member 6, *ATP* Adenosintriphosphat, *DNA* Desoxyribonukleinsäure, *UV* Ultraviolettstrahlung

■ **Merkmale bei Veränderungen der Grundsubstanz**

- **Veränderung des Hautbildes:** Auffällig ist eine Zunahme der Hautdicke oder -teigigkeit, oft mit weicher, schwammiger Konsistenz. Je nach Erkrankung können auch diffuse Schwellungen, Papeln oder Plaques auftreten. Die Haut kann glänzend erscheinen, an Faltenbildung verlieren oder durch Einlagerungen knotig verändert sein.
- **Histologische Untersuchung:** Charakteristisch sind vermehrte Ablagerungen von Glykosaminoglykanen (Muzin, Hyaluronsäure), die histologisch in Spezialfärbungen sichtbar gemacht werden können. Diese Ablagerungen verdrängen die Kollagenfasern und verändern die normale Architektur der Dermis. Begleitend können Fibroblastenproliferationen, entzündliche Infiltrate oder auch sekundäre Fibrosierungen auftreten.

Zu den wichtigen Erkrankungen mit Veränderungen der Grundsubstanz zählen verschiedene Formen der Muzinablagerung in der Dermis. Das Myxödem bei Hypothyreose ist charakterisiert durch eine diffuse Hautverdickung, die durch Muzineinlagerungen verursacht wird und klinisch eine teigige Konsistenz der Haut zeigt. Das prätibiale Myxödem, das typischerweise im Rahmen einer Hyperthyreose bei Morbus Basedow auftritt, präsentiert sich hingegen als lokal begrenzte, teigig-harte Plaques an den Unterschenkeln.

Das seltenere Skleromyxödem ist durch eine generalisierte Einlagerung von Muzin gekennzeichnet, die mit einer Proliferation von Fibroblasten und zusätzlicher Fibrose einhergeht, wodurch ein Sklerodermie-ähnliches Krankheitsbild entsteht.

Schließlich umfasst die Gruppe auch die fokale oder diffuse kutane Muzinose, bei der es – meist idiopathisch oder im Rahmen von paraneoplastischen Syndromen – zu einer übermäßigen Ablagerung von Muzin in der Dermis kommt.

4.3.3.1 Myxödem

Das Myxödem bezeichnet eine diffuse Haut- und Gewebsveränderung, die durch eine vermehrte Ablagerung von Muzin (v. a. Hyaluronsäure und Glykosaminoglykane) in der Dermis und Subkutis entsteht. Diese hydrophilen Substanzen binden große Mengen Wasser, was zu einer teigigen, nicht eindrückbaren Hautschwellung führt.

In ◘ Tab. 4.90 sind die Pathophysiologie und Histologie der aktinischen Elastose gegenübergestellt.

■ **Klinik**

■ ***Generelles Myxödem***

- **Typische Hautveränderungen:** diffuse Hautverdickung mit teigiger, nicht eindrückbarer Konsistenz, blasse, kühle und trockene Haut, Schwellung von Gesicht, Lippen und Lidern → „Myxödemgesicht" mit maskenhaftem Ausdruck, Makroglossie mit Sprachstörung, struppiges, brüchiges Haar und Haarausfall (v. a. laterale Augenbrauen), periorbitale Ödeme
- **Allgemeinsymptome:** Müdigkeit, Gewichtszunahme, Kälteintoleranz, Bradykardie

■ ***Prätibiales Myxödem***

- **Typische Hautveränderungen:** lokal begrenzte, teigig-harte Plaques an den Unterschenkeln (v. a. prätibial), Haut verdickt, wachsartig glänzend, teils rötlich oder bräunlich verfärbt, Orangenhaut-ähnliche Oberfläche (peau d'orange) durch Follikelostieneinziehungen
- **Juckreiz:** häufig oder Spannungsgefühl
- Assoziation mit endokriner Orbitopathie und Struma bei Morbus Basedow

■ **Therapie**

Die Behandlung richtet sich nach der zugrunde liegenden Ursache. Während beim generellen Myxödem eine systemische Substitutionstherapie im Vordergrund steht, erfolgt beim prätibialen Myxödem v. a. eine lokale und symptomatische Therapie (◘ Tab. 4.91).

Tab 4.90 Pathophysiologie und Histologie des Myxödems

Aspekt	Pathophysiologie	Histologie
Muzineinlagerung	Überproduktion von Glykosaminoglykanen (v. a. Hyaluronsäure) durch Fibroblasten → verstärkte Wasserbindung	Basophile Ablagerungen von Muzin in Dermis und Subkutis, Auflockerung des Gewebes
Fibroblasten	Stimuliert durch veränderte Zytokin- und Hormonumgebung (z. B. TSH-Einfluss bei Hypothyreose)	Vermehrte, teils aktivierte Fibroblasten zwischen Kollagenfasern
Kollagenfasern	Verdrängung und Auseinanderlagerung durch Muzinablagerungen	Aufgelockerte, weit auseinanderstehende Kollagenbündel
Subkutis	Wassereinlagerung durch hohe Hydrophilie der Glykosaminoglykane	Ödematöse Aufquellung des subkutanen Gewebes
Assoziation	Generalisiertes Myxödem: Hypothyreose; prätibiales Myxödem: Hyperthyreose (Morbus Basedow)	Keine primären entzündlichen Veränderungen; ggf. perivaskuläre lymphozytäre Infiltrate

TSH Thyreoidea-stimulierendes Hormon

Tab 4.91 Therapieoptionen bei Myxödem

Aspekt	Generelles Myxödem	Prätibiales Myxödem
Kausaltherapie	Substitution mit Levothyroxin (T_4) in individuell angepasster Dosierung	Therapie der Hyperthyreose (Thyreostatika, Radiojodtherapie oder Thyreoidektomie)
Spezifisch	Ziel: Normalisierung des TSH-Spiegels und Rückbildung der Hautsymptome	Immunmodulierende Therapie bei schwerer endokriner Orbitopathie (z. B. Glukokortikoide, Rituximab)
Lokaltherapie	Keine spezifische lokale Therapie notwendig	Topische Glukokortikoide (hochpotent, ggf. unter Okklusion), intraläsionale Kortikosteroidinjektionen
Systemische Zusatztherapie	Nur bei ausgeprägtem Myxödemkoma: i. v. T_4/T_3 + Hydrocortison	Systemische Glukokortikoide in schweren Fällen
Supportive Therapie	Hautpflege, Schutz vor Kälte, Behandlung begleitender Symptome (z. B. Hyperlipidämie)	Kompressionstherapie (z. B. Stützstrümpfe), ggf. physikalische Therapie zur Reduktion von Ödemen
Prognose	Bei konsequenter Substitution reversibel	Häufig chronisch-persistierend, aber mit Behandlung symptomatisch besser kontrollierbar

i. v. intravenös, T_3 Trijodthyronin, T_4 Thyroxin, *TSH* Thyreoidea-stimulierendes Hormon

4

Tab 4.92 Pathophysiologie und Histologie der diffusen kutanen Muzinose

Aspekt	Pathophysiologie	Histologie
Muzineinlagerung	Übermäßige Produktion und Ablagerung von sauren Mukopolysacchariden (v. a. Hyaluronsäure) in der Dermis	Basophile, Muzinablagerungen zwischen den Kollagenfasern
Kollagen	Keine primäre Stimulation der Fibroblasten → Kollagenstruktur bleibt grundsätzlich erhalten.	Aufgelockerte Kollagenbündel, ohne wesentliche Sklerosierung
Fibroblasten	Keine signifikante Proliferation wie beim Skleromyxödem	Normale Fibroblastenanzahl, ohne auffällige Vermehrung
Begleitveränderungen	Kann idiopathisch oder paraneoplastisch (z. B. bei hämatologischen Neoplasien) entstehen	Meist keine entzündlichen Infiltrate, reine Muzinakkumulation

4.3.3.2 Diffuse kutane Muzinose

Die diffuse kutane Muzinose ist eine seltene dermatologische Erkrankung, die durch eine übermäßige Ablagerung von sauren Mukopolysacchariden (Muzin, insbesondere Hyaluronsäure) in der Dermis gekennzeichnet ist. Diese Ablagerungen führen zu einer teigigen Hautverdickung ohne die typische Kollagenvermehrung, die man bei fibrosierenden Dermatosen findet.

In Tab. 4.92 sind die Pathophysiologie und Histologie der diffusen kutanen Muzinose gegenübergestellt.

Klinik

- **Typische Hautveränderungen:** diffuse Hautverdickung mit teigiger Konsistenz und Schwellungen der betroffenen Areale, v. a. am Stamm und an den Extremitäten, glatt gespannte Hautoberfläche, teils mit leicht glänzendem Aspekt, meist keine Sklerose
- **Assoziationen:** kann idiopathisch, paraneoplastisch (z. B. Lymphome, Leukämien) oder im Rahmen anderer systemischer Erkrankungen auftreten

Therapie

Die Therapie der diffusen kutanen Muzinose ist schwierig und nicht standardisiert, da die Erkrankung selten und heterogen ist. Sie richtet sich v. a. nach der zugrunde liegenden Ursache (idiopathisch, paraneoplastisch oder assoziiert mit Systemerkrankungen) und kombiniert kausale sowie symptomatische Maßnahmen (Tab. 4.93).

4.3.3.3 Übersicht

In Tab. 4.94 sind die typischen Erkrankungen mit Veränderungen der Grundsubstanz in der Dermis zusammengefasst.

Tab 4.93 Therapieoptionen bei diffuser kutaner Muzinose

Therapieansatz	Wirkung	Bemerkungen
Behandlung der Grunderkrankung	Rückbildung der Muzineinlagerungen	Bei paraneoplastischer Genese → Tumortherapie
Systemische Kortikosteroide	Entzündungshemmung, Verminderung der Fibroblastenaktivität	Uneinheitliche Wirksamkeit, eher bei entzündlicher Komponente
Immunsuppressiva (z. B. Methotrexat, Cyclophosphamid, Mycophenolat)	Hemmung pathologischer Fibroblastenaktivität und Muzinproduktion	Nur in Einzelfällen mit Erfolg beschrieben
Plasmapherese/IVIG	Entfernung pathologischer Faktoren oder Immunmodulation	Vor allem bei assoziierter Paraproteinämie oder Autoimmunerkrankung zu erwägen
Symptomatische Hautpflege	Verbesserung der Hautelastizität, Reduktion von Spannungsgefühl	Rückfettende Externa, Urea- oder Glycerin-haltige Präparate

IVIG intravenöse Immunglobuline

4.3.4 Veränderungen der Adnexstrukturen

Adnexveränderungen der Haut bezeichnen pathologische Prozesse, die die Hautanhangsgebilde – Haarfollikel, Talg- und Schweißdrüsen – betreffen. Sie können entzündlicher, degenerativer, neoplastischer oder narbiger Natur sein. Häufige Ursachen sind Autoimmunreaktionen, Infektionen, Stoffwechselstörungen, oder sie sind Folge chronisch-entzündlicher Hauterkrankungen. Die Veränderungen führen je nach Lokalisation zu sichtbaren und oft funktionellen Störungen wie Alopezie, veränderter Schweißsekretion oder Atrophie der Haut.

Merkmale bei Adnexveränderungen

- **Veränderung des Hautbildes:** Veränderungen äußern sich häufig durch Alopezie (narbig oder nicht-narbig), Atrophie oder Hypertrophie der Follikel, Zystenbildung sowie durch Funktionsstörungen der Schweiß- und Talgdrüsen. Typische Symptome sind Haarausfall, trockene oder fettige Haut, akneartige Läsionen oder veränderte Schweißsekretion.
- **Histologische Untersuchung:** Charakteristisch sind Atrophie oder Verlust der Haarfollikel und Drüsen, Ersatz durch fibröses Gewebe bei narbigen Prozessen oder hyperplastische Veränderungen der Follikel und Drüsen bei proliferativen Erkrankungen. Entzündliche Infiltrate (lymphozytär, neutrophil oder granulomatös) begleiten viele dieser Krankheitsbilder.

Veränderungen der Hautanhangsgebilde können unterschiedliche Strukturen betreffen – wie Haarfollikel, Talg- oder Schweißdrüsen – und äußern sich in einer Vielzahl von Krankheitsbildern.

Tab 4.94 Pathophysiologie, Histologie und Klinik von Hauterkrankungen mit Veränderungen der Grundsubstanz in der Dermis als Übersicht

Erkrankung	Pathophysiologie	Histologie	Klinik
Generelles Myxödem	Verminderter Abbau und gesteigerte Ablagerung von Glykosaminoglykanen (v. a. Hyaluronsäure) in der Dermis → Wasserbindung und teigige Hautverdickung	Weitläufige, amorphe Muzineinlagerungen zwischen den Kollagenfasern, spärliche Fibroblasten	Diffuse, teigige Hautverdickung, periorbitale Schwellungen, pastöse Extremitäten, trockene Haut, raue Haarstruktur
Prätibiales Myxödem	Autoimmunreaktion gegen TSH-Rezeptoren → Stimulation von Fibroblasten und Glykosaminoglykan-Synthese, v. a. prätibial	Lokalisierte Ablagerung von Muzin in der Dermis, verdickte Kollagenfasern, gelegentlich perivaskuläre Infiltrate	Umschriebene, teigig-harte Plaques an den Unterschenkeln, oft gerötet oder braun verfärbt, meist asymptomatisch, kosmetisch störend
Skleromyxödem	Fibroblastische Proliferation und vermehrte Synthese von Kollagen und Muzin, oft assoziiert mit monoklonaler Gammopathie	Verbreiterte Dermis mit Muzineinlagerungen, spindelförmige Fibroblasten, verdichtete Kollagenbündel	Generalisierte Hautverhärtung mit Papeln, sklerodermiformes Bild, Bewegungseinschränkungen, systemische Beteiligung (Myopathie, Dysphagie, neurologische Symptome)
Diffuse kutane Muzinose	Idiopathisch, paraneoplastisch oder sekundär (z. B. Autoimmunerkrankungen) → überschießende Ablagerung von Muzin in der Dermis	Diffuse, basophile Ablagerungen von Muzin in der Dermis, Kollagenfasern auseinandergedrängt, variable Entzündungsinfiltrate	Unscharf begrenzte, teigig-indurierte Hautverdickungen, großflächige Plaques, evtl. Assoziation mit Malignomen oder systemischen Erkrankungen

TSH Thyreoidea-stimulierendes Hormon

Beim Lichen planopilaris kommt es durch autoimmunvermittelte Prozesse zur Zerstörung der Haarfollikel, was zu irreversibler, narbiger Alopezie führt. Dagegen sind bei Acne vulgaris und Rosazea v. a. die Talgdrüsenfollikel betroffen: Eine gesteigerte Talgproduktion, follikuläre Hyperkeratose und entzündliche Veränderungen bedingen das Auftreten von Komedonen, Papeln und Pusteln.

Die Hidradenitis suppurativa betrifft primär die apokrinen Drüsenfollikel in intertriginösen Arealen. Chronisch-rezidivierende Entzündungen führen hier zu schmerzhaften Abszessen, Fistelbildungen und narbigen Veränderungen. Narbige Alopezien können zudem auch sekundär entstehen, etwa nach Trauma, Bestrahlung oder im Rahmen von systemischen Erkrankungen wie der Sklerodermie, wobei die Adnexstrukturen durch fibröses Gewebe ersetzt werden.

Neben entzündlichen und destruktiven Veränderungen spielen auch funktionelle Störungen eine Rolle. Bei der Hyperhidrose ist die Schweißproduktion übermäßig gesteigert, während bei der Anhidrose ein vollständiger Verlust der Schweißsekretion vorliegt. Diese Störungen können primär auftreten oder sekundär im Rahmen von neuropathischen Erkrankungen oder ektodermalen Dysplasien.

Insgesamt zeigen Erkrankungen mit Adnexbeteiligung ein breites Spektrum klinischer und histologischer Veränderungen, die von rein funktionellen Störungen bis hin zu destruktiven, irreversiblen Prozessen mit erheblicher Beeinträchtigung reichen.

4.3.4.1 Übersicht

In ▣ Tab. 4.95 sind die typischen Erkrankungen mit Veränderungen der Adnexstrukturen in der Dermis zusammengefasst.

▣ **Tab 4.95** Pathophysiologie, Histologie und Klinik von Hauterkrankungen mit Veränderungen der Adnexstrukturen in der Dermis als Übersicht

Erkrankung	Pathophysiologie	Histologie	Klinik
Lichen planopilaris	Autoimmunvermittelte Entzündung zerstört Haarfollikel → irreversibler Funktionsverlust	Lymphozytäres Infiltrat um Follikel, Follikelzerstörung, Fibrosierung	Umschriebene, narbige Alopezie, Juckreiz, schuppende Papeln an behaarter Kopfhaut
Acne vulgaris	Hyperkeratose und Hyperplasie der Talgdrüsenfollikel, gesteigerte Talgproduktion, bakterielle Besiedelung (*Cutibacterium acnes*) → Entzündung	Verstopfte Follikel, follikuläre Hyperkeratose, neutrophile Infiltrate	Komedonen, Papeln, Pusteln, ggf. Narben, v. a. in Pubertät
Rosazea	Dysregulation kutaner Gefäßreaktionen und Entzündung der Talgdrüsenfollikel	Perifollikuläre Infiltrate, Talgdrüsenhyperplasie, Teleangiektasien	Erytheme, Papeln, Pusteln, Teleangiektasien im Gesicht (Nase, Wangen, Stirn)
Hidradenitis suppurativa	Okklusion und chronische Entzündung der apokrinen Drüsenfollikel → Abszesse, Fistelbildung, Narben	Abszedierende Entzündung mit neutrophilen Infiltraten, Fistelgänge, Fibrose	Schmerzhafte entzündliche Knoten in Axillen, Leiste, Perianalregion; chronisch-rezidivierender Verlauf mit Fisteln und Narben

(Fortsetzung)

Tab 4.95 (Fortsetzung)

Erkrankung	Pathophysiologie	Histologie	Klinik
Sklerodermie	Fibroblastische Überaktivität → übermäßige Kollagenablagerung, Ersatz der Adnexstrukturen durch Bindegewebe	Dermale Fibrose, Verlust der Haarfollikel und Drüsen	Harte, indurierte Haut, narbiger Haarverlust, eingeschränkte Hautelastizität
Hyperhidrose	Übermäßige Aktivierung der ekkrinen Schweißdrüsen, meist idiopathisch oder sympathisch vermittelt	Normale Drüsenmorphologie	Gesteigerte Schweißproduktion (fokal: Achseln, Handflächen, Fußsohlen; oder generalisiert)
Anhidrose	Funktionsstörung oder Verlust ekkriner Schweißdrüsen (kongenital, neuropathisch, sekundär bei Bindegewebserkrankungen)	Reduktion oder Fehlen der Schweißdrüsen, ggf. fibrotischer Umbau	Fehlende Schweißbildung → Überhitzungsgefahr, trockene Haut, verminderte Thermoregulation

4.4 Atrophie der Dermis

Atrophe Veränderungen der Dermis sind ein wesentliches Merkmal verschiedener kutaner Erkrankungen und stellen einen Ausdruck struktureller Gewebsverluste dar. Charakteristisch ist eine Ausdünnung der Dermis, die sowohl auf eine Reduktion kollagener und elastischer Fasern als auch auf eine Abnahme der Grundsubstanz zurückzuführen ist.

Es gibt verschiedene Ursachen für eine Dermisatrophie, die je nach Genese verschiedene Muster aufweist. Die senile Hautatrophie entsteht physiologisch durch einen chronischen Abbau kollagener Fasern, den Verlust elastischer Strukturen sowie eine Reduktion der Fibroblasten und führt zu einer dünnen, faltigen und pergamentartigen Haut.

Eine steroidinduzierte Atrophie tritt als Folge einer Hemmung der Fibroblastenaktivität und Kollagensynthese durch Glukokortikoide auf und äußert sich in einer ausgeprägten Ausdünnung der Dermis mit erhöhter Fragilität.

Entzündungs- oder autoimmunassoziierte Atrophien, wie sie bei Lupus erythematodes oder Sklerodermie vorkommen, sind durch eine fokale oder diffuse Fibrosierung gekennzeichnet, die mit einer gleichzeitigen Ausdünnung benachbarter Hautareale einhergeht. Schließlich kann auch eine postinflammatorische oder traumatische Atrophie auftreten, die auf narbige Umbauprozesse nach Abheilung entzündlicher oder mechanischer Schädigungen zurückzuführen ist und meist lokalisiert bleibt.

Histologisch zeigt sich eine Verschmälerung der Dermis mit Reduktion von Kollagen- und Elastinfasern, eine Verarmung an Fibroblasten sowie oft auch eine Abnahme adnexaler Strukturen. Klinisch imponiert die Haut als dünn, pergamentartig, oft durchscheinend mit gesteigerter Verletzlichkeit, Teleangiektasien und Faltenbildung.

4.4.1 Entzündungs-/ autoimmunassoziierte Dermisatrophie

Entzündungs-/autoimmunassoziierte Atrophien der Dermis entstehen als Folge chronisch-entzündlicher oder autoimmunvermittelter Prozesse, die zu einer strukturellen Schädigung des dermalen Bindegewebes führen. Dabei kommt es sowohl zu degenerativen Veränderungen der extrazellulären Matrix als auch zu einer Reduktion der Fibroblastenaktivität. Häufig resultiert dies in einer Ausdünnung der Dermis, die klinisch mit Atrophiezeichen einhergeht und teils mit fibrosierenden Umbauprozessen kombiniert ist.

- **Merkmale bei entzündungs-/autoimmunassoziierter Dermisatrophie**
- **Veränderung des Hautbildes:** Typisch sind verdünnte, eingesunkene Areale mit teils pergamentartiger Haut. Bei Erkrankungen wie Lupus erythematodes zeigen sich zusätzlich depigmentierte oder erythematöse Areale, während bei der Sklerodermie fibrosierende Prozesse dominieren, die eine gleichzeitige Induration und Atrophie hervorrufen können.
- **Histologische Untersuchung:** Charakteristisch ist eine Ausdünnung der Dermis mit Verlust oder Fragmentierung von Kollagenfasern. Begleitend finden sich perivaskuläre und interstitielle lymphozytäre Infiltrate, die je nach Krankheitsbild um Plasmazellen oder Histiozyten ergänzt sein können. Fibrosierende Umbauprozesse verdrängen häufig die Adnexstrukturen, was eine irreversible Schädigung der Hautarchitektur bedingt.

Beim Lupus erythematodes kommt es im Verlauf entzündlicher Hautveränderungen zu einer ausgeprägten Dermisatrophie. Klinisch zeigt sich dies in Form atrophischer Narben mit teils pergamentartiger Haut, oft kombiniert mit follikulären Hyperkeratosen und depigmentierten Plaques, die ein typisches Bild hinterlassen.

Die Sklerodermie hingegen ist durch eine Induration mit gleichzeitiger Dermisatrophie gekennzeichnet. Durch die zunehmende Fibrosierung verliert die Haut ihre Elastizität, wirkt verhärtet und kann fest mit dem Untergrund verwachsen. Dadurch entstehen funktionelle Einschränkungen, die weit über die rein kosmetischen Veränderungen hinausgehen.

Postinflammatorische Veränderungen führen häufig zu umschriebenen Dermisatrophien. Diese entstehen nach Abheilung chronischer Ekzeme, Infektionen oder mechanischer Traumata und zeigen sich klinisch als lokal begrenzte, eingesunkene Areale. Sie sind Ausdruck eines narbigen Umbauprozesses, bei dem die dermale Architektur dauerhaft verändert bleibt.

4.4.1.1 Übersicht

In ◘ Tab. 4.96 sind die typischen Erkrankungen mit entzündungs-/autoimmunassoziierter Dermisatrophie zusammengefasst.

Tab 4.96 Pathophysiologie, Histologie und Klinik von Hauterkrankungen mit entzündungs-/autoimmunassoziierter Dermisatrophie als Übersicht

Erkrankung	Pathophysiologie	Histologie	Klinik
Lupus erythematodes	Autoimmunvermittelte chronisch-entzündliche Reaktion gegen Hautbestandteile → Gewebszerstörung und narbige Atrophie	Epidermale Hyperkeratose und Atrophie, follikuläre Hyperkeratosen, Vakuolisierung der Basalzellschicht, dermale Fibrose und Entzündungsinfiltrate	Atrophische Narben, depigmentierte oder hyperpigmentierte Plaques, follikuläre Keratostöpsel, häufig im Gesicht oder in sonnenexponierten Arealen
Sklerodermie	Autoimmunbedingte Fibroblastenaktivierung → überschießende Kollagensynthese, Verlust von Elastizität und Adnexstrukturen	Massive dermale Fibrose, Verlust von Haarfollikeln und Drüsen, Gefäßveränderungen (Verdickung, Obliteration)	Indurierte, verhärtete Haut, gleichzeitige Dermisatrophie, Fixierung am Untergrund, eingeschränkte Hautelastizität
Postinflammatorische Veränderungen	Narbiger Umbau nach chronischer Entzündung, Infektionen oder Trauma → Verdünnung der Dermis	Ausgedünnte Dermis, Kollagenneuordnung, Ersatz durch fibrotisches Gewebe, teils residuale Entzündungsinfiltrate	Umschriebene, eingesunkene Atrophien, z. B. nach Ekzemen, Infektionen oder Verletzungen

Pathologien der Subkutis

Inhaltsverzeichnis

K. Sima, *Dermatologie durch Histopathologie verstehen*, https://doi.org/10.1007/978-3-662-73079-9_5

5

Die Subkutis bildet die tiefste Schicht der Haut und liegt unterhalb der Dermis. Sie besteht überwiegend aus lockerem Binde- und Fettgewebe, das in Läppchen gegliedert und von zarten Bindegewebssepten durchzogen ist. Diese Struktur verleiht der Haut ihre Verschieblichkeit gegenüber tiefer liegenden Strukturen wie Faszien, Muskeln und Knochen.

Funktionell dient die Subkutis als mechanisches Polster, Energiespeicher und Wärmeregulator. Durch die reichhaltige Durchblutung trägt sie zudem wesentlich zur Thermoregulation bei. In den bindegewebigen Septen verlaufen Blut- und Lymphgefäße sowie Nerven, die sowohl die Haut als auch tiefer liegende Strukturen versorgen.

Histologisch zeigt sich die Subkutis v. a. durch Adipozyten, die in Läppchen organisiert sind und von zarten kollagenen Faserzügen getrennt werden. Entzündliche oder pathologische Prozesse betreffen häufig diese Septen (septale Pannikulitis) oder das Fettgewebe selbst (lobuläre Pannikulitis). Veränderungen der Subkutis sind bei einer Vielzahl von Erkrankungen von Bedeutung, etwa bei entzündlichen Pannikulitiden, systemischen Bindegewebserkrankungen, Infektionen oder metabolischen Störungen.

Die mikroskopische Beurteilung der Subkutis ist daher entscheidend für die Differenzierung entzündlicher und degenerativer Erkrankungen sowie für die Abgrenzung tiefer Haut- und Weichteilprozesse.

In ◘ Tab. 5.1 werden die häufigsten histologischen Veränderungen der Subkutis dargestellt.

◘ Tab 5.1 Häufige histologische Pathologien der Subkutis

Veränderung	Beschreibung	Typische Erkrankungen
Septale Pannikulitis	Entzündung v. a. der bindegewebigen Septen zwischen den Fettläppchen, oft ohne Nekrosen	Erythema nodosum
Lobuläre Pannikulitis	Entzündung der Fettläppchen mit Infiltration durch Immunzellen, häufig mit Nekrosen	Pankreatische Pannikulitis, Alpha-1-Antitrypsin-Mangel-Pannikulitis
Gemischte Pannikulitis	Kombination aus septaler und lobulärer Entzündung	Lupus profundus, Panarteriitis nodosa, Erythema induratum (Bazin)
Lipoatrophie	Verlust von Fettläppchen, Ausdünnung der Subkutis	Lupus erythematodes profundus, HIV-assoziiert, Lipodystrophie nach Injektionen
Lipomatose	Vermehrung des Fettgewebes, diffus oder umschrieben	Lokalisierte Lipomatose, Madelung-Syndrom, familiäre multiple Lipomatose, Adipositas dolorosa

HIV humanes Immundefizienz-Virus

5.1 Septale Pannikulitis

Septale Pannikulitiden entstehen durch entzündliche oder immunvermittelte Prozesse, die sich bevorzugt in den bindegewebigen Septen der Subkutis abspielen. Dabei kommt es zu einer Infiltration durch Immunzellen, ödematösen Veränderungen und sekundären Umbauprozessen, während die Fettläppchen in der Regel zunächst ausgespart bleiben. Die Subkutis erfährt so strukturelle und funktionelle Schädigungen, die klinisch durch schmerzhafte Knoten und typische Farbveränderungen sichtbar werden.

- **Merkmale bei septaler Pannikulitis**
  - **Veränderung des Hautbildes:** Typisch sind gerötete, druckschmerzhafte Knoten in der Subkutis, meist symmetrisch an den Streckseiten der Unterschenkel lokalisiert. Im Verlauf verändert sich die Farbe der Knoten ähnlich wie bei Hämatomen (rot → blau-livid → gelblich-grün), ohne dass es zu Ulzerationen oder Narben kommt. Begleitend können systemische Symptome wie Fieber, Abgeschlagenheit oder Arthralgien auftreten.
  - **Histologische Untersuchung:** Charakteristisch ist eine entzündliche Infiltration der Septen der Subkutis durch Lymphozyten, Histiozyten und neutrophile Granulozyten; später können Riesenzellen und granulomatöse Strukturen auftreten. Die Fettläppchen bleiben weitgehend unversehrt oder sind nur sekundär betroffen, wodurch sich die septale Pannikulitis klar von lobulären Formen abgrenzen lässt.

Das Erythema nodosum stellt die häufigste Form der septalen Pannikulitis dar. Es wird als unspezifische Immunreaktion verstanden, die durch unterschiedliche Auslöser getriggert werden kann – darunter Infektionen (v. a. Streptokokken, Tuberkulose), Medikamente (z. B. Sulfonamide, orale Kontrazeptiva), Autoimmun- und Systemerkrankungen (z. B. Sarkoidose, chronisch-entzündliche Darmerkrankungen).

Klinisch imponiert es durch schmerzhafte, erythematöse Knoten an den Unterschenkeln, die selbstlimitierend sind und in der Regel narbenlos abheilen.

5.1.1 Übersicht

In ◻ Tab. 5.2 sind die Pathophysiologie, Histologie und Klinik des Erythema nodosum als typische Erkrankung mit septaler Pannikulitis zusammengefasst.

◻ **Tab 5.2** Pathophysiologie, Histologie und Klinik des Erythema nodosum als typische Erkrankung mit septaler Pannikulitis

Aspekt	Beschreibung
Pathophysiologie	Immunvermittelte Reaktion in den bindegewebigen Septen der Subkutis, häufig getriggert durch Infektionen (z. B. Streptokokken, Tuberkulose), Medikamente, Sarkoidose oder chronisch-entzündliche Darmerkrankungen
Histologie	Septale Pannikulitis mit ödematösen und entzündlichen Veränderungen der Septen; gemischtes Infiltrat aus Lymphozyten, Histiozyten, neutrophilen Granulozyten, später auch Riesenzellen und granulomatöse Reaktionen; Fettläppchen meist nur sekundär betroffen
Klinik	Schmerzhafte, druckempfindliche erythematöse Knoten v. a. an den Streckseiten der Unterschenkel; im Verlauf Farbwechsel ähnlich Hämatomen (rot → livid → gelblich-grün); heilt ohne Ulzeration oder Narben ab, oft begleitet von Fieber, Abgeschlagenheit oder Arthralgien

5.2 Lobuläre Pannikulitis

5

Lobuläre Pannikulitiden sind entzündliche Erkrankungen des Unterhautfettgewebes, bei denen die Entzündung primär die Fettläppchen betrifft, während die bindegewebigen Septen sekundär beteiligt sein können. Charakteristisch sind destruierende Veränderungen der Adipozyten, die mit Ölzysten, nekrotischen Arealen und einer variablen Zusammensetzung der Infiltrate einhergehen. Klinisch manifestieren sie sich durch tiefe Knoten, Plaques oder Ulzerationen, oft mit chronisch-rezidivierendem Verlauf.

■ **Merkmale bei lobulärer Pannikulitis**

- **Veränderung des Hautbildes:** Schmerzhaft tastbare Knoten und Plaques in der Tiefe der Subkutis, die häufig Ulzerationen und narbige Abheilungen hinterlassen. Die Lokalisation ist variabel, häufig betroffen sind Oberschenkel, Gesäß, Unterschenkel oder Arme.
- **Histologische Untersuchung:** Destruktion der Fettläppchen durch Entzündungszellen, die je nach Subtyp lymphozytär, neutrophil oder gemischt zusammengesetzt sein können. Nekrosen der Adipozyten mit Ausbildung von Ölzysten und Schaumzellen sind typisch; die Septen sind meist sekundär entzündlich infiltriert.

Die pankreatische Pannikulitis entsteht durch Lipase- und Amylasefreisetzung mit enzymatischer Fettgewebsnekrose. Histologisch zeigen sich „Geisterzellen" und ein gemischtzelliges Infiltrat. Klinisch finden sich subkutane Knoten, meist an den Extremitäten, als Begleitsymptom einer Pankreatitis.

Bei der Alpha-1-Antitrypsin-Mangel-Pannikulitis führen unkontrollierte neutrophile Proteasen zu destruierenden Fettnekrosen. Typisch sind neutrophilenreiche Infiltrate und schmerzhafte, ulzerierende Knoten an Oberschenkeln oder am Gesäß mit chronisch-rezidivierendem Verlauf und schlechter Heilung.

5.2.1 Übersicht

In ◘ Tab. 5.3 sind die typischen Erkrankungen mit lobulärer Pannikulitis zusammengefasst.

◘ **Tab 5.3** Pathophysiologie, Histologie und Klinik von Hauterkrankungen mit lobulärer Pannikulitis als Übersicht

Erkrankung	Pathophysiologie	Histologie	Klinik
Pankreatische Pannikulitis	Freisetzung von Lipase/Amylase aus dem Pankreas → enzymatische Fettgewebsnekrose	Nekrosen der Adipozyten mit „Geisterzellen" (kernlose Adipozyten), gemischtzelliges Infiltrat	Schmerzlose oder schmerzhafte Knoten, v. a. an Extremitäten; häufig Begleitsymptom einer akuten oder chronischen Pankreatitis
Alpha-1-Antitrypsin-Mangel-Pannikulitis	Mangel an Proteaseinhibitor → unkontrollierte neutrophile Proteaseaktivität → destruierende Fettgewebeschädigung	Neutrophilenreiche Infiltrate mit ausgedehnten Fettnekrosen, destruierender Charakter	Schmerzhaft-ulzerierende, chronisch-rezidivierende Knoten (meist Oberschenkel/Gesäß), schlechte Heilungstendenz

5.3 Gemischte Pannikulitis

Gemischte Pannikulitiden sind durch gleichzeitige entzündliche Veränderungen sowohl der Fettläppchen als auch der bindegewebigen Septen der Subkutis gekennzeichnet. Sie stellen somit eine Mischform zwischen septaler und lobulärer Pannikulitis dar und können verschiedene entzündliche oder autoimmunassoziierte Erkrankungen begleiten.

- **Merkmale bei gemischter Pannikulitis**
  - **Veränderung des Hautbildes:** Klinisch erscheinen sie als tiefsitzende, oft schmerzhafte Knoten und Plaques, die teils konfluieren und ulzerieren können. Sie heilen häufig narbig ab und können Dellen hinterlassen. Typische Lokalisationen sind die Oberschenkel, Unterschenkel und das Gesäß.
  - **Histologische Untersuchung:** Sowohl die Fettläppchen als auch die Septen sind entzündlich infiltriert. Die Infiltrate sind gemischtzellig (Lymphozyten, Histiozyten, Neutrophile, Eosinophile). Es können Fettnekrosen mit Schaumzellen und Ölzysten auftreten, während die Septen verdickt, fibrosiert und ebenfalls zellreich erscheinen.

Ein klassisches Beispiel ist der Lupus profundus. Hierbei handelt es sich um eine autoimmunvermittelte Entzündung, die sowohl die Fettläppchen als auch die Septen betrifft. Histologisch zeigen sich lymphoplasmazelluläre Infiltrate, eine hyaline Degeneration des Kollagens und ausgedehnte Fettnekrosen. Klinisch treten tiefe, schmerzhafte Knoten an Oberarmen, Wangen und Gesäß auf, die im Verlauf narbig einheilen und Dellen hinterlassen.

Die Panarteriitis nodosa stellt ein weiteres Beispiel dar. Es handelt sich um eine nekrotisierende Vaskulitis mittelgroßer Arterien, die in der Subkutis verläuft. Die entzündliche Zerstörung der Gefäßwände führt sekundär zu ischämischen Fettgewebsnekrosen, die sowohl lobulär als auch septal auftreten. Histologisch sind fibrinoide Nekrosen der Gefäße, gemischtzellige Infiltrate und destruierte Fettläppchen typisch. Klinisch zeigt sich ein Bild schmerzhafter subkutaner Knoten, die oft entlang der Gefäßverläufe angeordnet sind, sowie Ulzerationen und livedoartige Hautveränderungen.

Das Erythema induratum (Bazin) gilt als weiterer Vertreter einer gemischten Pannikulitis. Pathogenetisch wird es als eine meist tuberkuloseassoziierte, manchmal aber auch idiopathische Vaskulitis der Subkutis verstanden. Charakteristisch ist eine Kombination aus septaler Entzündung mit vaskulitischen Veränderungen und lobulären Nekrosen. Histologisch finden sich granulomatöse Infiltrate, destruierte Adipozyten und teils eine nekrotisierende Vaskulitis. Klinisch manifestiert sich das Erythema induratum durch schmerzhafte wiederkehrende Knoten an den Unterschenkeln, die häufig ulzerieren und narbig abheilen.

5.3.1 Erythema induratum (Bazin)

Das Erythema induratum (Bazin) ist eine chronisch-rezidivierende, meist lobuläre bis gemischte Pannikulitis mit begleitender Vaskulitis, die bevorzugt an den Unterschenkeln auftritt.

In ▫ Tab. 5.4 sind die Pathophysiologie und Histologie des Erythema induratum (Bazin) gegenübergestellt.

- **Klinik**
  - **Typische Hautveränderungen:** tiefe, schmerzhafte livide Knoten an den Unterschenkeln, die ulzerieren können und narbige Einziehungen hinterlassen
  - **Lokalisation:** v. a. an den Waden, oft symmetrisch
  - **Verlauf:** chronisch-rezidivierend
  - **Allgemeinsymptome:** Verstärkung durch Kälteexposition
  - **Assoziation:** mit Tuberkulose, aber auch idiopathisch oder nicht-tuberkulös

5

Tab 5.4 Pathophysiologie und Histologie des Erythema induratum (Bazin)

Aspekt	Pathophysiologie	Histologie
Entzündungstyp	Chronisch-rezidivierende granulomatöse Entzündung der Subkutis, oft im Rahmen einer Hypersensitivitätsreaktion gegen *Mycobacterium tuberculosis*	Gemischtes Infiltrat mit Lymphozyten, Histiozyten, Riesenzellen; granulomatöse Entzündung
Gefäße	Immunkomplex-vermittelte Vaskulitis kleiner und mittelgroßer Gefäße im subkutanen Fettgewebe	Nekrotisierende Vaskulitis mit fibrinoiden Nekrosen, Thromben, Gefäßwandzerstörung
Fettgewebe	Ischämische Schädigung der Fettläppchen durch Gefäßverschlüsse → lobuläre Nekrosen	Lobuläre Pannikulitis mit Koagulationsnekrosen der Adipozyten
Septen	Sekundäre Beteiligung der bindegewebigen Septen durch Entzündungsausbreitung	Septale Fibrose und lymphozytäres Infiltrat
Assoziation	Häufig mit Tuberkulose, aber auch idiopathisch oder nicht-tuberkulös	Granulomatöse Muster mit epitheloidzelligen Granulomen und Riesenzellen

Tab 5.5 Therapieoptionen bei Erythema induratum (Bazin)

Therapieoption	Wirkprinzip	Bemerkungen
Antituberkulotische Therapie	Eradikation einer zugrunde liegenden Tuberkulose	Standard: Isoniazid, Rifampicin, Ethambutol, Pyrazinamid
Systemische Kortikosteroide	Entzündungshemmung, Reduktion der Immunreaktion	Einsatz v. a. bei schweren, rezidivierenden Verläufen
Immunsuppressiva (z. B. Ciclosporin, Methotrexat, Azathioprin)	Kontrolle chronisch-rezidivierender Verläufe	Bei steroidrefraktären Fällen
Kompressionstherapie	Verbesserung der venösen Zirkulation, Reduktion von Ödemen	Unterstützend, v. a. bei chronischen Läsionen
Symptomatische Therapie (NSAR, Analgesie)	Schmerzlinderung	Begleitend in allen Verlaufsformen

NSAR nicht-steroidale Antirheumatika

Therapie

Die Behandlung des Erythema induratum (Bazin) richtet sich nach der zugrunde liegenden Ursache (z. B. tuberkulöse Assoziation) und zielt auf Entzündungshemmung, Schmerzlinderung sowie die Vermeidung von Ulzerationen und Narbenbildung ab (Tab. 5.5).

5.3.2 Übersicht

In Tab. 5.6 sind die typischen Erkrankungen mit gemischter Pannikulitis zusammengefasst.

Tab 5.6 Pathophysiologie, Histologie und Klinik von Hauterkrankungen mit gemischter Pannikulitis als Übersicht

Erkrankung	Pathophysiologie	Histologie	Klinik
Lupus profundus	Autoimmunvermittelte Entzündung im Rahmen eines kutanen oder systemischen Lupus erythematodes	Kombination aus lobulärer und septaler Pannikulitis; lymphozytär-plasmazelluläre Infiltrate, hyaline Degeneration des Kollagens, Nekrosen der Fettläppchen, Ölzysten	Tiefe, schmerzhafte Knoten und Plaques, v. a. an Oberarmen, Wangen und am Gesäß; narbige Atrophien und Dellen nach Abheilung
Panarteriitis nodosa	Nekrotisierende Vaskulitis mittelgroßer Arterien mit sekundärer Schädigung des Fettgewebes	Fibrinoide Nekrosen der Gefäßwand, septale Infiltrate, lobuläre Fettgewebsnekrosen, teils Thrombosierungen	Schmerzhafte subkutane Knoten entlang der Gefäßverläufe, evtl. Ulzerationen, systemische Organbeteiligung möglich
Erythema induratum (Bazin)	Chronisch-rezidivierende, oft tuberkuloseassoziierte Vaskulitis kleiner Gefäße der Subkutis mit sekundärer Fettgewebsdestruktion	Granulomatöse septale und lobuläre Infiltrate mit Nekrosen, teils Vaskulitis kleiner Arterien/Venen	Schmerzhafte indurierte Knoten an den Unterschenkeln, oft Ulzerationen mit narbiger Abheilung, chronisch-rezidivierender Verlauf

5.4 Lipoatrophie

Lipoatrophien entstehen durch einen fokalen oder generalisierten Verlust von subkutanem Fettgewebe infolge entzündlicher, traumatischer, metabolischer oder immunologischer Prozesse. Dabei kommt es nicht primär zu einer entzündlichen Schädigung der Septen oder Fettläppchen, sondern zu einem irreversiblen Untergang von Adipozyten mit nachfolgender Gewebsremodellierung. Dies führt zu einer sicht- und tastbaren Atrophie der Subkutis mit funktionellen und kosmetischen Konsequenzen.

- **Merkmale bei Lipoatrophie**

- **Veränderung des Hautbildes:** Klinisch imponieren umschriebene oder diffuse Einsenkungen der Haut durch den Verlust des Unterhautfettgewebes. Die Haut erscheint eingesunken, dünn und kann über den atrophen Arealen gespannt sein. Die Lokalisation ist variabel: Häufig betroffen sind das Gesäß, die Oberschenkel, Arme oder das Gesicht. Eine Narbenbildung ist in der Regel nicht vorhanden, es sei denn, die Atrophie tritt postinflammatorisch auf.
- **Histologische Untersuchung:** Typisch ist ein Verlust oder eine deutliche Reduktion von Adipozyten in den betroffenen Arealen. Häufig findet sich eine fibrotische Umwandlung des ehemaligen Fettgewebes mit Kollagenneuordnung. Entzündungszellen sind meist nur spärlich vorhanden, außer bei autoimmunbedingten oder postinflammatorischen Formen.

Lipoatrophien können in unterschiedliche Formen unterteilt werden, abhängig von ihrer Ursache und Ausdehnung. Die lokalisierte Lipoatrophie tritt meist nach wiederholten Injektionen von Medikamenten wie Insulin oder Kortikosteroiden auf. Dabei kommt es an der Einstichstelle zu einem fokalen Verlust von Fettgewebe, was sich klinisch durch kleine, umschriebene Einsenkungen der Haut bemerkbar macht.

Die generalisierten oder partiellen Lipodystrophien sind deutlich komplexer und

5

Tab 5.7 Pathophysiologie, Histologie und Klinik der Lipoatrophie

Aspekt	Beschreibung
Pathophysiologie	Verlust von subkutanem Fettgewebe durch lokale Schädigung (z. B. wiederholte Injektionen von Insulin oder Kortikosteroiden), durch systemische genetische oder autoimmune Prozesse oder als Folge entzündlicher Zerstörung des Fettgewebes
Histologie	Umschriebener oder diffuser Schwund von Fettzellen, teils ersetzt durch fibrotisches Bindegewebe; bei postinflammatorischer Form residuale Entzündungsinfiltrate
Klinik	– Lokalisierte Lipoatrophie: kleine, eingesunkene Hautareale an Injektionsstellen. – Generalisierte oder partielle Lipodystrophie: großflächiger oder regional begrenzter Verlust von Fettgewebe, oft mit metabolischen Störungen (Insulinresistenz, Dyslipidämie) – Postinflammatorische Lipoatrophie: umschriebene Atrophien nach Pannikulitis, Infektionen oder Trauma.

können sowohl genetisch als auch autoimmunologisch bedingt sein. Sie gehen mit einem großflächigen oder regional begrenzten Verlust des subkutanen Fettgewebes einher und sind häufig mit systemischen Stoffwechselstörungen wie Insulinresistenz oder Dyslipidämie verknüpft.

Eine weitere Form stellt die postinflammatorische Lipoatrophie dar, die im Anschluss an entzündliche Prozesse wie Pannikulitis, Infektionen oder Traumata entsteht. Dabei wird das Fettgewebe durch den entzündlichen Umbau zerstört und durch fibrotisches Gewebe ersetzt, was eine dauerhafte, narbige Atrophie hinterlässt.

5.4.1 Übersicht

In Tab. 5.7 sind die Pathophysiologie, Histologie und Klinik der Lipoatrophie zusammengefasst.

5.5 Lipomatose

Lipomatosen sind durch eine umschriebene, multiple oder generalisierte Zunahme von subkutanem Fettgewebe gekennzeichnet. Dabei handelt es sich nicht um entzündliche oder destruktive Prozesse, sondern um eine benigne, teils diffuse Proliferation reifer Adipozyten, die sich symmetrisch oder unregelmäßig im Körper verteilen können. Die Fettzunahme erfolgt unabhängig von allgemeiner Adipositas und kann funktionelle oder kosmetische Einschränkungen hervorrufen.

Merkmale bei Lipomatose

- **Veränderung des Hautbildes:** Klinisch imponieren umschriebene weiche Knoten oder diffuse Verdickungen des Fettgewebes. Diese Veränderungen sind meist nicht schmerzhaft, können aber durch ihre Größe, Lage oder Symmetrie auffallen. Häufig betroffen sind Nacken, Schultergürtel, Oberarme, Oberschenkel oder Rumpf. Bei bestimmten Subtypen treten jedoch schmerzhafte Fettgewebsvermehrungen auf.
- **Histologische Untersuchung:** Typisch ist eine Vermehrung von reifen, unauffälligen Adipozyten, die keine atypischen Zellkerne oder Anzeichen von Malignität aufweisen. Im Gegensatz zu Liposarkomen handelt es sich um benigne Fettgewebsproliferationen. Eine Kapselbildung wie bei solitären Lipomen fehlt häufig, besonders bei diffusen oder symmetrischen Formen.

Die Lipomatose umfasst unterschiedliche klinische Erscheinungsformen, die sich hinsichtlich Verteilung, Ausprägung und Begleitsymptomen unterscheiden. Die lokalisierte Lipomatose zeigt sich in Form einzelner oder multipler Lipome, die häufig familiär gehäuft auftreten und meist keine Beschwerden verursachen.

Bei der multiplen symmetrischen Lipomatose (Madelung-Syndrom) kommt es zu einer symmetrischen Fettgewebsvermehrung, insbesondere im Bereich von Nacken, Schultergürtel und Oberarmen; ein enger Zusammenhang besteht häufig mit chronischem Alkoholabusus. Die familiäre multiple Lipomatose ist genetisch bedingt und zeichnet sich durch das Auftreten zahlreicher Lipome aus, die über den gesamten Körper verteilt sein können.

Eine besondere Variante stellt die Adipositas dolorosa (Dercum-Krankheit) dar, die durch schmerzhafte Fettgewebsproliferationen gekennzeichnet ist und typischerweise bei übergewichtigen Frauen mittleren Alters vorkommt.

5.5.1 Madelung-Syndrom

Die multiple symmetrische Lipomatose (Madelung-Syndrom) ist eine seltene Erkrankung des Fettgewebes, die durch eine symmetrische, teils massive Vermehrung von subkutanem Fettgewebe charakterisiert ist. Die Ursache ist nicht vollständig geklärt, diskutiert werden mitochondriale Funktionsstörungen und ein enger Zusammenhang mit chronischem Alkoholabusus.

In ◘ Tab. 5.8 sind die Pathophysiologie und Histologie des Madelung-Syndroms gegenübergestellt.

Klinik

- **Typische Hautveränderungen:** symmetrische weiche, nicht druckschmerzhaft Fettgewebsvermehrungen, die langsam wachsen
- **Lokalisation:** v. a. im Nacken („Stiernacken“), an den Schultern, im Bereich der Oberarme
- **Verlauf:** Beginn meist im mittleren Erwachsenenalter, häufiger bei Männern
- **Allgemeinsymptome:** funktionelle Einschränkungen möglich (z. B. Behinderung der Kopfbeweglichkeit, Einschränkung der Atmung durch Kompression), selten auch Neuropathien durch Nervenkompression
- **Assoziation:** mit chronischem Alkoholabusus

Therapie

Die Therapie des Madelung-Syndroms richtet sich primär nach dem Ausmaß der Fett-

◘ **Tab 5.8** Pathophysiologie und Histologie des Madelung-Syndroms

Aspekt	Pathophysiologie	Histologie
Fettgewebe	Symmetrische, nicht-neoplastische Hyperplasie des Fettgewebes, v. a. im Hals- und Schulterbereich	Reifes, unauffälliges Fettgewebe ohne atypische Adipozyten
Ursache	Vermutlich mitochondriale Dysfunktion der Adipozyten; enge Assoziation zu chronischem Alkoholabusus	Keine malignen Veränderungen; Fettzellen normal differenziert
Vaskularisation	Vermehrte Durchblutung und angiogene Aktivierung möglich	Teilweise gesteigerte Vaskularisation im Fettgewebe
Entzündung/Nekrose	Keine primär entzündlichen oder nekrotischen Prozesse	Fehlende entzündliche Infiltrate, keine Fettnekrosen

gewebsproliferationen und den funktionellen sowie kosmetischen Beschwerden der Betroffenen. Eine kausale Behandlung existiert bislang nicht. Entscheidend ist zunächst eine konsequente Alkoholkarenz, da chronischer Alkoholabusus als wesentlicher Risikofaktor gilt und das Fortschreiten der Erkrankung begünstigt.

Operative Maßnahmen stehen im Vordergrund der symptomatischen Therapie, sind jedoch mit einem hohen Rezidivrisiko behaftet, da die Fettproliferationen in vielen Fällen erneut auftreten. Konservative Maßnahmen wie Gewichtsreduktion oder Diät zeigen keinen relevanten Effekt, da es sich nicht um generalisierte Adipositas, sondern um eine krankhafte Fettgewebsvermehrung handelt. Ergänzend können physikalische Maßnahmen, wie Lymphdrainage oder Kompression, zur Entlastung beitragen, wenn Schwellungen oder Missempfindungen bestehen.

Eine engmaschige Nachsorge ist notwendig, da die Erkrankung progredient verlaufen kann und mit weiteren metabolischen Störungen, wie Dyslipidämie oder Insulinresistenz, assoziiert ist.

5.5.2 Übersicht

In ◘ Tab. 5.9 ist die Pathophysiologie, Histologie und Klinik der Lipomatose zusammengefasst.

◘ **Tab 5.9** Pathophysiologie, Histologie und Klinik der Lipomatose

Erkrankung	Pathophysiologie	Histologie	Klinik
Lokalisierte Lipomatose	Fokale, benigne Proliferation von Adipozyten; häufig sporadisch, teils nach Trauma oder familiär gehäuft	Reifes, univakuoläres Fettgewebe ohne atypische Zellveränderungen, klar begrenzte Knoten	Einzelne oder multiple weiche, verschiebliche Lipome; meist kosmetisch störend, selten schmerzhaft
Madelung-Syndrom	Symmetrische Fettgewebsproliferationen, v. a. im Hals-, Nacken- und Schulterbereich; assoziiert mit chronischem Alkoholabusus und mitochondrialen Dysfunktionen	Reifes Fettgewebe, lobulär organisiert, ohne Dysplasie; häufig mit vermehrter Gefäß- und Bindegewebskomponente	Symmetrische, teils massive Fettpolster im Hals-/Nackenbereich („Stiernacken"), an Schultern und Oberarmen; kosmetisch und funktionell beeinträchtigend (Atem- oder Schluckbeschwerden möglich)
Familiäre multiple Lipomatose	Genetisch bedingte Prädisposition (autosomal-dominant), mit multipler Lipombildung im Laufe des Lebens	Reifes Fettgewebe, histologisch identisch zu solitären Lipomen	Zahlreiche Lipome am Stamm und an den Extremitäten, meist schmerzlos, familiäre Häufung; Beginn oft im frühen Erwachsenenalter
Adipositas dolorosa	Ätiologie unklar; vermutlich Kombination aus endokrinen, metabolischen und neurologischen Faktoren mit schmerzhafter Fettgewebsproliferation	Reifes Fettgewebe, teils mit fibrotischen Veränderungen und perivaskulären Entzündungsinfiltraten	Schmerzhafte Lipome, oft symmetrisch verteilt; v. a. bei übergewichtigen Frauen mittleren Alters; häufig begleitet von Müdigkeit, Depressionen und vegetativen Beschwerden

Serviceteil

K. Sima, *Dermatologie durch Histopathologie verstehen*, https://doi.org/10.1007/978-3-662-73079-9

Literatur

Abeck, D., Biedermann, T., & Ring, J. (2018). Lichen simplex chronicus (Neurodermitis circumscripta). In T. Ruzicka, P. Lehmann, & W. H. C. Burgdorf (Hrsg.), *Differentialdiagnose Hautkrankheiten* (6. Aufl., S. 301–303). Thieme.

Altmeyer, P., Hoffmann, K., & Enk, A. (Hrsg.). (2016). *Dermatologie, Venerologie und Allergologie*. Springer Medizin.

Braun-Falco, O., Plewig, G., Wolf, H.-H., & Burgdorf, W. H. C. (2022). *Dermatologie und Venerologie* (7. Aufl.). Springer Medizin.

Degitz, K., & Thomas, P. (Hrsg.). (2020). *Dermatologie* (3. Aufl.). Elsevier/Urban & Fischer.

Degitz, K., Ring, J., & Abeck, D. (2017). *Therapielexikon Dermatologie, Allergologie und Venerologie*. Elsevier/Urban & Fischer.

Elsner, P., Wulf, H. C., & Fluhr, J. W. (Hrsg.). (2019). *Irritativ-toxische und allergische Kontaktekzeme*. Springer Medizin.

Fritsch, P. O., & Burgdorf, W. H. C. (2020). *Dermatologie und Venerologie*. Springer Medizin.

Köhler, W., & Schaller, M. (2021). *Klinische Dermatologie* (6. Aufl.). Thieme.

König, A., & Happle, R. (2014). *Genodermatosen: Klinische, genetische und pathologische Aspekte* (2. Aufl.). Springer Medizin.

Korting, H. C., & Sterry, W. (Hrsg.). (2018). *Pathophysiologie der Hautkrankheiten* (2. Aufl.). Springer Medizin.

Meigel, W. N., & Plewig, G. (Hrsg.). (2015). *Histopathologie der Hautkrankheiten*. Springer.

Oji, V., Metze, D., & Traupe, H. (2015). Ichthyosen. In W. N. Meigel & G. Plewig (Hrsg.), *Histopathologie der Hautkrankheiten*. Springer.

Rassner, G., & Schön, M. P. (2019). *Histopathologie der Hautkrankheiten* (5. Aufl.). Springer Medizin.

Riede, U.-N., Werner, M., & Schäfer, H.-E. (2019). *Allgemeine und spezielle Pathologie*. Springer Medizin.

Ruzicka, T., Lehmann, P., & Burgdorf, W. H. C. (Hrsg.). (2018). *Differentialdiagnose Hautkrankheiten* (6. Aufl.). Thieme.

Schön, M. P. (2021). Pathogenese der Psoriasis – von molekularen Mechanismen zu zielgerichteten Therapien. *Journal der Deutschen Dermatologischen Gesellschaft, 19*(5), 673–684.

Ständer, S., Weisshaar, E., Metze, D., & Luger, T. (2016). Chronischer Pruritus – Klinik, Diagnostik und Therapie. In P. Altmeyer, K. Hoffmann, & A. Enk (Hrsg.), *Dermatologie, Venerologie und Allergologie*. Springer Medizin.

Vahlquist, A., & Ruzicka, T. (2018). Verhornungsstörungen (Keratodermien und Keratinisationsdefekte). In G. Plewig & T. Ruzicka (Hrsg.), *Dermatologie und Venerologie* (7. Aufl.). Springer.

Weisshaar, E., Ständer, S., & Elsner, P. (Hrsg.). (2019). *Pruritus – Pathophysiologie, Klinik und Therapie*. Springer Medizin.

Werfel, T., Ständer, S., Novak, N., & Ring, J. (2020). Atopisches und chronisches Ekzem: Pathophysiologie, Klinik und Therapie. *Der Hautarzt, 71*(5), 345–357.

Wolff, H. H., Plewig, G., Landthaler, M., & Burgdorf, W. H. C. (Hrsg.). (2020). *Dermatologie und Venerologie* (7. Aufl.). Springer Medizin.

MIX
Papier aus verantwortungsvollen Quellen
Paper from responsible sources
FSC® C105338

If you have any concerns about our products,
you can contact us on
ProductSafety@springernature.com

In case Publisher is established outside the EU,
the EU authorized representative is:
Springer Nature Customer Service Center GmbH
Europaplatz 3, 69115 Heidelberg, Germany

Printed by Libri Plureos GmbH
in Hamburg, Germany